当代中医皮科流派临床传承书系

岭南皮科流派

禤国维　陈达灿　范瑞强

李红毅　梁家芬◎主编

卢传坚◎主审

中国健康传媒集团

中国医药科技出版社

内容提要

　　岭南皮肤病学术流派在长期的临床实践中，结合《周易》《黄帝内经》的阴阳理论从"肾"论治、从"毒"、以"和"论治皮肤病，提出皮毛脏腑，经络相通；平调阴阳，治病之宗；顽病痼疾，毒肾论治；善调肝脾，综合治疗；三因制宜，植根岭南等学术思想。本书从本流派产生的背景、学术渊源、流派传承过程中各代核心人物、流派的学术体系和学术特色、药物使用经验、经典方剂、特别技法、优势病种诊治经验等方面详细介绍本流派，希冀对提高中医皮肤科临床水平能有所启发。

图书在版编目（CIP）数据

　　岭南皮科流派 / 李红毅，梁家芬主编 . — 北京：中国医药科技出版社，2023.2
（当代中医皮科流派临床传承书系）
　　ISBN 978-7-5214-3426-2

　　Ⅰ . ①岭… 　Ⅱ . ①李… ②梁… 　Ⅲ . ①中医学—皮肤病学—中医流派—广东
Ⅳ . ① R275

　　中国版本图书馆 CIP 数据核字（2022）第 175777 号

美术编辑　陈君杞
版式设计　也　在

出版　**中国健康传媒集团** | 中国医药科技出版社
地址　北京市海淀区文慧园北路甲 22 号
邮编　100082
电话　发行：010-62227427　邮购：010-62236938
网址　www.cmstp.com
规格　710×1000mm $\frac{1}{16}$
印张　14 $\frac{1}{2}$
字数　262 千字
版次　2023 年 2 月第 1 版
印次　2023 年 2 月第 1 次印刷
印刷　三河市万龙印装有限公司
经销　全国各地新华书店
书号　ISBN 978-7-5214-3426-2
定价　**45.00 元**

获取新书信息、投稿、为图书纠错，请扫码联系我们。

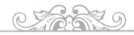

《当代中医皮科流派临床传承书系》
编委会

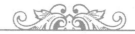

本书编委会

总　序

中医本无学术流派。上自伏羲一画，而分天地，阴阳肇始，要本一家。而后黄帝推演，问道于天师。神农尝百草，日遇七十二毒。乃有针药之分，其用针者，调神化气，以通神明，以虚无之术治有形之身。其用药者，浣涤脏腑，调剂水火，以有形之药而治无形之气。流派之分肇始于此。

《汉书·艺文志》载医学有房中、导引、经方、医经四家，其经方十一家。隋唐之际江南诸师秘仲景之书而不传，门户之见生，而医道遂晦。虽有真经在前，而用药之道著于时者自仲景、隐居、之才、元方、孙真人以降，十数人而已。

两宋南渡，文兴兵弱，禅、道并起，儒亦随之。乃有理学之盛，乃有鹅湖之辨，儒乃有门户之分，而格致之学为一时之选，时人共识。乃有巨富如东垣者、乃有名儒如丹溪者，由文学而入医学，以格致之学格天地而解病康，乃有思辨之学，乃有门户之分。故曰：儒之门户分于宋，医之门户分于金元，乃有四大家之说，易水、河间、东垣、丹溪。实一而四，四而一也。其理皆本于《内经》，其治皆本于仲景。流派也者，非各见道之一隅而已，须知一派之宗师，必得道之全貌而后乃可就其一端而阐扬。若未窥全豹而欲成一家之言语，开一派之先，未尝闻矣。

中医皮肤病内治源于外科消托补三法，复借鉴于内科脏腑经络之说，由学士儒生内观脏腑，思揣生克制化生旺休囚而有所见，实乃由学问而阅历者也。其外治法则，则传自民间匠人之手，出于临床实践，真由阅历而后成学问者也。

皮外科肇始神农。《本经》所言大半为外伤、疮疡、疥癣之用。后世刘涓子、陶隐居、巢元方、孙思邈，代有新出。而尤以元方《诸病》所论最详。然元方所论实乃一脉专精之术，而中医皮科流派，实则三派并存：元方其一也，外科东垣之术其二也，脏腑经络之术其三也。以此观之，今日流派，并无第四法门。

然皮外科之门开而未久：百年之前民病唯伤寒及疮疡求治于医，以其害人性命于朝夕，余则无论矣：食尚不足以果腹，衣不足以蔽体，疥癣皮毛非所得虑、所能治者。唯升平日久，民生富足，方有中医皮科产生，而燕京赵氏皮科流派为其发轫。1954年，赵炳南先生在当时的"中央皮肤性病研究所"建中医研究室开始，计算至今，中医皮肤科已历68载，庶几近乎知规矩也。众多外科名医、内科名医因使命之感召走入中医皮科行业。复有众多西医开中西结合一派，张志礼、秦万章、边天羽皆一时之选。各个医家互相切磋，如琢如磨。学术交融，互相渗透，而因其所处之时空不同，所治之患者各异，所用之学术模型各别，延绵六十年，各成家法，而成不同流派。

今者，中华中医药学会皮肤科分会专门组织国内专家编写《当代中医皮科流派临床传承书系》，经系统梳理，反复论证，确有独特学术体系且传承三代以上者，定为待扶持的中医皮科学术流派，曰：燕京赵氏皮科流派、燕京金氏皮科流派、盛京皮科流派、龙江皮科流派、齐鲁杜氏皮科流派、北京广安皮科流派、长安皮科流派、海派夏氏皮科流派、黔贵皮科流派、岭南皮科流派、天山刘氏皮科流派、石门皮科流派、吴门孟河皮科流派、盱江皮科流派、湖湘皮科流派、闽山昙石皮科流派、汉上皮科流派、滇南刘氏皮科流派、津门皮科流派、四川文氏皮科流派。

世界之大，以变化为不易之理。从没有流派走向流派产生，是中医皮科学术发展的必经阶段。所谓流派者，非见解互相诋忤，实为各得乎中道，而就所见之患者，自医道之海略取一瓢，以解一方患者之疾苦者也。非为各得一道，道道不同。当知万本一源，众流归海。海也者，神农黄帝之学也，仲景华佗之术也。

众多流派的推出将使学术进一步繁荣，并将促进更广大的医生群体的学术交流，互融互通，互相激发。经过一定时间的充分交流，若干流派，必将再次融汇，产生更高级别的中医皮科学术共识，并带领中医皮科在更高的层面上开创新的学术流派。

作为本书的总主编，在此谨祝丛书能够充分展示各家学术思想，促进中医皮科学术传播与交流，祝愿在不久的将来，我们能够在流派碰撞的基础上，推动中医皮科学术水平达到新的高度。

杨志波

2022年10月

前　言

　　2013 年岭南皮肤病流派传承工作室经遴选成为首批 64 家国家中医药管理局中医学术流派传承工作室之一。先秦两汉时期，中原居民南下迁徙，将中原医学带入岭南，萌生了原始的岭南医学；其成型于魏晋南北朝，发展于唐宋元，鼎盛于明清，在外治法、手术、辨证、内治法等方面都有较大的发展。

　　岭南皮科作为岭南医学的一个重要组成部分，在漫长的岁月中，经过历代医家不断地发展完善，至近现代才逐渐从中医外科中独立出来。岭南皮科流派起源于秦汉，其理论基础是魏晋南北朝至明清时期的中医外科学，由黄耀燊奠基，完善于禤国维，至此达到了鼎盛，其学术思想得到广泛认可及传播。禤国维的弟子陈达灿、范瑞强、刘巧对岭南皮科流派有较好的传承；弟子李红毅、卢传坚、刘爱民、吴晓霞等在继承学术流派思想的基础上，结合现代医学发扬创新。在禤老学术思想的指导下，禤老的弟子们在系统性红斑狼疮、斑秃、脂溢性脱发、痤疮、白癜风、慢性荨麻疹等不同皮肤病的研究领域中都已有一番建树。流派的传承人还有朱培成、欧阳卫权、席建元等，他们在临床中已形成了完善的学术团队，为发展岭南皮科流派，造福广大患者不懈努力着。本流派各代医家创立的皮肤解毒汤、培土清心方、香莲方、截根疗法、划痕疗法等验方和技法，在临床上屡获良效，在全省（广东省）乃至全国，甚至东南亚地区都享有盛誉。

　　在长期的临床实践中，岭南皮科流派的医家结合《周易》《黄帝内经》的阴阳理论，从"肾"、从"毒"、从"和"论治皮肤病，提出"皮毛脏腑，经络相通""平调阴阳，治病之宗""顽病痼疾，毒肾论治""善调肝脾，综合治疗""三因制宜，植根岭南"等学术思想。主要体现在补肾法、解毒法、祛湿法、外治法等方面，擅长治疗痤疮、斑秃、系统性红斑狼疮、银屑病、特应性皮炎、足癣、带状疱疹、性病等多种皮肤疑难顽固疾患。

　　本书从本流派产生的背景、学术渊源、流派传承代表人物、流派的学术体系和学术特色、药物使用经验、经典方剂、特色技法、优势病种诊治经验等方面进行了详细介绍，以启后人。希望本书能为发挥岭南医学优势，提高中医皮肤科临床水平，促进岭南皮科流派学术水平的发展做出一定贡献。

最后，对所有为本书编写工作付出努力和支持的人表示衷心的感谢！由于编者水平有限，在内容上难免存在不足之处，敬请各位读者批评指正，以期再版时修订完善。

编委会
2022 年 6 月

目　录

第一章　流派概述

第二章　流派学术体系及学术特色

第三章 流派用药经验

第四章 流派经典方剂

第五章 流派特色技法

第六章 流派优势病种诊治经验

第一章 流派概述

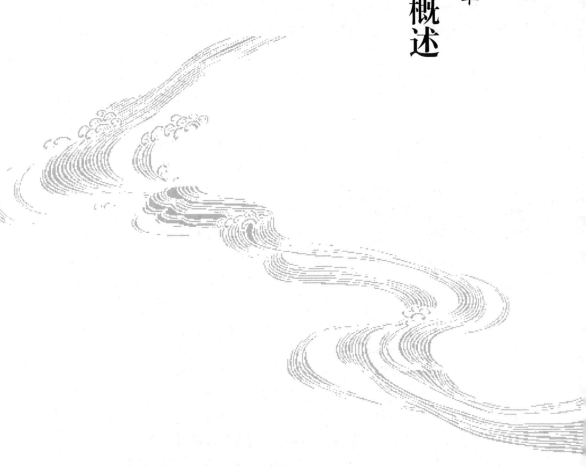

第一节　流派产生背景

　　岭南介于山海之间，北枕五岭，南临大海，含今中国广东、海南两省全部，中国广西东部，以及越南北部。具体大致可分为三大地理区域：北部为山地丘陵，含广东北部和东北部、广西东北部；中部为河网密布的冲积平原和三角洲平原，镶嵌部分山地丘陵，含北江中下游、东江下游、西江中下游等；南部为沿海平原台地，间有少量山地丘陵，以及近岸海岛。北部居民以耕山为主，梯田文化占优势；中部的地理环境则既利于农耕，也方便贸易，故稻作文化发达，"人多务贾以时逐"，形成商业文化优势；南部沿海地区，"人多以舟楫为食""逐海洋之利"，其人"习海竞渡角旺""粤东滨海地区，耕三渔七"。

　　岭南地区所处纬度较低，是我国较接近赤道的地带，日照时间长，太阳辐射量大，属亚热带海洋性气候，四季不分明，长年空气湿度偏大，地表含水量高，若无北方冷空气影响，常年气温相对较高，每年约有 7 个月平均气温高于22℃，远胜于其他省区，是所谓"四时放花，冬无霜雪之地"。这种长时间的炎热，比一时的高温对人体体质的影响更大。岭南地区气候炎热，气候意义上的四季划分不明显，夏长冬暖。所谓"一岁之间，暑热过半""一岁之间，蒸湿过半，三伏之内，反不甚热，盛夏连雨，即复凄寒"。岭南地区高温时期比较多，且一天之中高温持续时间也较长，所以平均温度较高。广州年平均气温（21.8℃），高于北京、青岛、兰州、上海、汉口、成都等地，致使岭南人酿成阳热体质。《太平圣惠方》谓："岭南土地卑湿，气候不同，夏则炎热郁蒸，冬则温暖无雪，风湿之气易伤人。"阳热亢盛，加上人在这种炎热的环境下劳作起居，终年"腠理汗出"，易损伤人体津气，形成气阴两虚体质。如清代南海名医何梦瑶在《医碥》卷六中所谓："岭南地卑土薄，土薄则阳气易泄，人居其地，腠理汗出，气多上壅。地卑则潮湿特盛，晨夕昏雾，春夏淫雨，人多中湿，肢体重倦，病多上脘郁闷，胸中虚烦，腰膝疼痛，腿足寒厥。"若正气不足，热邪外侵，则易生热病。亚热带地区除炎热之外，另一个特点是雨季长，雾湿重，所以岭南地域不仅气候炎热，且湿润多雨。东南及华南沿海丘陵地区年降水量高于黄河下游、渭河流域及海河流域，明显高于东北地区及内蒙古和河西走廊等地，是全国著名的多雨区。岭南地区（珠江区）由于雨量大，年干燥度数小于1，形成了湿润气候型。明代吴又可在《温疫论》中说："南方卑湿之地，更遇久雨淋漓，时有感湿者。"《素问·异法方宜论》云："南方者，天地所长养，阳之所盛处也。其地下，水土弱，雾露之所聚也。"岭南地湿雾重，加上劳动时间长、强度大，体能消耗多，需及时补充盐分及脂肪，故饮食以咸味和厚味为主。且岭南人四季吃狗肉，尤以夏季为盛。狗肉性刚燥，多食既伤阴，又燥扰阳气。岭南人喜食鱼虾螺蚬等多湿阴柔之品，尤喜生食，贪饮生冷冻物，故易损肠胃。岭南地区居民养成了饮"下午茶""夜茶"（如潮汕有名的工夫茶）的习惯，久之则加重了脾胃负担，进而损伤脾胃，使脾胃运化功能失调。岭南人喜喝清热解毒、祛湿消暑的凉茶，长期大量使用此类苦寒药物，进一步加重脾胃的损伤，故岭南人脾胃病证最常见。且岭南地区的人们勤沐浴，长期湿热的气候环境和生活习俗影响人的脾胃运化功能，湿困脾胃而酿成湿热体质。

湿热体质感受湿热之邪，遂成湿热之病候。正如清代薛生白在《湿热病篇》中所说："太阳内伤，湿饮停聚，客邪再至，内外相引，故病湿热。"何梦瑶在其著作《医碥》中强调南方"凡病多火""多湿病"。林培政总结广东温病的四大特点之一为临床证候多夹"湿"。《岭南卫生方》指出："岭南既号炎方，而又濒海，地卑而土薄。炎方土薄，故阳燠之气常泄；濒海地卑，故阴湿之气常盛。"岭南名医陈任枚在《温病学讲义》中总结温病的五个兼证，其中对"兼湿"的论述最为详细："东南濒海之区，土地低洼，雨露时降，一至春夏二令，赤帝司权，热力蒸动水湿，其潮气上腾，则空气中常含多量之水蒸气，人在其中，吸入为病，即成湿热、湿温，又名暑湿。"他认为"兼湿"之发生，广东一年四季皆可有，但多在春生夏长（长夏）之时，病气随时令之发，是已兼夹有蓬勃不可遏抑之势。气候复杂，晴雨无时，脾胃受病，湿郁成热。

据此可以得出岭南气候对人群体质影响的特点：一是气候炎热，热则耗气；二是气候潮湿，湿则碍脾。在外，湿热之邪交蒸，伤阴耗气，不良生活饮食习惯损伤脾胃，在内则致气阴两虚又生虚热，脾气亏虚，又助湿浊，内外合邪，共致岭南人气阴两虚、脾虚湿热的体质特点。

《素问·异法方宜论》就提到南方的气候，乃天地所长养，其阳热偏盛；且岭南水土薄弱，雾露之气聚集。特殊的地理气候环境，使岭南古代医家对疾病、临床证候和防治方法的认识也有其特殊性。如岭南元代医家释继洪在《岭南卫生方》中就详细论述了岭南之"炎方"的特点，炎方土薄，阳气封藏不固，容易外泄；其临海而地势地平，造就了"湿"的环境特点。"湿"性本重浊，加之气候温热潮湿。温热则易伤阴，湿热则易蕴毒。"湿"又分为外湿、内湿。按照中医"天人合一"的思想，岭南"湿""热""瘴气虫毒"的气候环境特点，久居岭南之人，有其特定的生活习惯和体质，受岭南湿热气候的影响，多喜食鱼、虾、蟹、其他海鲜等生冷、滋腻之品，易损伤脾胃，导致脾虚湿盛，故容易受外界之湿和内在之湿的影响而致病。由于气候、环境的影响，造就了岭南人脾虚湿热和气阴两虚的体质特征。

因此，岭南皮肤病的临床特点和治疗方法、预防的手段有其特殊性，据此也产生了很多治疗皮肤病的岭南流派特色经验，形成了区别于其他区域的医疗特点和医家风格。

纵观岭南大量古代文献，翻阅众多皮肤病研究文章，发现岭南古代医家非常注重整体观念，主张三因制宜，即根据气候特点、人的体质特点、地域特点，通过挖掘道地药材资源，用以治疗皮肤病，包括疮痈疔肿类、癣类、蛇类、杨梅疮类、汤火金疮类、瘰病等。岭南医家尤其爱用外治法治疗皮肤疾患，注重清热、祛湿、泻火、解毒等外治法则，可见古代医家很早就认识到，受气候环境影响，湿热毒邪是岭南皮肤病的重要致病因素。岭南医家在运用中草药医治本地区疾患的过程中累积了丰富的经验，并有多部专著流传后世。具体代表著作如《肘后备急方》《验方新编》《易简单方集》《经验良方》《良方撮要》《保赤新编》《病科全书》《不内外因家藏妙方》等，都充分体现了注重实效的特点。古代岭南医家对理论的探讨较少，多注重临床实际操作，治病多从临床上探索，以外治法为主，多具有实用性强、简便廉验之特点。

第二节　流派学术渊源

岭南医学的起源可追溯到先秦时期，当时人们主要用汤醴治病，但由于生产力及认识水平的限制，一直未能有明显发展。直至晋唐时期，随着中原三江人士南下进行海外商贸往来，岭南医学受到中原文明和外来文明的推动开始有所发展，但有名的医学人物仍是以客籍为主，本土医学人才尚不多。来岭南传播医学的，晋唐时期主要以道、佛两教人士居多。东晋葛洪隐居广东惠州罗浮山，修行炼丹，著书讲学，他在《肘后备急方》中记载了大量皮肤病内容，其中痈、疽、疮、癞、鼠瘘及性病等方面的记录甚详，可谓是开创了岭南皮肤科的先河。

随后宋金元时期由于中央政府的重视，岭南医学有了更进一步的发展，其中岭南人陈昭遇就参与了《太平圣惠方》的修订，刘昉的《幼幼新书》、释继洪的《岭南卫生方》都记载了岭南皮肤科的内容。

明清时期是岭南医学的鼎盛时期。在此阶段，岭南医学得到了蓬勃发展，医家辈出，医著盛行，其中医方类以及痘疮类关于皮肤病记载的医著如雨后春笋般迭出。此时关于皮肤病的诊治记载也已融入了岭南的地理环境及人文特点。

由此可见，岭南医学的传承起源于中原医学。

由于岭南医家低调、务实，以及历史上的众多原因，导致众多岭南皮科医家的生平和学术传承过程都无法详细考证，因此对于岭南皮科学术传承的考究并未能如中原地区中医外科三大流派如此清晰。但是，根据现有的岭南皮科医家的学术内容的特点，大致可推断出岭南皮科医家的学术传承和源流情况。

如前所述，岭南皮科发展较晚，以诞生于中原文化基础上的中医学体系为基础。中医外科的发展过程中，最有名且对后世影响最深的是明清时期的正宗派、全生派和心得派，中医外科三大流派在明清时期蓬勃发展，达到顶峰。岭南医学在明清时期也发展成熟，三大派系的核心治则治法在岭南医学中都能明显找到其影子，可推断岭南中医皮肤科在源流上主要从中原中医皮肤外科三大派系传承下来。

综上，先秦两汉时期，中原居民南下迁徙，将中原医学带入岭南，萌生了原始的岭南医学；其成型于魏晋南北朝，发展于唐宋元，鼎盛于明清，在外治法、手术、辨证、治法等方面都有较大的发展。皮肤科作为外科学的一个重要分支，在近现代逐渐成为一门独立学科。岭南皮肤科逐渐发展完善，逐渐从中医外科中细分出来，形成了岭南皮科学术流派。由此可知，岭南皮科学术流派起源于古代外科专著，魏晋南北朝至明清时期的中医外科学是岭南皮科学术流派的基础；其奠基于黄耀燊，完善于禤国维，至此，达到了学术上的巅峰，其学术思想得到广泛认可及传播，岭南皮肤病流派初具规模。其弟子陈达灿、刘巧、范瑞强等对岭南皮科学术流派有较好的传承；弟子李红毅、卢传坚、吴元胜、黄咏菁等在继承学术流派思想的基础上，结合现代医学发扬创新。在禤老学术思想的指导下，禤老的弟子们在系统性红斑狼疮、斑秃、脂溢性脱发、痤疮、白癜风、慢性荨麻疹等不同领域都已有一番建树。此外，流派的传承人还有朱培成、欧阳卫权、刘炽等，在临床中形成了完善的学术团队，为发展岭南皮科流派，造福广大患者不懈努力着。

第三节　流派传承代表人物

一、创派祖师

（一）黄耀燊

黄耀燊（1915—1993），又名醒中，广东南海人，全国知名的中医外伤科专家和社会活动家。父亲黄汉荣，悬壶羊城，在西关大陈塘设医药局，是广州驰名的伤寒家与骨伤科医家。黄幼年天资聪慧，勤奋好学，中小学均成绩优异名列前茅。居家时常在父亲左右侍诊，耳熏目濡遂有志于中医。幼年便能背诵《汤头歌诀》《药性赋》《医学三字经》等，年十五（1929）以优秀成绩考入广东省中医药专科学校。在学期间，他勤学好问，尤得刘赤选、陈任枚、梁瀚芬、卢朋著等名师指导，工作上重视从临床实践中学习，经常深入病房、门诊，节假日从不休息，甚至春节也很少回家过年。每遇疑难病症，总是虚心求教先辈。他还十分重视对西医知识的学习。由于他能博采众长，重视经验的积累，解决临床实际问题的能力提高迅速，加之医德高尚，致声誉鹊起，求医者日众，得到医院董事会、院长的器重和患者的欢迎。曾设医寓于广州梯云东路上陈堂六号曰"芝香馆"，以擅治跌打伤科，精通外科按摩手法闻名。在外科和皮肤科疾病的治疗上提出清热解毒、活血凉血治法，重视调理脾胃和肾。他是《中国医学百科全书》的编委，作为主编编写了第一本高等医药院校中医专业教材《中医外科学》。

黄耀燊医师不但医术高明而且医德高尚，同仁评曰："黄君耀燊，婆心济世，着手皆春，且素重义轻财，恤贫救苦，可谓擅岐黄之术而具菩萨之心者。"

黄老强调内外科辨证有别，用药亦异。擅长外科，对诸多疾患有独特见解，疗效突出。如对疮疡的治疗，黄老不但善于视证情处方遣药，灵活运用既有的消、托、补三大法则，而且他经过反复实践，就内外科辨证之别，用药之异，创新性总结出以下3点。①解表药：内科病常以恶寒为表证，用解表药取效；外科疮疡初起，虽用表散之药，但其目的不在于发汗，而在于疏通经络以达到消肿散结之功。②血分药：外科疔疮走黄与血分有关。在治法上除用清热解毒药外，需兼用活血、凉血药，使其消散。但内科表证，常忌血分药。此为二者用药之根本不同。③药量：外科与内科亦异，外科一般药量较重，否则不能祛除病邪。而外科除用清热解毒药外，需兼用活血凉血药，主张辨病与辨证相结合，认为舌苔反映六腑病变的病情、疗效和预后，总结出"舌苔一日未净，余邪一日未清，重视脾胃和肾"的思想，对一些疑难病症，如红斑狼疮、皮肌炎、硬皮病、银屑病、脱疽等，均有较好的治疗经验，提出清热解毒、活血凉血治法。

（二）禤国维

禤国维，国医大师，中国中医科学院首届学部委员，享受国务院政府特殊津贴专家，当代中医皮肤病学大家，全国老中医药专家学术经验继承工作优秀指导老师。禤老传承并发扬了黄氏清热解毒、活血凉血、重视脾胃和肾的学术思想，形成了自己独特的学术思想。擅长用补肾法、解毒法、祛湿法，自创多种验方及技术治疗脱发、痤疮、荨麻疹、红斑狼疮等疑难皮肤病，有"皮肤圣手"之称，蜚声海内外，其高尚的医德亦赢得社会普遍赞誉。

禤教授从小生活在广州龙津东路，在很长一段时间内这里是广州中医聚居的地方。楼上楼下、街坊邻里中有很多中医，具有厚重的传统文化和浓郁的中医药氛围。禤教授小时亲见不少身患疾苦的患者在中医的调治下恢复健康，更见到不少重症如高热、昏厥、鼓胀等疾病，经名医妙手回春、力挽狂澜而挽救了生命。这些在禤教授幼小的心灵里烙上了很深的印记，对中医非常钦佩。禤教授就在这样的环境里耳濡目染，对中医怀上了一份特殊的感情。

1951~1957年，禤教授一直在广州非常有名的广雅中学学习，毕业时就立下宏愿要到大学学习中医专业。1957年参加高考，那时候的大学录取比例比现在低得多，而禤教授喜欢的广州中医学院（现广州中医药大学）在那一年更是破纪录地只招65人。复习备考时，禤教授不断鞭策自己：中医是一门古老学科，倘若顺利考入大学，就能用现代知识去解读中医、发现中医，这样的话一定会学有所用、有所作为。同时，禤国维教授也觉得自己的性格相对内向，做医生应该比较合适。经过一番彻骨寒，禤国维教授终于成为广州中医学院1957级学生。"仗起死回生之能，有拯人膏肓之力"成为心中宏愿，禤教授在中医药学习的道路上迈出了第一步。

可见，如果没有当时中医大环境对禤国维禤教授的深刻影响，禤教授不会在幼时即培养出对中医的特殊感情，也不会在少年时就立下"为往圣继绝学"，以中医拯救苍生的宏大目标。国家现在大力加强对中医的科普宣教，即在营造中医大环境，让老百姓更多地了解中医、认识中医、感受中医，希冀孕育出新一辈热爱中医的幼苗。

禤国维教授毕业后被分配到湖南中医学院（现湖南中医药大学）第一附属医院，主要从事中医外科皮肤科的教学、科研、临床工作。其实，刚毕业时禤国维教授觉得自己更适合内科工作，但是组织上既已安排，就应该服从大局。在工作期间，禤国维教授一方面一丝不苟地干好临床工作，另一方面抓紧时间进行自学，精读中医四大经典、《备急千金要方》《外台秘要》，以及金元四大家、明清医家的著作等，打下了坚实的中医理论基础。同时，因为从事中医外科，禤教授对《刘涓子鬼遗方》《外科正宗》《外科证治全生集》《外科理例》《疡科心得集》等诸多中医外科著作都精读泛览，同时参阅西医教材。因为有了夯实的中医理论和中西医的比较研究，在临床实践中禤国维教授发现用中医诊疗皮肤病有很大优势，于是就投入了相当一部分精力在这一方面进行更深发掘，为以后的工作奠定了坚实基础。

可见，禤教授虽然从事中医外科，后来从事中医皮肤科临床，但一直坚持先博后专，由博返专，先广泛博览中医经典，该精读的一定精读，该背诵的一定背诵。直到现在，四大经典的很多原文禤教授仍然能够脱口成诵，记忆深刻，这完全得益于年轻时打下的坚实底子。坚实的中医理论基础为禤教授日后的专科临床工作提供了深厚肥沃的土壤。

禤国维教授主张将皮肤病学科从中医外科中独立出来，并逐步形成了自身独特的学术体系，创新发展了岭南皮科流派，成为该流派的代表性传承人物，并结合《周易》《黄帝内经》中的阴阳理论，提出了"阴阳之要，古今脉承；平调阴阳，治病之宗"的治病准则。他丰富了中医皮肤病治疗学说，在皮肤病治疗学上首倡"平调阴阳，治病之宗""解毒驱邪，以和为贵"等学术观点。他创新发展了中医皮肤病病机学说，认为中医学皮肤病病机学理应与时俱进，不断发展，建立了特点鲜明的脱发、痤疮、特应性皮炎、银屑病、红斑狼疮等专科疗法，禤老十分重视肾的阴阳平衡，他认为补肾法是治疗疑难性皮肤病的重要方法，许多皮肤病，尤其是一些难治性、顽固性皮肤病与肾的关系更加密切，大多为肾阴虚或肾阳虚，如能恰当运用补肾法，往往可使沉疴得愈。如禤老认为痤疮的发病除与肺胃血热有关外，其根本原因在于素体肾阴不足，肾之阴阳平衡失调和天癸相火过旺。由于肾阴不足，相火过旺，导致肺胃血热，上熏面部而发痤疮。他致力于中医药理论的基础研究，借助基因组学探讨系统性红斑狼疮中中医"证"的研究。他不断发展中西医结合治疗皮肤病体系，注重辨证与辨病相结合，推动了皮肤病中西医结合学术体系的发展，不断探索中医现代化之路。他在皮肤病治疗方法上进行创新，将中医皮肤病的外治法概括为外用药物十八法、针灸十五法和其他疗法三大类，形成了多本专著，填补了皮肤病外治法的空白。

禤教授在临床中，将中医临证思维归纳为整体思维、辨证思维、平衡思维、共性思维、模式思维，善于以"和"的思辨思想指导临床辨证论治，其主要从调和肾中阴阳、调和正邪关系、调和水火关系及调和方药方面入手，旨在有效提高临床疗效。

其一是调和肾中阴阳。即使疾病证型复杂，但顽固难治者多为虚、瘀、湿、痰，尤其是一些难治性、顽固性疾病与肾的关系非常密切。在调和肾中阴阳时，尤其推崇"阴中求阳，阳中求阴""平调阴阳，治病之宗"的阴阳互济、以平为期理念。

其二是调和正邪。大多数疾病是由于外邪侵袭加之正气内虚所致，故认为调和正邪是疾病诊治的首要任务。例如：系统性红斑狼疮病情多变、病机复杂，但虚虚实实之中，肾阴亏虚而瘀毒内蕴是贯穿病程之主线，从本病最常见的临床征象：颜面红斑，身热起伏，脱发，面赤潮红，腰膝酸痛，劳则加重，头目眩晕，女子月经不调，经色紫暗，或经来腹痛，甚则闭经，反复口舌生疮，肌肤瘀点、瘀斑，舌质暗红或有瘀点，苔黄，脉细数等症状来看，补肾阴，解瘀毒，标本兼治乃切合病机之良策。故在系统性红斑狼疮的辨证论治中，要注意患者毒邪与正虚的力量对比，调和正邪。

其三是调和水火。肾为水火之源、阴阳之根，肾阴不足则水不济火，真阳无根，虚火上炎。阴虚火旺是众多皮肤顽疾的病因，禤教授认为此时应以滋阴壮水，引火归原法治之，以调和水火。引火归原是禤老调和水火最常用的治法。如在临床常用引火归原、调和水火的方法治疗阿弗他溃疡，多辨证为肾水不足、虚火上炎，以滋阴壮水、引火归原为法，以知柏地黄汤加肉桂辨证处方，常用熟地、盐山茱萸、茯苓、怀山、丹皮、泽泻、知母、黄柏、牛膝、肉桂、甘草等，收到较好疗效。

其四是调和方药。用中药和方剂治疗疾病就是通过阴阳自和的能力调理机体阴阳、正邪等矛盾关系，把"失和"调为"和"，把"偏"调为"平"，从而达到治疗疾病的目的。在遣方用药方面，既重视整付方药内的调和，也注意药味和剂量的选择，以免纠偏太过。以"和"的思维指导药物的选择，可据四气五味、升降浮沉等。如对于肝肾亏虚型脂溢性脱发的治疗可分三个阶段：急性发展期用加味二至丸平补肝肾、养血生发，方中松针、女贞子、墨旱莲、桑椹、菟丝子补肝肾、填精血、养发生发；生地、丹参凉血活血；土茯苓、布渣叶清热利湿祛脂；蒲公英促生发；生甘草清热调和诸药，使精血之源充足，毛发得以濡养，故脂祛而发生；稳定期则可加首乌以固肾乌须，加薄盖灵芝以扶正固本；三则可用北芪补气升阳以促发生，初用15g，后可逐渐加量。疗程中，若有大便稀，可去有润肠之效的首乌。整方中以"和"为贵，平补肝肾。

二、流派发展者

（一）陈达灿

陈达灿，国家中医药领军人才"岐黄学者"，第六、七批全国老中医药专家学术继承工作指导老师，广东省名中医，先后师承禤国维、朱良春两位国医大师，荣获全国首届中医药传承高徒奖。他对中西医皮肤科学的研究均有很高的造诣，尤其擅长过敏性皮肤病（如荨麻疹、湿疹、特应性皮炎）、红斑狼疮、性病、毛发病、痤疮及其他皮肤疑难杂病的治疗。

1962 年 7 月，陈达灿出生于广东阳江的一个平凡而普通的家庭。从小生活艰难，锻炼了他吃苦耐劳、坚韧不拔的意志。虽然农场子弟学校读书条件艰苦，但受到严格的部队式管理和党员父亲的影响，加上天资聪颖、读书刻苦，他的学习成绩一直名列前茅，是老师眼中的好学生，高中更以全年级第一名的优秀成绩毕业。他喜爱理工科，申报高考志愿时本想报考工科学校，但妈妈身体不好，父亲和学校校长也都极力劝说他报读医科，遂考入广州中医学院（现广州中医药大学）学习。1984 年，陈达灿以优秀毕业生的身份从广州中医学院毕业，并通过重重考核获得了留校资格，进入广东省中医院工作。按照医院的安排，他被分配到皮肤科工作。听说分配了皮肤专业，他暗暗高兴，"皮肤科虽是小科，可非常有中医的特色和优势，我要好好钻研，用简便廉验的中医手段，为患者解除病痛"。工作初期，他曾先后到中山二院、广医一院进修学习皮肤病性病的治疗和激光技术，打下了牢固的西医皮肤专科知识基础。在中医方面，又受到本院皮肤科门诊梁剑辉、禤国维等教授的教导，从此踏上了中医皮肤科临床这条道路。

学习传统中医的重要方法是言传身教，在陈达灿中医皮肤临床的杏林之路上，离不开三位老师的传承。

梁剑辉教授是广州中医学院第一届优秀毕业生，曾编写人民卫生出版社出版的《常见皮肤病中医治疗简编》、广东科技出版社出版的《饮食疗法》等书籍。梁教授在 20 世纪 70 年代到 90 年代任广东省中医院皮肤科主任，是陈达灿工作后第一位把他领进中医皮肤专科的老师。

20 世纪 80 年代始，陈达灿跟师禤国维教授学习，下班后跟随老师夜诊数年。禤老的学术造诣深厚，他根据《周易》的阴阳理论，结合中医阴阳平衡理论，提出"阴阳之要、古今脉承，平调阴阳、治病之宗"的治疗皮肤科疑难病症的思想。他创立了补肾法治疗疑难性皮肤病，以六味地黄汤为基础组成系列验方，治疗红斑狼疮、皮肌炎等难治性、顽固性皮肤病。禤国维教授传承了岭南皮科流派精髓，根据岭南地域的特点，阐发了痤疮、脂溢性皮炎肾阴不足、冲任失调，相火过旺的中医病机，他认为皮脂当属中医"精"的范畴，属肾所藏，肾阴不足，相火过旺，虚火上扰，迫"精"外溢肌肤、皮毛，则皮脂增多，热蕴肌肤、皮毛则生痤疮、脂溢性皮炎，故治疗采取滋肾泻火、凉血解毒之法。禤老处方药味厚重，考虑周全，医术高超，德艺双馨，从医六十年，心中时时刻刻装着患者。在这个阶段，陈达灿继承了禤老学术经验，在临床上发挥应用，而在褟老的熏陶和影响下，更让他更立志成为一名仁心仁术的好医生。

在国家名中医师承计划的推动和医院的支持下，陈达灿从2001年开始师从全国名老中医朱良春教授。陈达灿继承了朱良春教授的中医辨证论治的学术思想和中药用药经验，在疑难性皮肤病的病因病机、辨证用药上有所突破，在2007年获得了全国首届中医药学术传承"高徒奖"。这个时期，更是陈达灿临床经验积累、深入思考和创新疑难性皮肤病中医病机和治法的时期，如创立清心培土法治疗特应性皮炎的理论等。陈达灿在学术上的厚积薄发，离不开三位中医老师的启蒙和指导。

陈教授在长期的临床实践中创立了一套独树一帜的临证思路和方法，在脱发、变态反应性皮肤病等方向有所建树。他认为皮肤病虽现于体表，却与五脏六腑有着密切的关系，尤其是脾胃二脏，故常以脾胃论治各种皮肤病。其在褟国维教授健脾补肾法的基础上创立的"清心培土法"治疗特应性皮炎的理论有很高的研究价值。陈教授在长期的临床实践中逐渐形成和创立了以清心培土法治疗特应性皮炎的辨证思路和治法，总结认为"脾虚湿蕴、心火偏盛"是特应性皮炎的基本病机，发作期以心火偏亢为主，脾虚湿困为次，用灯心草、淡竹叶、连翘、白鲜皮等清心火疏风除湿；缓解期以脾虚湿困为主，心火偏亢为次，治以四君子汤加减，健脾原则始终贯穿疾病治疗过程，"胃喜润恶燥，脾喜燥恶湿"，脾气健运则湿邪得去。陈教授不断创新实践，不但体现在中医辨证内服药物方面，也强调内外合治、综合治疗的方法。他认为内治法能发挥中医整体观念、辨证论治的特色以治本；外治法直接作用于患病部位，提高局部药物浓度，药效直达病所以治标。两法配合应用能起到相辅相成，标本兼治，提高疗效的作用。如他早在20世纪90年代开始就创新应用综合疗法治疗各种脱发，用梅花针叩刺、金粟兰酊外搽、红外线照射以疏通经络，运行气血，改善脱发区血液循环，刺激毛囊，兴奋毛发生长点，促进生发。用梅花针、刺络放血拔罐治疗带状疱疹后遗神经痛以活血化瘀、通络止痛。用丹参、高丽参、当归穴位注射双侧足三里以健运脾胃，益气血生化之源，活血化瘀通络，使气血充盛，经络通畅，毛发得以濡养。又如他创新性地将中医推拿手法与基础润肤治疗相结合治疗特应性皮炎。他认为中医外治法中的推拿疗法不但可促进外用润肤保湿剂的吸收，而且通过辨证取穴，手法补泻，可扶正祛邪，调节全身脏腑气血，起到改善皮损和瘙痒，缓解患者焦虑情绪，促进患病儿童和青少年心身健康、发育和成长的作用。"成功的关键，在于胸襟和眼界，思想有多高，路就有多远。要超越自我是最难的，应该不断地学习和思考，寻找出路和方向"，这是陈教授三十年工作的感悟，也是他对在中医道路上努力前行的后辈们鞭策的肺腑之言。

（二）刘巧

刘巧，主任医师，博士生导师，享受国务院政府特殊津贴专家，海南省有突出贡献优秀专家，海南省"515人才工程"第一层次人选，第五批全国老中医药专家学术经验继承工作指导老师。曾任海南省皮肤病医院名誉院长，现任江西中医药大学第一附属医院院长。擅长中西医结合诊疗皮肤病，对皮肤病诊疗有独到的见解和丰富的临床经验，特别是对银屑病、白癜风、痤疮、脱发、黄褐斑、湿疹、荨麻疹等疾病的治疗有独到之处，建有"刘巧全国名老中医传承工作室"。是"马海德奖""海南省首届医师奖"和"海南省五一劳动奖章"获得者。

刘巧在继承国医大师禤国维解毒法的基础上，认为毒邪蕴藏在普通食物、药物、动物、植物及自然界六气中，若体质不耐，禀赋不足，毒邪入侵，聚积于皮肤腠理则发病，发病具有猛烈性、顽固性、火热性、传染性、依附性、特应性等特点，治以解毒法、排毒法、抗毒法、以毒解毒法，根据毒邪治病学说，擅用清湿毒胶囊、清热毒胶囊、祛湿散、寒冰止痒散，并获得多个国家发明专利。

（三）范瑞强

范瑞强，广东省名中医，学科带头人，擅长治疗痤疮、皮肤真菌病、性病、红斑狼疮、湿疹等常见和疑难皮肤病，为岭南皮科流派的主要传承人。

范瑞强1954年10月1日出生于广东省龙川县老隆镇，祖籍广东大埔。范教授是地道的客家人，1972年高中毕业的范瑞强与同时代的大多数同龄人一样，中学时代主要是在学农、学工中度过。当时的县城亟须医疗人员，范瑞强作为优秀毕业生，被选派前往县卫生学校培训，一年后分配到离县城不远的一个公社卫生院工作，也正是在这里，范瑞强开始了他的从医生涯。在卫生院的五年，范瑞强从事过不同的岗位，包括药剂、化验、计生工作等，其间他还被送到县城的中医院学习了半年，这些都为他日后的从医之路打下了坚实的基础。在工作的五年间，范瑞强心里一直挂念着一件事情，那就是上大学。

当1977年恢复高考时，他毫不犹豫地报名了。1977年的高考，他因条件所限，准备不充分，以几分之差落榜，但他仍继续学习，最终在1978年高考时考上广州中医学院（现广州中医药大学）。20世纪70年代大学生可以称为"天之骄子"。范瑞强教授回忆说，得知自己考上大学的那一刻，心情如鱼得水，兴奋得无以形容，但他并不因为此而停止，反而格外珍惜在大学学习的五年时光。大学毕业后，范教授留在附属医院工作。在工作5年之后，于1988年又攻读硕士研究生。直到后来自己带硕士、博士，一步步从住院医师做到教授。

范教授强调，看病要有三心，即爱心、细心、耐心，要有帮助患者解决问题的心态，细心询问检查，每个患者都有不同的需求，不能每个人都分配相同的时间。面对患者的不理解要有耐心，他常常对患者说的一句话是："我和你一样，我也希望你的病能够早日治愈。"面对疑难杂症，范瑞强也会尽力向患者解释："目前限于科学发展，这个病还不能治愈，但我会用目前最好的办法给你进行治疗，也许三五年后就会出现治愈的方法。"范瑞强常常跟身边的医护人员讲，医患之间的关系要以互相信任、互相尊重为基础，对患者的心情要体察，有时候面对患者的情绪，医生宁愿把"对"让给患者。范瑞强在广东省中医院皮肤科工作期间有幸跟师禤国维教授，耳濡目染，对禤教授的学术思想有所继承和创新。他在禤国维教授认为痤疮在于肾阴阳天癸平衡失调，相火妄动，其标在肺胃积热、血热瘀滞的基础上认为肝肾乙癸同源，肾阴不足，相火过旺，水不涵木，肝阴不足，肝经郁热是痤疮发病的病机，提出用滋阴清肝消痤方治疗痤疮。他继承和发扬了禤教授中医外治法理论，以自行研发的中药香莲系列制剂为治疗药物，治疗手足癣、股癣、外阴念珠病，疗效满意，安全性好，目前其研发的院内制剂香莲制剂有望开发成新药。

（四）卢传坚

卢传坚，国家中医药领军人才，岐黄学者，第七批全国老中医药专家学术经验继承工作指导老师，师从禤国维教授，为岭南皮科流派后备传承人，在禤教授引领下凝练了临床与科研合为一体的主攻方向，充分发挥中、西医各自特色，取得显著临床疗效；通过科技创新攻克皮肤病难治、易复发等难关，解除无数患者病痛，深得广大患者爱戴并获得丰硕成果。作为禤老亲传弟子，跟诊随侍多年，尤取禤老补益脾肾、解"毒"为要等学术精华，加以继承及发展。在禤国维教授以血论治银屑病的基础上，提出"血瘀是银屑病的核心病机，从血瘀辨治银屑病"。临床上对银屑病、湿疹、荨麻疹、带状疱疹、痤疮有独到的见解，认为皮肤病的发生，多因湿邪为患，湿邪缠绵，蕴于肌肤，郁而不发，遂变生诸多皮肤疾病，而脾虚则为湿邪形成的重要原因之一，故从健脾祛湿的角度立法是治疗皮肤病的一大关键，在临床上取得了良好的疗效。

（五）李红毅

李红毅，岭南名医，师从禤国维教授，第三批全国老中医药专家学术经验继承人，广东省中医院皮肤科后备学术带头人，岭南皮科流派后备传承人。其对禤老重要的学术思想和经验有深刻的理解和体会，继承禤老治病固本的思想，临床三十余年，对斑秃、湿疹、荨麻疹、痤疮有着发展性的认识。如痤疮，其在学习禤老学术思想基础上，结合自身实践，发现由于现代人生活压力较大，情志不畅，肝失条达，易造成肝郁，再加上过食肥甘厚腻，饮食不节，则伤脾败胃。尤其女性患者面部痤疮的发生与月经周期有明显的关系，经前皮损明显增多，症状加重，经后皮疹减少，症状减轻，属肝郁血虚脾弱，气血失和，冲任不调所致，故而可从肝、脾、肾论治，以疏肝解郁、养血健脾、滋阴清热立法，方用逍遥散加二至丸加减，取得了良好疗效。

（六）吴晓霞

吴晓霞，医学博士，师从国医大师禤国维，临床融中西医学术为一体，擅长用中西结合治疗银屑病、白癜风、红斑狼疮等多种皮肤顽症及各种常见皮肤病、面部皮肤病、中医美容。学术方面深受禤国维教授影响，秉承老师整体调节观念、补肾学说及重视外治的学术思想，结合自己多年跟师学习经历，融南北学术流派为一体，在临床上根据具体情况因人、因地、因时制宜，辨证审因，中西互参，更认为慢性难治性皮肤病除遵老师补肾法外，兼顾患者日常生活调理，帮助患者重建健康生活习惯，更有利于慢性疾病的康复。

（七）席建元

席建元，师从国医大师禤国维教授，发扬继承禤老以解毒法治疗银屑病的经验，根据地域特点在治疗上有自己的心得。其认为寻常型银屑病以血热为主要病机，血瘀贯穿始终，并伴有不同程度的血燥，所以在治疗上强调凉血养阴，兼以活血解毒，配合养血润燥。脓疱型银屑病急性期以清热凉血，解毒除湿为主；病程后期出现伤阴者，则加重滋阴清热；若出现阴虚血瘀，则侧重活血化瘀。关节型银屑病主要病机以肝肾不足为本，治疗原则当以补益肝肾为主，兼以温经通络，化瘀止痛。临床上不可见到银屑病的皮损，就以热毒论治，需根据患者的具体情况，仔细辨证。

（八）刘爱民

刘爱民，师从国医大师禤国维教授，中西医兼通，治学严谨，求实创新，擅长治疗慢性荨麻疹、银屑病、湿疹、脱发，辨证精细，药少效宏。他认为风邪稽留是荨麻疹的核心病机，而风邪又有外风和内风之分，导致外风不去的原因主要是虚、湿及营卫不和，内风之形成主要是肝的病变。重新归纳形成新的证治体系，使慢性荨麻疹的中医辨证治疗达到新的高度，疗效显著提高，治愈的患者多数长达十余年没有复发。他根据银屑病冬重夏轻的发病规律，结合《黄帝内经》"天人相应"理论，将患者置于大自然中去考量，并对经典的血热、血燥、血瘀体系进行研究和细化，最终形成"寻常型银屑病中医辨治新体系"，发现了诸如"寒包火证""肝经郁热证""阳虚外寒，肌肤瘀热证"等多种新的证候，在辨证思维空间的广度和深度上对业界有所启迪，显著提高了临床辨证水平和治疗效果。他认为儿童斑秃的发病原因主要与先天禀赋和脾胃有关，而成人斑秃则多与精神紧张和心理压力增大有关。他将广东省中医院的中医治疗技术和中国医学科学院皮肤病研究所的治疗技术有机融合为一体，形成了具有中西医结合特色的辨证治疗体系，提高了临床治疗效果。

（九）欧阳卫权

欧阳卫权，先后师承国医大师李振华、禤国维教授，"古中医流派"李可老中医等，为岭南皮科流派后备传承人。学术上主张回归中医传统，遵循中医自身规律发展中医，用中医思维指导中医临床，坚持纯中医道路。长期致力于《伤寒论》的临床应用研究，强调以六经为纲，方证为核心，万病识机，活用经方。提倡用《伤寒论》六经辨证体系及经方治疗皮肤病，并出版学术专著《伤寒论六经辨证新探——经方辨治皮肤病心法》。擅长运用经方辨证治疗痤疮、荨麻疹、皮肤血管炎、带状疱疹后遗神经痛等皮肤病。

三、传承图谱

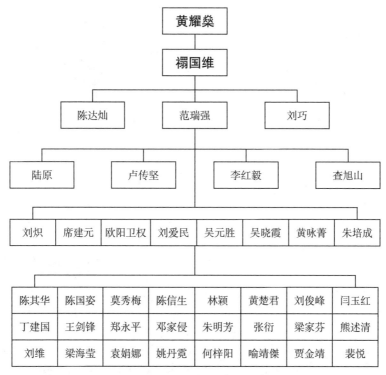

岭南皮科流派传承谱系图

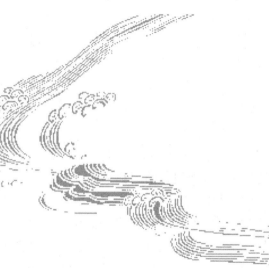

第二章

流派学术体系及
学术特色

第一节　学术体系

一、平调阴阳理论

（一）阴阳之要，古今脉承

阴阳理论是中国古代哲学的基本理论，渊源于《周易》。《周易·系辞上》曰："一阴一阳之谓道，继之者善也，成之者性也。"它把世界上的万事万物，皆概括为阴、阳两个范畴。把阴阳的对立统一看成是自然界和社会万物生成发展的基础，阴阳交感而化万物，天地万物运变的动力和根源在于阴阳的矛盾。中医学参照和汲取了《周易》阴阳对立统一学说，以探讨人体生理活动和病理变化。如《黄帝内经》借用阴阳哲学思想用以认识人体生命，认为人体是阴阳两个方面的对立统一体，人的五脏六腑、气血经脉、生理病理等，都可以用阴、阳两个方面来加以认识和说明。同时，认识到人体是一个复杂系统，人体阴阳之间，必须保持相对的动态平衡。把调理阴阳，保持人体内部各器官之间的平衡，作为养生治病的总原则。

《素问·宝命全形论》说："人生有形，不离阴阳。"人体是一个有机整体，内部充满阴阳对立依存的关系，其一切组织结构都是相互依存的统一体。《素问·金匮真言论》说："夫言人之阴阳，则外为阳，内为阴。言人身之阴阳，则背为阳，腹为阴。言人身之脏腑中阴阳，则脏者为阴，腑则为阳。肝、心、脾、肺、肾五脏皆为阴，胆、胃、大肠、小肠、膀胱、三焦六腑皆为阳。"经络内属脏腑，外络肢节，呈对称性分布于周身，如环无端，运行气血，营养周身各个组织器官，使人体内外阴阳达到和谐与平衡，使内脏的阴阳能随着自然界四季更替，阴阳消长而相应变化。

同时，《素问·生气通天论》又指出："生之本，本于阴阳。"阴阳是构成人体生命的基本物质，也是人体生命的能量。阴即"阴精"，是人体的物质基础；阳即"阳气"，是人体物质运动及其发挥生理功能的动力、能量。阴阳是物质和能量的有机统一。"阴在内，阳之守也；阳在外，阴之使也"，阴阳对立互根，消长转化，维持着"阴平阳秘"的动态平衡，方能达到"精神乃治""筋脉和同，骨髓坚固""气血正平，长有天命"的境地。反之，"两者不和，若春无秋，若冬无夏"，即阴阳不和，偏盛偏亏，均能使平衡破坏而引起疾病。

《灵枢·病传》曰："明于阴阳，如惑之解，如醉之醒。"阴阳学说贯穿于整个中医学的思想体系，反映了中医生理、病理的整体观念，可运用在疾病的诊断、辨证及治疗用药上。《景岳全书》卷之一入集《阴阳篇》云："凡诊病施治必先审阴阳，乃为医道之纲，阴阳无谬，治焉有差。医道虽繁，而可以一言蔽之者，曰阴阳而已。"故阴阳之要，古今脉承。

（二）平调阴阳，治病之宗

本派代表性传承人褚老强调，"治病必求于本"，即本于阴阳也。在长期的临床实践中，褚老结合《周易》《黄帝内经》中的阴阳理论，提出"阴阳之要，古今脉承；平调阴阳，治病之宗"的治病准则。平调阴阳的根本目的在于恢复阴平阳秘，消除致病原因，以平为期。

1. 理论明辨阴阳

阴阳学说作为一种思维方法和理论工具与医学相结合，有效地指导着医疗实践。在阴阳学说中，"阴阳自和"是其中的一个重要内容。"阴平阳秘"是"阴阳自和"的必然结果和最佳状态；"阴阳失调"是"阴阳自和"的水平下降；"阴阳离决"是阴阳自和的瓦解和破坏。

阴阳自和是中医阴阳学说的一个重要内容，"自和"是阴阳固有的根本属性和规律，它是正常人健康生命活动的内在本质。首先，它表示阴阳之间的基本关系是"和"，即所谓"阴阳和平""阴平阳秘"；相反，"阴阳不和""阴阳离决"是生命活动进入疾病或死亡过程的内在本质。其次，"和"是在一定条件下，通过阴阳之间的交互作用，自我发生、自我形成、自我保持的趋势和状态，是阴阳的根本性质所在。"阴平阳秘"是阴阳自和的必然结果和最佳状态。

人体处在正常的阴阳平衡状态即"阴平阳秘"时，正气旺盛，精力充沛。虽有气候、环境、情绪的影响，机体的修复能力即阴阳自和的能力正常，能及时调节人体的阴阳状态，使之始终保持阴平阳秘，并能护卫"阴阳自和"的能力。倘若有外邪入侵，机体会利用阴阳这种"自和"能力驱邪外出，适时调节，而不发病。致病因素影响并超过人的修复能力，或者机体阴阳自和能力失调，就会导致阴阳失衡而致病。

人们在长期的医疗实践中认识到疾病的发生、发展、变化的根本原因是阴阳的偏盛偏衰，即"阴阳失调"，也就是机体内环境恒定的破坏。所以说，任何病症不管它的临床表现多么错综复杂，也只能归属于阴盛阳衰与阳盛阴衰两大病理变化，因此便形成了"阴证"与"阳证"两纲，正如《素问·阴阳应象大论》指出："善诊者，察色按脉，先别阴阳。"强调了阴阳属性诊断的重要性。从控制论的角度看，把人体常态（阴平阳秘）作为生理目标值，将其症状变量系统的各变量，以目标值为中心从相反的方向加以区分，即可得出"阴证"与"阳证"两大症候群。

阴虚，是指机体精、血、津液等物质亏耗，以及阴不制阳，导致阳相对亢盛、功能虚性亢奋的一种病理状态。病理特点多为阴液不足和滋养、宁静功能减退以及阳气相对偏盛的虚热证。由于阴液不足，不能制约阳气，从而形成阴虚内热、阴虚火旺和阴虚阳亢等多种表现。临床表现为五心烦热、骨蒸潮热、面红、消瘦、盗汗、咽干口燥、舌红少苔、脉细等征象。整体表现出生命物质运动节奏加快。

阳虚，是指机体阳气虚损，功能减退或衰弱，热量不足的一种病理状态。阳气的温煦功能减弱，生命的活力降低，经络、脏腑等组织器官的某种功能活动也因之减退，血和津液的运动也较为迟缓。临床表现为面色苍白、畏寒肢冷、喜静蜷卧、小便清长、舌淡、脉迟等虚寒征象。整体表现出生命物质运动节奏减慢。

由生命物质运动稳定平衡态理论可推知：阴虚，一方面生命物质活力降低，宁静功能减退；另一方面，由于生命物质活力降低，宁静功能减退，营养供应匮乏导致矛盾转化，致使某些脏器功能亢奋，生命物质反而运动加快，表现出阴虚火旺的快节奏。微观理化指标检查中，带规律性的应是一些理化指标可能偏低，而另一些理化指标可能偏高。由于阴虚常引起火旺，因而指标偏高应呈主流状态。

故禤老认为，根据现代医学平衡理论，人体内存在着许多对立关系，而这些对立关系之间都存在着相互依存、相互制约，并在一定条件下存在相互转化的关系。各层次的对立调节均处于相对的动态平衡之中，以维持机体健康状况，这也是人体生理的一种稳态。一旦异常，人体就会产生病理征象，若这种失衡得不到纠正，会继发多个对立失衡，甚至导致整个机体失衡，正如《黄帝内经》所说："阴胜则阳病，阳胜则阴病。"阳以阴为基，无阴则阳无以生；阴以阳为统，无阳则阴无以化。因此，《黄帝内经》强调"阴平阳秘，精神乃治""阴阳离决，精神乃绝"。根据阴阳学说的理论指导中医辨证论治，既能掌握疾病的内在规律、严重程度和预后，又能选择适当的治疗时机和方法。

2. 立法调和阴阳

既然阴阳的盛衰是疾病产生的根本原因，那么，调整阴阳盛衰，损其有余，补其不足，以期达到"阴平阳秘"，便成为促进机体内环境恒定的基本原则。这正是《素问·至真要大论》所说的"谨察阴阳所在而调之，以平为期"，根据八纲辨证进行分析，是属阴证（寒、虚、里）还是属阳证（热、实、表），便可借药性之偏来调整阴阳之偏，以期达到治疗目的。

金元四大家刘完素以火热立论，倡"六气皆从火化，五志过极皆能生火"，用药以寒凉为主；张从正认为"病以邪生，邪去则正安"，主攻邪祛病，以汗、吐、下为主；李东垣提出"内伤脾胃，百病由生"的论点，治疗以补益脾胃为主；朱丹溪倡"相火论"，谓"阳常有余，阴常不足"，治病以滋阴降火为主。金元四大家实际上是从不同角度、疾病发展的不同阶段、不同人群发病所表现出的证候特点，进行的归纳总结，形成了自己的学说论点，金元四大家的学说貌虽各异，但其治疗的宗旨是相同的，即调节阴阳平衡。

3. 方药平衡阴阳

用中药和方剂治疗疾病就是通过阴阳自和的能力调理机体阴阳、正邪等矛盾关系，把"失和"调为"和"，把"偏"调为"平"，从而达到治疗疾病的目的。这是中医治疗学的特色之一。中医治疗时就非常注重双向调节，平调阴阳也就自然成为治疗疾病的总原则。这一总则要求汤方的配伍是发而不过散，收而不过敛，升而不过亢，降而不过沉，清而不过寒，温而不过燥，补而不过腻，攻而不过破，补阳当于阴中求阳，补阴当于阳中求阴。如桂枝汤有发汗作用，而实际上不是发汗之剂，是和剂，和什么？调和营卫是也。白虎汤、承气汤，为治阳明热盛津伤之剂，泻热即能存阴。小柴胡汤以和解之，全方寒温并用，攻补兼施，有疏利三焦、宣通内外、和畅气机的作用。

因此根据以上理论，褚老提出"平调阴阳，治病之宗"的理论。褚老认为临床上在各种疾病辨证分型上，将正虚邪实结合，以正虚为纲，标实为目。正虚主要与肺、脾、肾不足有关，而肾虚乃诸脏之虞的核心，所以补肾法是扶正的关键。补肾的原则，是补其不足。肾阴虚者宜甘润壮水之剂，以补调配阳，使虚火降而阳归于阴，即所谓"壮水之主，以制阳光"；肾阳虚者宜甘温助阳之品，以补阳配阴，使沉阴散而阴归于阳，即所谓"益火之源，以消阴翳"。阴阳两虚者宜阴阳并补。

例如褚教授的经验方——皮肤解毒方。治疗"毒"邪致病者，一是用排解毒邪的药物直接作用以消除毒对机体的损害，包括用清、消、汗、下、吐等方法使毒邪从汗液、唾液、尿液及消化道排出体外；二是增强和调节机体自身的抗毒能力，以抵御毒邪对人体损伤，即用扶正祛邪法。解毒法中有清透、清泄、清解、清降、清通、清凉、清开等治法。历代医家在治疗"毒邪"病证和解毒方药的运用方面积累了丰富的经验。《金匮要略》治阴阳毒，用升麻鳖甲汤，其中升麻、雄黄为清热解毒、以毒攻毒之要药。《外台秘要》所载黄连解毒汤、《疫疹一得》所载清瘟败毒饮、《医宗金鉴》所载五味消毒饮，皆为古今解毒要方。中医皮科在治疗皮肤重症顽疾时亦常常选用上述方剂，运用得当可治重症，挽狂澜。但是上述方剂或为寒凉重剂或含有毒药物，一般只做短期应急之用，长期服用有败胃或中毒之虞。因此，对于需要较长疗程治疗的慢性疑难性皮肤病，仍需另谋良方。禤教授在20世纪60年代查阅文献中偶然发现日本尚药局的村上图基等人所撰的《续名家方选》记载有从革解毒汤，据云为"治疗疥疮始终之要方……凡疥疮，不用他方，不加他药，奏效之奇剂也"。其组成药物包括金银花、土茯苓各二钱，川芎一钱，莪术、黄连各七分，甘草二分。"金曰从革"，"从革"乃肺主皮肤之义，从革解毒汤即皮肤解毒汤也。从方药组成来看，本方以金银花、土茯苓、黄连、甘草解毒为主，其中金银花归肺经，善解疮疡热毒；土茯苓归肝经，善解肝胆湿热毒邪；黄连归心经，善解火热毒邪；甘草归脾经，善解诸药毒；川芎、莪术归肝经，善解瘀毒。是以共奏解毒通瘀之功，组方确有独特之处。

禤教授经过临床实践，发现此方对多种皮肤病有效，尤其对湿疹、慢性荨麻疹、银屑病等难治性皮肤病疗效较好。随着治疗的病例积累越来越多，我们进一步完善了组方，以尽量涵盖难治性皮肤病存在的各种各样的"毒邪"蕴结的问题。如银屑病、湿疹、荨麻疹等难治性皮肤病常与血热毒邪、寒湿毒邪、鱼虾毒、食积毒、酒毒、药毒、风毒等密切相关，需要在组方中加以考虑。因此，有必要优化从革解毒汤的处方，使其更广泛地适用于难治性皮肤病的治疗。在反复实践中，取从革解毒汤之义，经加减变化，组成新方，并命名为皮肤解毒汤，更贴近临床实用。

皮肤解毒汤由乌梅15g，莪术10g，土茯苓20g，紫草15g，苏叶15g，防风15g，徐长卿15g，甘草10g组成。方取乌梅滋阴解毒，莪术祛瘀解毒，土茯苓利湿解毒，紫草凉血透疹解毒，苏叶解鱼虾毒，防风祛风解毒，徐长卿通络解毒，甘草善解药毒。全方关键在于解毒，解除外犯之毒和内蕴之毒。随证可根据各种毒邪的轻重加减药物。如知母配乌梅可加强滋阴解毒；石上柏、肿节风配莪术可加强活血解毒；川萆薢、白鲜皮、绵茵陈配土茯苓可加强利湿解毒；生地、蚤休、半边莲、鱼腥草配紫草可加强清热凉血解毒；蒲公英、葛花配苏叶可加强解食积酒毒和鱼虾毒；苦参、地肤子、白蒺藜配防风可加强祛风解毒；当归、川芎、地龙干、全蝎配徐长卿等可加强活血通络解毒。临床应用仍需根据患者病情的变化随症加减。

二、脏腑辨证理论

根据不同脏腑的生理功能，其运化功能失调可产生相应不同的症状与皮肤的改变，分述如下：

1. 心

由于心主火，"热盛则痛，热微则痒"，所以痛和痒与火关系密切。引起皮肤病的病因除火热之邪外，风、湿、寒、暑、燥都可致病。心火偏亢，可表现为烦躁、瘙痒、皮肤致敏性增高等病理状态，所以清心亦可宁神，神志安宁则疮疡可愈。

2. 肺

"肺主皮毛"，皮毛是人体的最外层，如同屏障有防御外邪的作用。由于皮毛由肺输布的卫气和津液所温养，若肺卫气虚，则卫外功能障碍，而易感受邪气，使机体处于高敏状态，发生过敏性皮肤病，如荨麻疹、过敏性皮炎等。

3. 脾

脾主运化水湿，脾运障碍必成湿浊阻滞，湿浊阻滞又会使脾阳受困，故湿邪也就成为脾脏的主要致病因素。若脾的运化水湿功能障碍，则发生皮肤渗出、糜烂、滋水、水疱等病理变化；若湿邪郁久化热，炼精成痰，则可形成皮肤结节、疣、肿瘤。如脾的统血功能障碍，则可发生紫癜。

4. 肾

肾为先天之本，水火之脏，内寓真阴真阳，是人体阴阳之根，生命之源。真阴通过涵养肝木、上济心火和金水相生等，对各脏腑组织起着滋润、濡养的作用。真阳对各脏腑组织起着温煦、生化的作用。真阴真阳是协调整体阴阳平衡的基础，肾精也可说是整体阴阳平衡的根源。肾阳为一身之阳，肾阳虚衰不能温煦气血形体，可见形寒怯冷；肾阳亏虚不能温煦血脉，则导致阴寒凝结，或寒凝经脉，发生雷诺征、血栓闭塞性脉管炎、寒冷性过敏等疾患。另外，肾的精气亏损，可致头发失养、皮毛枯槁、脱发及虚损性皮肤病。

5. 肝

肝失疏泄可直接影响气血津液。情志不遂，郁闷不舒，致肝气郁滞，气血运化失职，凝滞肌肤，易发生神经性皮炎及皮肤瘙痒症等。肝藏血，肝失疏泄，可引起月经失调，某些皮肤病与月经关系密切，往往在经期加重、经后减轻，如痤疮、月经疹等。肝疏泄太过及其他一些原因，引起肝血亏损，可发生虚损性皮肤病及肢体麻木不仁、爪甲不荣、头发干枯、脱发等。若疏泄不利，肝气郁滞，气不行则血不通，不通则痛，可产生结节及疼痛性皮肤病。肝胆疏泄不利，湿热内生，下注则发生小便淋浊或下肢丹毒，外发肝经部位可发生带状疱疹等。

三、经络辨证理论

禤老认为，经络之于人体，就像四通八达的城市交通一样，分主干、支干，直至人体最微小的组成部分。它们是运行全身气血、联络脏腑肢节、沟通内外上下的通路。人体的经络系统是由十二经脉、奇经八脉、十五络、十二经别、十二经筋、十二皮部以及许多细小的孙络、浮络所组成。十二皮部是经络系统的一个组成部分，是十二经脉功能活动反映于体表的部位，是经络的皮部分区，也是络脉之气散布之所在。皮部位于人体最外层，类似于机体的屏障，当机体卫外功能失常时，病邪可通过皮部—络脉—经脉—脏腑的途径传变，脏腑的病变也可以通过此途径反映到皮部，正所谓"有诸内者必形诸外"。《素问·皮部论》亦曰："皮者脉之部也，邪客于皮则腠理开，开则邪入客于络脉，络满则注于经脉，经脉满则入舍于腑脏也。""欲知皮部，以经脉为纪。""凡十二经络脉者，皮之部也。"皮肤通过经络与五脏六腑相通，五脏六腑通过经络将气血运行到全身各处，外达皮肤肌表，以营养周身。

根据皮部与经脉之间的对应关系及其分布规律，脏腑经络的病变亦能反映到相应的皮部，观察不同部位皮肤色泽和形态的变化，如红斑、丘疹、结节、瘢痕、溃疡等可以外测内，作为经络脏腑辨证的依据及治疗用药的依据。禤老认为皮肤通过经络与脏腑之气相通，脏腑、经络之气血不通，或亏虚不足，或六淫之邪侵袭，往往都会在皮肤上表现出来，正所谓"最虚之处，便是容邪之地"。因此从经络循行的特点辨病辨证用药，往往可以取得显著疗效。流派传承者们结合禤老的经络理论论治皮肤病的思想，根据自身体会，将其用于临床实践，效验明显。譬如痤疮，好发于面部及上胸背部，而面部又有额部、颧部、颊部之分，前额属阳明胃经所属，若皮损初发于额部，又以前额为主或波及他处，当辨证为阳明经湿热偏盛，病位在阳明、在胃；颧部、颊部为心经、小肠经循行区，心与小肠相表里，若初发皮损以颧部、颊部为主，或由此波及他处，当属心经热盛，病位在心、在小肠；若初发皮损以上胸部为主，而上胸部乃太阴肺经所属，辨证为肺经热盛，病位在太阴、在肺。因此，对于不同部位的痤疮，根据经络循行特点，其治疗亦有不同。初发皮损的部位对于辨证、确定病位有重要的指导意义，如肝火偏盛，加之湿热之邪侵犯而致肝经湿热偏盛而在肝经循行区发为蛇串疮，若肝火甚而犯肺，在上臂内侧——手太阴肺经循行区可见簇状水疱、累累如串珠，且患者疼痛剧烈，从而辨证为肝火犯肺之蛇串疮，病位在肝、肺两经；肝经湿热容易发生表里相传，致肝胆湿热蕴结，加之肝阳上亢而上犯头部，在头部一侧——足少阳胆经循行区见簇状水疱、剧烈头痛，严重者累及眼睛，而头之两侧、目外眦、耳后均系胆经所过之处，肝经之分支亦上达目系，故而辨证为肝阳上亢、湿热蕴结之蛇串疮，病位在肝胆。另外，根据经络理论，可以引经报使，引诸药直达病所，从而大大提高临床疗效。

具体而言，在治疗上要根据经络理论，准确辨别皮损位于哪一经，佐以少量引经药，如前额为阳明经所属，前额部位的皮损宜加用阳明经药，如白芷、葛根等以引药直达病所；项背部为太阳经所属，项背部的皮损则应加用太阳经药，如羌活、防风等以引药直达病所；头之两侧为少阳经所属，若皮损位于头之两侧，则应加用少阳经引经药，如柴胡、白芍以疏肝利胆（肝与胆互为表里）；位于人体上部的皮损应加一些轻清宣发之品，如防风、薄荷、桑叶等以助药宣达腠理；同样，位于人体下部的皮损亦应加一些引药下行之品，如牛膝、独活、芦根等。例如临床上在治疗白癜风时，可以依据皮损部位所属经络，加用引经药物，如①头颈部：白芷、羌活、升麻、藁本、葛根等；②胸部：瓜蒌皮、薤白等；③腹部：乌药、香附等；④上肢：桂枝、桑枝、忍冬藤等；⑤下肢：牛膝、木瓜、蚕沙、萆薢等；⑥泛发：桔梗、路路通、威灵仙等；⑦肢端：首乌藤、鸡血藤等。因药得所引，则可直达病所，起到引经报使的作用，大大提高临床疗效。

此外，临床上，经络理论亦可以用来判断疾病的预后转归。人体的脏腑经脉表里相合，在生理上相互联系，在病理上相互影响，阳经可以传阴经，阴经亦可传阳经；可以合病，也可以并病；可以是循经传，也可以发生越经传，发生越经传变的病变一般要较循经传变者严重，预后也要稍差；由阳经传入阴经，表示病变由表入里、由浅入深，病情在向深处发展，如发生于头面部的带状疱疹，大多由少阳胆经传入厥阴肝经，病变由表入里，病情深重，且多兼有肝阴不足。反之，由阴经传阳经，则表示病变由里出表，病情在向好的方向发展，预后较好。因为阳经大多为多血多气之经，而阴经大多为多气少血之经，正如《素问·血气形态》曰："夫人之常数，太阳常多血少气，少阳常少血多气，阳明常多气多血，少阴常少血多气，厥阴常多血少气，太阴常多气少血，此天之常数。"如臁疮，外臁与内臁相比，外臁较易于收口，因外臁为足三阳经所属，大多为多血多气之经；而内臁为足三阴经所属，大多为多气少血之经，故外臁较内臁预后好。

第二节　学术特色

在长期的临床实践中，岭南皮科流派在代表性传承人禤国维教授结合《周易》《黄帝内经》的阴阳理论，提出"阴阳之要、古今脉承，平调阴阳、治病之宗"的基础上，结合岭南地域特点，形成了平调阴阳、治病之宗的治疗皮科疑难疾病的流派特点。禤国维教授认为中医不是用阴阳来兜圈子的，而是根据阴阳理论来解决某些临床问题的。治疗疾病，维持正常生理活动，就要"谨察阴阳所在而调之，以平为期"，这种调节原理可以看作是控制论的负反馈调节。阴阳学说正是控制调节人体黑箱平衡的方法，可运用在诊断、辨证及治疗用药上，平调阴阳是治病之宗。禤国维教授在长期的临证基础上，提出"平调阴阳，治病之宗；解毒祛邪，以和为贵"的核心学术思想，提出了从"肾"论治、从"毒"论治皮肤病的"和解法"思想，主要体现在四大特色疗法：补肾法、解毒法、祛湿法、外治法。

一、补肾法

中医理论认为，肾为脏腑之本、十二脉之根、呼吸之本、三焦之源，是各脏腑功能活动的动力所在和调节中心。肾元盛则寿延，肾元衰则寿夭。因而禤国维教授在临床实践中十分重视补肾法的应用，他认为补肾法是治疗疑难性皮肤病的重要方法，许多皮肤病，尤其是一些难治性、顽固性皮肤病与肾的关系更加密切，大多为肾阴虚或肾阳虚，如能恰当应用补肾法，往往可以使沉疴得愈。禤老在数十年的临床工作中，擅用补肾法治疗痤疮、难治性脱发、红斑狼疮等皮肤科疑难症，多有独到之处，疗效显著。在痤疮治疗方面，他首先提出"肾阴不足，相火过旺"的病机创新理论。其弟子范瑞强教授进一步发展禤老的观点，认为肝肾乙癸同源，若肾阴不足，则相火过旺，造成水不涵木，肝阴不足，肝经郁热，发为痤疮，提出用滋阴清肝消痤法治疗痤疮，屡获良效。

二、解毒法

皮肤病受遗传、免疫、饮食、环境等多种复杂因素影响，往往变化多端，缠绵难愈，若风、寒、暑、湿、燥、火六淫之气过盛或侵袭人体久留不去，往往郁而化热，积热成毒，《说文解字》言："毒，厚也，害人之草，往往而生。"外邪聚而成毒，则更难以清除。禤老结合多年临床实践，认为许多顽固性皮肤病与"毒"相关，并擅用皮肤解毒汤从毒论治皮肤病。

皮肤解毒汤原方名为从革解毒汤，源自《续名家方选》，组成如下：金银花二钱，土茯苓二钱，川芎一钱，莪术七分，黄连七分，甘草二分。主治疗疮，加减法为"若有肿气者，倍莪术；肿在上者，倍川芎；在下者，倍莪术、黄连"。禤老偶拾此方，初试之于临床，效如桴鼓，此后结合多年临床，将其加减化裁为乌梅、莪术、红条紫草、土茯苓，作为皮肤解毒汤的基础方。并以其为基础方用于治疗多种风湿热毒性皮肤病，获效颇多。后来其弟子均有不同程度的发挥。如刘巧教授完善毒邪病因学说及发病特点，提出解毒法、排毒法、抗毒法、以毒攻毒法，根据毒邪治病学说，研制出清湿毒胶囊、清热毒胶囊、祛湿散、寒冰止痒散，并获得多个国家发明专利。

三、祛湿法

岭南独特的地理和气候条件所形成的特殊人群体质，表现在皮肤病中亦以湿邪为多。如湿疹、接触性皮炎、带状疱疹、脂溢性皮炎、脓疱疮、天疱疮、类天疱疮、多汗症、酒渣鼻、足癣、扁平苔藓、小腿溃疡、结节性痒疹等。岭南地区人群体质以气阴两虚和湿热体质居多，治则强调补而不燥、滋而不腻、消而不伐，用药多选用花、叶类药物和岭南草药。禤老治疗皮肤病，在祛湿方面常用土茯苓、茵陈，广东的道地药材如火炭母、布渣叶、龙利叶等，以及金银花、菊花、木棉花、辛夷花等花类。

再如，禤老在《古今医鉴》的参苓白术散的基础上创制了自己的经验方——健脾渗湿方，主要功效是健脾益气、和胃渗湿，主治异位性皮炎、湿疹、小儿泄泻等属脾虚型者。其弟子陈达灿教授在禤老学术思想的指导下，在特应性皮炎方面提出"心火脾虚"病机，从而提出培土清心的治疗方法，在此基础上形成的特应性皮炎的诊疗标准已成为该行业的专家共识并被推广，同时开发出"培土清心颗粒"，填补了国内中成药治疗特异性皮炎的空白。

陈达灿教授认为皮肤病常因湿热之邪致病，在辨证治疗湿热证皮肤病时，强调苦寒攻下之剂中病即止，以防败胃，亦不过用辛香燥热、寒凉之品，以免损伤胃气，耗劫阴液。他用药轻灵，以清利湿邪为法，少用性温燥之品，常用性平味轻的药物如茯苓、薏苡仁、白术等以健脾渗湿；常以苍术、川厚朴、陈皮等理气化湿，亦多用淡竹叶、灯心花、泽泻淡渗利湿，所谓"治湿不利小便，非其治也"，使湿邪从小便而出，因势利导，祛邪不伤正，事半而功倍。

四、外治法

禤国维教授认为，中医外治法是中医学宝贵遗产的一部分，具有丰富的内容，也是中医治疗皮肤病的一大特色和优势。因为皮肤病总体上是以皮肤病变为主，所以对皮肤局部的处理占有重要地位。许多皮肤病单用外治法就可取效，如有些痛证若诊断明确，适于针灸治疗，止痛的效果往往立竿见影。疥疮、圆癣、鸡眼等皮肤病一般施以外治法就能治愈。对一些难治性皮肤病，如果在内治的同时配合外治法，则疗效更加满意。所以禤教授认为外治法是提高中医皮肤病临床疗效的重要方法，在皮肤病治疗中有着重要的地位，外用药物对缩短疗程、提高疗效起着重要作用。

禤教授根据中医皮肤病外治法的治疗操作方式及配合药物的情况，将其概括为药物外治法、针灸疗法和其他疗法三大类，完善了皮肤病外治法的理论体系。从治疗效果来看，互有短长，应互相补充，值得我们去发掘和发展提高。

禤老弟子临床上在禤老学术思想的基础上，结合自身实践，利用外治法治疗皮肤病，取得确切疗效。如范瑞强教授研制的香莲外洗液，在广东省中医院职工和患者中享有很好的口碑。在 1989~1990 年，范教授在前期文献调研和预实验的基础上进一步进行香莲外洗液抗真菌的抑菌试验、电镜观察和临床观察。结果表明，香莲复方具有较好的抗真菌作用。他用香莲复方外洗液和外用霜剂随机对照单盲法治疗股癣和外阴念珠菌病的总痊愈率和总有效率分别是 83% 和 98%，且优于西药对照组。说明中药香莲复方外用是治疗股癣及外阴念珠菌病的较为理想的方法。这一令人振奋的结果让范教授对香莲外洗液充满了信心，他真心希望这种疗效好的中药制剂能够体现它的社会价值。

再如涂药法，是把中药药物制成药液、油剂、酊剂、洗剂、软膏等剂型，涂搽于病变部位的一种治疗方法。其治疗作用是药物通过体表吸收，以调整机体功能或直接作用于患处，起到局部治疗效应的一种方法。对重型药疹，疱疹性皮肤病包括天疱疮、疱疹样天疱疮、类天疱疮等以皮肤水疱为主要表现的疾病，以及急性湿疹、特应性皮炎糜烂渗液明显者，特别是皮损潮红成片、面积较大者，选用紫草油（以中药紫草为主药，以植物油为基质而制得的一种液体制剂，呈深紫红色）外涂，可起到清热解毒、凉血收敛的作用，临床效果良好；又如涂搽蛋黄油治疗湿疹、皮炎（儿童湿疹或尿布皮炎）、烫伤、冻疮、口腔及各种体表溃疡、唇风、鼻前庭炎、中耳炎、乳头皲裂、宫颈糜烂、癣、鸡眼、痔疮等，均具有清热润肤、消炎止痛、收敛生肌和保护疮面的作用；还有甘草油（油浸甘草一昼夜，用文火炸至焦黄，去渣备用），可直接涂搽皮损，起到清洁疮面、润肤、解毒等作用，如果将其改良为油剂和软膏剂型，还可以分别用于治疗轻度糜烂渗出和干燥性红斑鳞屑性皮损。

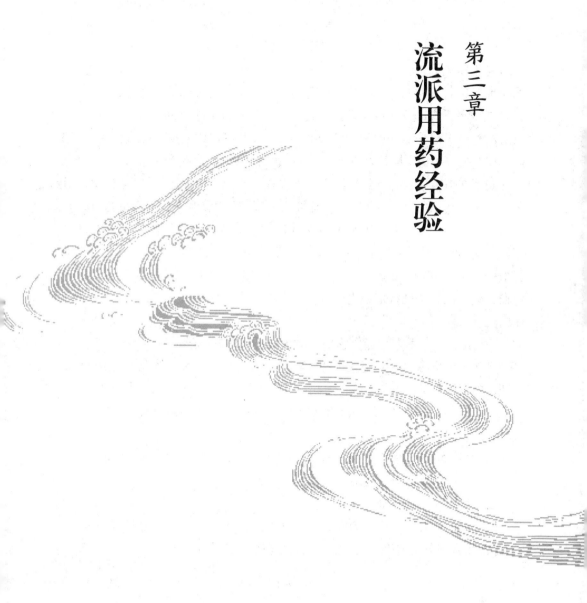

第三章 流派用药经验

灵芝

【一般认识】灵芝系一种养心安神药，可祛痰止咳，常用于扶正固本、滋补强壮、延年益寿。现代医学研究显示，灵芝含有多糖类、蛋白质、多肽、氨基酸类、核苷类、甾醇类等，在增强人体免疫力、调节血糖、控制血压、辅助肿瘤放化疗、保肝护肝、促进睡眠等方面均具有显著疗效。

【皮科应用】灵芝可安神益气补虚，祛痰止咳，临床常用于虚痨、久病虚弱、老年体衰等患者，且可治疗咳嗽、喘促。在灵芝的诸多功效中，禤老特别强调灵芝所具有的调节免疫作用。现代研究证实，当机体受某种抗原侵袭，产生各种变态反应或免疫性病理损害时，灵芝能抑制亢进的免疫水平，保持机体自身的稳定。故禤老常用于治疗湿疹、脱发、结缔组织疾病（红斑狼疮、硬皮病、皮肌炎等）稳定期，以稳定免疫系统，巩固疗效，预防复发。

禤老在组方中，时常加用薄盖灵芝以提高疗效。薄盖灵芝是灵芝科的一种药用真菌，其粗蛋白、粗脂肪、粗纤维、总糖、还原糖和灰分等含量约为灵芝、紫芝子实体含量的 2 倍，其脂肪酸构成以油酸、亚麻酸等不饱和脂肪酸为主。实验研究表明，薄盖灵芝能增强巨噬细胞活化而分泌 IL-1，或抑制 T、B 淋巴细胞增殖反应，调节免疫。实践证实，本药味甘清香，性平，无毒，安神、补肾、强精，对脱发、红斑狼疮、皮肌炎确实有效，能提高人体免疫力，并有解毒的作用。

【配伍应用】用本品配伍当归、酸枣仁、龙眼肉，治心神失养证；配伍半夏、五味子、党参，治痰湿或虚寒咳嗽；配伍人参、白术、熟地等，治气血虚少证；配伍枸杞子、山茱萸等，治肝肾不足之腰膝酸软。

【剂量要点】本品入汤剂常用剂量为 3~15g；研末服一般每次用 1.5~3g，每天 2~3 次。

【各家论述】《神农本草经》：主耳聋，利关节，保神，益精气，坚筋骨，好颜色。久服，轻身不老，延年。

《药性赋》：保神益寿。

《本草纲目》：疗虚痨，治痔。

【常用方剂】灵芝片、灵芝胶囊、灵芝糖浆、紫芝丸等。

布渣叶

【一般认识】布渣叶为岭南地方草药，为椴树科破布叶属植物破布树的叶，又名蓑衣子、破布叶、麻布叶、烂布渣、布包木、破布树、火布麻、山茶叶等。

主要分布于我国广东、海南、广西、云南等地，尤以广东省分布广、产量大、资源丰富，广东的阳西、湛江是主产地。本药味淡、微酸，性平，归肝、脾经。功效清热消滞，利湿退黄，化痰。主要用于感冒，中暑，食欲不振，消化不良，湿热食滞之脘腹痛，食少泄泻，湿热黄疸。

布渣叶含有多种类型的成分，目前研究主要集中在黄酮类成分，黄酮类成分具有多种生物活性。现代药理研究显示，布渣叶具有清热消滞、利湿退黄以及保护心血管、降脂、抗衰老等功效，可以调血脂、解热、退黄、镇痛、降低胃液 pH、提高胃蛋白酶活性、抗炎等。

【皮科应用】广东地处岭南之地，长年湿热温蒸，很容易出现痤疮、牙龈肿痛、喉咙干痛等"热气""上火"表现。自古以来，岭南民间常用布渣叶煎茶作为夏季饮料，有很好的解"热气"作用。考其功用，即在于能清热利湿、消食导滞。禤老常将其用于痤疮、脂溢性皮炎、湿疹皮炎、荨麻疹等患者的治疗，认为本品味甘淡，能祛湿热而无苦寒败胃之弊，相反还能健脾燥湿和胃，特别适合脾胃功能弱而又畏惧苦药的小儿。

【配伍应用】布渣叶作为岭南地方的特色草药之一，常与木棉花、岗梅根、石上柏、积雪草、入地金牛等药物配伍使用，以清热利湿、健脾和胃。

【剂量要点】入汤剂，常用剂量为 10~20g，适量煎水代茶饮或煲汤饮用。

【各家论述】《生草药性备要》：味酸，性平，无毒，解一切蛊胀，清黄气，消热毒。作茶饮，去食积。又名布渣。

《本草求原》：即破布叶，酸甘，平。解一切蛊胀，药毒，清热，消食积，黄疸。作茶饮佳。

【常用方剂】如广东凉茶颗粒。

丹参

【一般认识】丹参系一种活血化瘀药，可凉血消痈，常用于血瘀证及疮疡痈肿诸症。现代医学研究表明，其有改善血液循环、抗氧化、清除自由基、免疫调节、抑菌消炎等作用。丹参具有良好的凉血活血、清泄瘀热而消痈肿的功效。

【皮科应用】皮科临床常取其活血、凉血之功，用于治疗血热夹瘀型痤疮、脂溢性皮炎、血瘀证之银屑病、湿热瘀阻之结节性红斑等。现代药理研究表明，丹参酮具有抗雄性激素、抑制皮脂腺分泌及痤疮丙酸杆菌的作用。临床广泛应用丹参注射液穴位注射疗法治疗痤疮、斑秃、脂溢性脱发、荨麻疹、黄褐斑等疾病，一般选用足三里、曲池或血海等穴位。

【配伍应用】本品配赤芍、川芎、毛冬青，治血热瘀滞证；配桃仁、红花、益母草，治血瘀经闭、月经不调；配金银花、蒲公英、当归、玄参，治热毒瘀阻之疮疡痈肿；配酸枣仁、阿胶、人参等，治阴血不足证。

【剂量要点】水煎内服，常用剂量为10~20g，大剂量可用至30~50g。酒炒可增强活血的功效。褟老临床运用丹参强调后下，因丹参中的有效成分丹参酮在高温下易被破坏，故不宜久煎。

【各家论述】《本草经疏》：入手足少阴、足厥阴经，具有活血化瘀、凉血消痈、清热安神功效。

《神农本草经》：主心腹邪气，肠鸣幽幽如走水，寒热积聚，破癥除瘕，止烦满，益气。

《名医别录》：无毒。主养血，去心腹痼疾、结气，腰脊强，脚痹，除风邪留热。久服利人。

【常用方剂】丹参饮、清营汤、天王补心丹。褟老常用丹参配合知柏地黄丸和二至丸加减治疗痤疮。

积雪草

【一般认识】积雪草又名崩大碗，为伞形科植物积雪草的干燥全草，味苦、辛，性寒，具有清热利湿、解毒消肿之功效，多见于岭南地区，常用于治疗湿热黄疸、跌打损伤、热疖疮毒、湿疹、皮肤瘙痒等病症。现代医学研究表明，其具有抑制纤维组织增生，促进皮肤生长，抑制皮肤溃疡，镇静安定等作用。

【皮科应用】积雪草具有良好的清热利湿、解毒消肿等功效，岭南地区常用此类药物煲汤服用以清热下火。褟老根据现代药理研究，并经过多年临床实践，指出积雪草既能促进真皮层中胶原蛋白形成，又能防止皮肤水肿，使皮肤变得柔软、光滑、有弹性。故常用本品治疗进展期脱发、硬皮病肿胀期，以及皮肤溃疡肉芽生长过度者。

【配伍应用】用本品配金银花、野菊花、蒲公英，治疗热疖疮毒；配苦参、地肤子、防风等，治疗湿疹、皮肤瘙痒；配茵陈蒿、虎杖、栀子，治疗湿热黄疸；配伍土茯苓、豨莶草、徐长卿，治疗脱发及结缔组织病。

【剂量要点】一次服用剂量过大，会引起眩晕，一般以15~30g为宜，若大剂量一般也不超过60g。

【各家论述】《神农本草经》：积雪草，味苦，寒。主大热，恶疮痈疽，浸淫，赤熛，皮肤赤，身热。生川谷。

《唐本草》：捣敷热肿丹毒。

《医学入门》：味苦，寒，无毒。主一切热毒，痈疽肿毒，恶疮鼠瘘，风疹疥癣，浸淫赤爛，皮肤暴热，小儿丹毒寒热，腹内热结，内服外敷。

【常用方剂】禤国维教授常用六味地黄汤加土茯苓、豨莶草等治疗脱发、硬皮病、红斑狼疮等。

桔梗

【一般认识】桔梗系一种清化热痰药，具有开宣肺气、祛痰排脓、利咽的功效，常用于外感、咳嗽疾病。现代医学研究表明，其有祛痰、抗溃疡、解痉、镇静、镇痛、镇咳、降血糖、降血脂、抗过敏、抗胆碱、抗炎、增强免疫等作用。

【皮科应用】桔梗辛散苦泄，性平和而善上行，专走肺经，为肺经气分之要药。禤老临床应用桔梗治疗皮肤病主要体现在以下三个方面。

（1）治疗带状疱疹及其后遗神经痛。桔梗味辛，"辛甘发散为阳"，具有发散之性，且其质轻性浮，这种特点使其具有透邪外出之性。带状疱疹为湿热内蕴，感受外邪所致，其痛乃气机阻滞，甚则陷入血分而致，而桔梗质轻上浮，可透邪外出，性辛则可发散，调畅气机。

（2）治疗黄褐斑。禤老常配伍桔梗一味，取其有"载药上行"之功。黄褐斑发于面部，如何使药物上达于面部是治疗的一个关键点，禤老主张在治疗黄褐斑的过程中，用桔梗宣肺，助诸药宣发于上焦，上承于面部，濡养面部气血。面为诸阳之会，面部气血得养，阳气通行，则瘀斑可消。

（3）桔梗为肺痈解毒排脓之要剂，同样适用于热毒瘀滞导致的肺风粉刺之囊脓结节，而痤疮留有瘢痕者，多与瘀血停滞有关，桔梗可祛瘀生新，有利于祛除瘢痕。

【配伍应用】用本品配紫苏、杏仁，治风寒咳嗽；配桑叶、菊花、杏仁，治风热咳嗽；配枳壳、瓜蒌皮，治痰阻气滞之咳嗽；配甘草，治风热犯肺之咽痛失声；配延胡索、川楝子、郁金，治气滞血瘀之疼痛。

【剂量要点】水煎服，常用剂量为10~15g。本品因其性主上行，用量不宜过大，否则易出现气机上逆之呕吐、呃逆等症。

【各家论述】《神农本草经》：味辛，微温。主治胸胁痛如刀刺，腹满，肠鸣幽幽，惊恐悸气。

《药性论》：味苦，平，无毒。能治下痢，破血，去积气，消积聚痰涎，主肺气气促嗽逆，除腹中冷痛，主中恶及小儿惊痫。

《日华子本草》：下一切气，止霍乱转筋，心腹胀痛，补五劳，养气，除邪辟温，补虚消痰，破癥瘕，养血排脓，补内漏及喉痹。

【常用方剂】常用于杏苏散、桑菊饮、桔梗汤、加味甘桔汤、血府逐瘀汤。

昆布

【一般认识】昆布系一种清化热痰药，可软坚散结、利水消肿，常用于瘿瘤、瘰疬、水肿等症。现代医学研究表明，其有降压、降脂、降血糖、镇咳、抗肿瘤、调节免疫等作用。

【皮科应用】皮科临床取其软坚散结之功，可达散结消肿止痛之效，常用于痤疮、结节性红斑等疾患。禤国维教授善于取类比象，同时结合现代药理，挖掘昆布独特功效并应用于皮肤病。

昆布可与海藻合用治疗囊肿、结节等皮肤病。昆布与海藻同为咸寒之物，咸能软坚、寒能清热，相须配伍，增强软坚散结、清热消肿之功效。现代药理研究证实，昆布具有抗菌抗炎作用，直接或间接地对微生物起抑制作用，从而对痤疮中皮脂腺囊肿的继发感染具有抑制作用。

结节性红斑患者多见小腿疼痛性结节，其痛为湿热蕴久生痰，痰阻经脉，气血凝滞，血络不通所致，故用药上配伍昆布可利水除热、消痰散结。

治疗脱发：昆布形、色、质似人之毛发，主要含有藻胶酸、昆布素、各种氨基酸等成分，毛发的主要成分为角质蛋白，亦由多种氨基酸组成。有研究报道，昆布提取物能够诱导体外培养的人毛乳头细胞胰岛素样生长因子的表达。

【配伍应用】用本品配海藻、夏枯草、玄参，治痰滞经络、郁结成块诸症；配金银花、橘核、川楝子治气滞痰结之睾丸肿痛；配生石膏、薏苡仁、泽泻，治水肿；配牛蒡子、桔梗、生甘草，治咽喉肿痛；配槐花炭，治便血；配桔梗、夏枯草、海藻，治以囊肿、结节表现为主的痤疮；配金银花、玄参、当归，治湿热蕴结、经脉气血凝滞之结节性红斑。

【剂量要点】本品入汤剂，常用剂量6~12g。昆布咸寒，慎用于妊娠妇人。

【各家论述】《玉楸药解》：昆布咸寒清利，治气臌水胀，瘿瘤瘰疬，癀疝恶疮，与海带、海藻同功。

《本草经疏》：昆布，咸能软坚，其性润下，寒能除热散结，故主十二种水肿、瘿瘤聚结气、瘘疮。

《食经》：治九瘘风热，热疮，手脚疼痹，以生啖之益人。

《名医别录》：主十二种水肿，瘿瘤聚结气，瘘疮。

【常用方剂】海藻玉壶汤、内消瘰疬丸。

蒲公英

【一般认识】蒲公英系一种清热解毒药，并可消肿散结，常用于疮痈、乳痈、内痈及热淋、湿热黄疸等症。现代医学研究表明，其有良好的抗菌作用，对金黄色葡萄球菌耐药菌株、溶血性链球菌有较强的杀菌作用，对肺炎双球菌、脑膜炎球菌、白喉杆菌、铜绿假单胞菌、变形杆菌、痢疾杆菌、伤寒杆菌以及卡他球菌等亦有一定的杀菌作用；还有良好的保肝、利胆作用，以及抗胃溃疡、利尿作用。

【皮科应用】蒲公英具有良好的清热解毒、消痈散结、利湿通淋功效，临床用于热毒疮疡痈肿疗效明显。禤国维教授常用蒲公英治疗痈疽疔疖、疮肿癣疥等常见皮肤病，亦擅用其治疗脱发。蒲公英能乌须发，但其功几近埋没，临床无人使用。禤老慧眼识真，他指出，早在李时珍的《本草纲目》中，即记载其有"乌须发，壮筋骨"之功。当年禤老颅脑外伤后，头皮毛发脱落，许多专家认为这种外伤性脱发无法治愈。然而禤老毫不气馁，一边翻阅历代古籍，一边在自己身上进行试验，最终拟出脱发良方，其中就含有蒲公英，经自身以及之后二十多年的临床使用，确信古人经验弥足珍贵！在实验研究中亦证明，蒲公英含有肌醇，可促进毛发生长，具有良好的生发作用。

【配伍应用】用本品配金银花、紫花地丁、野菊花，治热毒疮疡痈肿；配瓜蒌、连翘内服或单用鲜品捣烂外敷，治乳痈；配大黄、牡丹皮，治肠痈腹痛；配鱼腥草、芦根、冬瓜仁等，治肺痈吐脓；配金钱草、车前子，治热淋涩痛。

【剂量要点】本品一般用 10~30g，可起到良好的清热解毒、消痈散结作用，但因本品苦甘寒，大量（大于30g）或长期内服可伤及脾胃而致缓泻。大剂量适合外用洗剂，可清热解毒、消肿散结。

【各家论述】《新修本草》：味甘、平，无毒；主妇人乳痈肿。

《滇南本草》：诸疮肿毒，疥癞癣疮；祛风，消诸疮毒，散瘰疬结核；止小便血，治五淋癃闭，利膀胱。

《本草正义》：蒲公英，其性清凉，治一切疔疮、痈疡、红肿热毒诸证，可服可敷，颇有应验。

《本草纲目》：揩牙，乌须。

【常用方剂】如五味消毒饮。禤老运用蒲公英配伍松针和六味地黄汤加减治疗脱发。

沙参

【一般认识】沙参系一种补阴药，临床分为南沙参、北沙参两种，均具有养阴润肺、益胃生津的功效，常用于治疗肺胃阴虚证。现代医学研究表明，其有免疫调节，调节呼吸系统、肝脏系统、循环系统，抗肿瘤，抗菌，抗氧化，抗黑色素形成，舒张血管等作用。

【皮科应用】禤国维教授认为，沙参具有良好的养阴生津功效，对于一些血虚风燥、肌肤失养的皮肤病，如慢性湿疹、特应性皮炎、神经性皮炎的皮损改善疗效明显；对于自身免疫性皮肤病后期气阴亏虚者，如系统性红斑狼疮后期由阴虚内热转化为阴阳两虚，治疗以养阴固本为主，常用沙参、生地配伍使用；沙参对皮肌炎、硬皮病、天疱疮等可起到良好的滋阴降火、扶正补虚之功。

禤国维教授还常以六味地黄汤为基础方滋阴补肾，配伍沙参、柴胡、冬瓜仁等治疗色素障碍性疾病，如黄褐斑、炎症后色素沉着等。现代药理研究证实，沙参有抑制酪氨酸酶活性、减少黑色素生成的作用。此外，沙参还具有抗菌作用，在一些感染性皮肤病中亦可使用。

【配伍应用】用本品配麦冬、玉竹、桑叶，治肺阴虚之燥咳、干咳；配麦冬、石斛，治胃阴虚或热伤胃阴，津液不足证；配生地黄、玄参，治血虚风燥之湿疹、皮肤瘙痒症；配山萸肉、牡丹皮、生地黄，治气阴两虚证之天疱疮、系统性红斑狼疮等疾病。

【剂量要点】本品水煎服的常用剂量为10~15g；鲜品一般用15~30g。风寒咳嗽者禁服。

【各家论述】《本草经集注》：此与人参、玄参、丹参、苦参是为五参，其形不尽相类，而主疗颇同，故皆有参名。

《神农本草经》：沙参主血积惊气，除寒热，补中，益肺气。久服利人。

《名医别录》：主治胃痹，心腹痛，结热，邪气，头痛，皮间邪热，安五脏，补中。

《药性论》：能去皮肌浮风，疝气下坠，治常欲眠，养肝气，宣五脏风气。

【常用方剂】如沙参麦冬汤，配伍益胃汤以养胃生津。

松针

【一般认识】松针，味酸、苦涩，性温，无毒，入心、脾、肝经，能祛风燥湿、杀虫止痒，主治风湿痿痹、湿疮疥癣等。现代医学研究表明，松针具有抗氧化、抗菌、抗病毒、抗肿瘤、镇痛消炎、调节血脂和抗血小板聚集、促进毛发生长等作用。

【皮科应用】禤国维教授当年因颅脑外伤后，出现脱发症状，遂潜心研究各种生发中草药。最后在浩如烟海的古籍书中发现，除蒲公英外，松针也有很好的生发功能。经无数次临床实践，证实了古人的记载。现禤老每于脱发方中加上松针一味，生发效果很好。现代研究表明，松针富含丰富的维生素、氨基酸、胡萝卜素，还含有大量抗氧化的低聚原花青素。原花青素具有抗氧化、清除自由基活性、抗高血压、舒张血管、抗动脉粥样硬化、抗血小板凝聚及免疫调节活性等功效，还有抗菌、抗突变、促毛发生长等作用。我们的研究亦表明，原花青素可抑制斑秃患者外周血单一核细胞 Th1 型细胞因子及转录因子 T-bet 的基因表达，逆转斑秃患者异常的 Th1 型反应。松针治疗斑秃及脱发的机制可能与上述因素有关。

【配伍应用】禤老治疗脱发基本方：松针、蒲公英、女贞子、丹参、牡丹皮、茯苓、山萸肉、泽泻、山药、菟丝子等。

【剂量要点】本品入汤剂的常用剂量为 10~15g，松针适量泡茶饮用，可防治高血压、高血脂。

【各家论述】《本草纲目》：松针，气味苦、温，无毒，久服令人不老，轻身益气，主治风湿疮，生毛发，安五脏，守中，不饥，延年。

《名医别录》：主风湿疮，生毛发，安五脏。

【常用方剂】禤老常用松针和蒲公英合二至丸、六味地黄丸加减治疗脱发。

乌梅

【一般认识】乌梅酸、涩，平，系一种收涩药，有敛肺止咳、涩肠止泻、生津止渴、安蛔止痛的功效。现代医学研究表明，其有增强机体免疫功能、抗过敏的作用。

【皮科应用】皮科临床取乌梅敛阴生津、止痒解毒之功，常用于荨麻疹、银屑病、白癜风、顽固性湿疹、瘙痒症等疾患。禤老认为，乌梅功效有三：一是《神农本草经》中的"去青黑痣、恶肉"作用，故可用于鸡眼、胼胝，以及寻常疣、尖锐湿疣等各类疣体。二是《神农本草经》中的除"死肌"作用，故可用于鹅掌风、手足癣、牛皮癣（中医谓白疕）等。民间用乌梅五斤（2500g）水煎，去核浓缩成膏约一斤（500g），每服半汤匙（约三钱），每日 3 次，以治疗牛皮癣的经验。三是乌梅的新用，即抗过敏作用，如著名的经验方"过敏煎"（祝谌予验方，药用银柴胡、乌梅、防风、五味子），现已被广泛用于治疗各种过敏性疾病，如过敏性鼻炎、过敏性咳嗽、荨麻疹、湿疹等。现代药理研究证实，乌梅有脱敏作用，可非特异性刺激以产生游离抗体、中和侵入体内的过敏原。

【配伍应用】用本品配五味子、银柴胡、防风，治各种过敏性疾病如荨麻疹、湿疹、过敏性鼻炎等；配土茯苓、莪术、紫草、赤芍，治毒邪蕴结肌肤的银屑病、荨麻疹、湿疹等疾病；配白芷、白术，治疗白癜风等色素障碍性疾病。

【剂量要点】本品水煎内服，一般用 3~10g，胃脘部不适者酌情减量，大剂量可用至 30g。外用捣烂或炒炭研末外敷可止血止泻。

【各家论述】《神农本草经》：主下气，除热烦满，安心，肢体痛，偏枯不仁，死肌，去青黑痣、恶肉。

《本草求真》：乌梅，酸涩而温……入于死肌、恶肉、恶痣则除，刺入肉中则拔。

《名医别录》：止下痢，好唾口干。利筋脉，去痹。

【常用方剂】如乌梅丸、固肠丸、玉泉丸。禤老著名的经验方"皮肤解毒汤"中即以乌梅为主药。

豨莶草

【一般认识】豨莶草系一种祛风湿药，可通经活络、清热解毒，常用于风湿痹痛、疮疡肿毒、湿疹瘙痒。现代医学研究表明，其有抗炎、抑菌、抗疟、降压、舒张血管、抑制血栓形成、调节免疫功能的作用。

【皮科应用】皮科临床取其祛风除湿、清热解毒之功，可达止痒之效，常用于疮疡肿毒、湿疹、皮肤瘙痒症等疾患。禤老用其治疗皮肤病，主要体现在两个方面：一是此药性寒能清热，味苦能燥湿，故能清热除湿、祛风止痒，每多用于疮疡肿毒，或湿疹瘙痒；二是能治风湿痹痛，而系统性红斑狼疮、硬皮病、皮肌炎等自身免疫性皮肤病，多有痹证之特点，如关节肌肉疼痛、麻木、肿胀或萎缩。禤老常适当加入豨莶草，颇有效验。并特别指出，现代药理研究发现，豨莶草具有良好的免疫抑制作用，其对细胞免疫和体液免疫都有抑制作用，对非特异性免疫亦有一定的抑制作用。

【配伍应用】可用本品配荆芥、防风、蒺藜等，治风湿外犯所致瘙痒等；配苦参、白鲜皮、牡丹皮，治湿热毒蕴肌肤之湿疹。

【剂量要点】水煎服，常用剂量为 10~15g。外用一般为 20~30g。治风湿痹证宜制用，治疮疡、湿疹等宜生用。

【各家论述】《本草纲目》：治肝肾风气，四肢麻痹，骨痛膝弱，风湿诸疮。

《医林纂要》：坚骨，行肝，燥脾，祛热。

《本草图经》：治肝肾风气，四肢麻痹，骨间疼，腰膝无力者。亦能行大肠气。兼主风湿疮，肌肉顽痹。

【常用方剂】如豨桐丸，或合消风散等治疗湿疹瘙痒。

徐长卿

【一般认识】徐长卿是一味祛风湿药，可活血化瘀、行气止痛，常用于风湿痹痛、肢体麻木及跌打伤痛、胃痛、牙痛等各种痛证的治疗，还能解毒疗伤，治蛇毒咬伤及水火烫伤。现代医学研究表明，其具有镇痛、镇静、抗炎、降压、降血脂等多种作用。

【皮科应用】徐长卿具有良好的祛风止痒之效。禤国维教授强调，徐长卿因其所含主要成分丹皮酚对Ⅱ型、Ⅲ型及Ⅳ型变态反应均有显著抑制作用，亦可调节细胞免疫功能，故常用于治疗湿疹性皮炎、荨麻疹之风疹块，以及顽癣风痒等皮肤病。尤其患风痒且兼有胃痛之疾者，禤老常以此药理气止痛、祛风止痒。一药二用擅其功，真善用药者也！

【配伍应用】用本品配防风、荆芥、蒺藜等，治风湿外犯所致瘙痒等；配苦参、白鲜皮、牡丹皮，治湿热毒蕴肌肤；配红花、乳香、姜黄，治跌打损伤；配半边莲等，治毒蛇咬伤。

【剂量要点】水煎服，10~15g，或浸酒服。研末服，常用量为1.5~3g。本品芳香，入汤剂不宜久煎。外用止痒的常用量为20~30g。

【各家论述】《本草纲目》：鬼物百精蛊毒，疫疾邪恶气，温疟。久服强悍轻身。《本经》益气延年。

《神农本草经》：徐长卿，味辛温。主鬼物百精蛊毒，疫疾邪气，温疟。久服强悍轻身。一名鬼督邮。

《生草药性备要》：浸酒，除风湿。

《简易草药》：治跌打损伤，筋骨疼痛。

《中国药用植物志》：治一切痧症和肚痛，胃气痛，食积，霍乱。

《岭南采药录》：治小儿腹胀。

《圣济总录》：治诸疥癣久不瘥者，徐长卿散涂方。

【常用方剂】对于关节疼痛属气滞血瘀证，可用于血府逐瘀汤、桃红四物汤、柴胡疏肝散中。对于风疹、湿疹、荨麻疹等，属风湿困阻证者，可用于消风散、独活寄生汤中；属风邪外犯兼夹血虚者，可用于当归饮子中；属脾虚湿蕴者，可用于除湿胃苓汤、五苓散、防己黄芪汤中。

常用于我院治疗湿疹皮炎的皮肤解毒汤（经验方）、治疗银屑病的外用方和肤止痒方（经验方）中。

白鲜皮

【一般认识】白鲜皮性味苦寒，善于清热燥湿、解毒祛风，常用于湿热黄疸或是湿热所致的关节疼痛。

【皮科应用】白鲜皮常用于治疗瘙痒性皮肤病，有较好的止痒效果。而其原生植物本身带有一种特殊的羊膻味，这种气味深藏于根部，不像其他植物将气味散发于枝叶，故古人认为白鲜皮善于搜剔深藏于人体内部或下部的邪气。白鲜皮尤善于治疗因湿热蕴结于里而致表气不通，郁而生风所致的瘙痒；其味苦寒可破湿热之结，引邪气由小水而出，以绝瘙痒之内源，故可治皮肤病伴见小便赤涩不适者。其气味浓烈，又可上行而祛风止痒，故对于皮肤病中常见的风、湿、热邪均有治疗效果，是一味较为通用的止痒药。

【配伍应用】如皮损瘙痒明显，偏风邪重者可与徐长卿搭配使用，偏寒湿重者可与蛇床子搭配使用，偏于湿热者可与苦参搭配使用。如皮损渗液明显，可与利湿之土茯苓搭配。

【剂量要点】口服剂量一般为 10~20g，体弱及脾胃偏虚者可酌情减量。外用亦有除湿止痒的功效，可用至 30~40g。

【各家论述】《神农本草经》：主头风，黄疸，咳逆，淋沥，女子阴中肿痛，湿痹死肌，不可屈伸，起止行步。

《本经疏证》：凡草之气，无论香臭腥臊，多发于枝叶花实，独白鲜藏膻气于根，岂非取其剔幽隐之邪乎？故气之因下蔽而致上泄，病之因内不通而致外结窒者能主之。……凡上扰者多风，则下结者为湿，内壅者惟热，则外溢者是风，臭之膻者本属风，既已藏于根柢，则可除上冒外迸之风。味之苦者本化燥，气之寒者本已热，既已托于体质，则可除内郁下蔽之湿热。

【常用方剂】如《医方类聚》卷十引《简要济众方》治皮肤瘙痒的白鲜皮散，以及我院外用治疗银屑病的和肤止痒方。

土茯苓

【一般认识】土茯苓系一种清热解毒药，可除湿、通利关节，常用于治疗梅毒、湿热淋证、带下、湿疹等。现代医学研究显示，其有抑制金黄色葡萄球菌、溶血性链球菌等抗菌作用，以及镇痛、抗肿瘤、利尿等作用。

【皮科应用】皮科临床取其解毒除湿之功，配黄柏、苦参、地肤子等常用于湿疹、皮肤瘙痒症等疾患。禤国维教授在应用土茯苓治疗各种疑难性皮肤病方面积累了丰富的经验。禤老认为，皮肤属表，易受外邪侵袭，湿热邪气侵袭体表，蕴结为毒，阻碍气血运行，日久则气虚生瘀。禤老对于许多迁延不愈的难治性皮肤病，不管是由内因还是外因引起，一般都从毒论治。土茯苓清利湿热、利尿解毒，正是治疗这一类疾病的良药。禤老以皮肤解毒汤（土茯苓、乌梅、紫草、莪术、徐长卿等）治疗毒性皮肤病，如湿疹、丘疹性荨麻疹、银屑病、梅毒等疗效显著。

范瑞强教授常用土茯苓治疗众多皮肤病及性病。包括过敏性皮肤病，如湿疹、荨麻疹、丘疹性荨麻疹、特应性皮炎等属湿热邪毒证者；银屑病辨证属血热、血瘀、血燥证者；支原体或衣原体感染引起的淋病、梅毒、包皮龟头炎，中医辨证属湿热毒邪下注者，或疾病稳定期、缓解期存在正气不足、余毒未清、脾虚湿困者。再如感染性皮肤病（病毒、细菌、真菌等引起），如寻常疣、皮肤癣病、丹毒等，常用土茯苓配伍清热解毒燥湿类药，煎水外洗或浸泡或湿敷患处。

【配伍应用】用本品配伍金银花、白鲜皮、苦参等，治湿热证；配伍薏苡仁、车前草、淡竹叶、茵陈等，治下焦湿热证；配伍薄盖灵芝、黄芪以扶助正气，治疗梅毒。治疗银屑病时，配水牛角、石上柏、白花蛇舌草、生地黄、牡丹皮等，治属血热证者；配三棱、莪术、当归、丹参等，治属血瘀证者；配四物汤、麦冬、沙参、何首乌等，治属血燥证者。

【剂量要点】入汤剂煎服，常用量为15~30g。幼儿或老年人体质偏虚者，酌情减量。外用洗剂时用30~60g。

【各家论述】《本草纲目》：健脾胃，强筋骨，去风湿，利关节，止泄泻。治拘挛骨痛，恶疮痈肿。解汞粉、银朱毒。

《本草正义》：土茯苓，利湿去热，能入络，搜剔湿热之蕴毒。其解水银、轻粉毒者，彼以升提收毒上行，而此以渗利下导为务，故专治杨梅毒疮，深入百络，关节疼痛，甚至腐烂，又毒火上行，咽喉痛溃，一切恶症。

《本经逢原》：入胃与肝肾。清湿热，利关节，止拘挛，除骨痛。主杨梅疮，解汞粉毒。

《本草从新》：土茯苓甘淡而平，祛湿热以利筋骨，利小便以止泄泻。治筋骨拘挛，杨梅疮毒。……能制轻粉之毒，祛阳明湿热，用一两为君，薏苡、银花、防风、木通、木瓜、白鲜皮各五分，皂角子四分；气虚加人参七分，血虚加当归七分，名搜风解毒汤。

《滇南本草》：味苦、微涩，性平，治五淋、赤白浊，兼治杨梅疮毒。

【常用方剂】本品常用于皮肤解毒汤、消风散等，亦可以单味大剂量水煎服治疗梅毒。范瑞强教授辨证属湿热证皮肤病者，常用经验方银地土茯苓汤（金银花、土茯苓、生地黄、鱼腥草、苦参等）；下焦湿热证者，可用于八正散、四妙丸中；血热证者，可用于犀角地黄汤、清营汤中。

羚羊角骨

【一般认识】羚羊角骨为羚羊角的骨塞，约占总角重量的40%。《中医学新编》云："羚羊角价格昂贵，羚羊角骨有相似功效，而力较差，用量宜大，一般三至五钱。"羚羊角，性味咸、寒，归心、肝经，有清热镇痉、平肝息风、解毒消肿的作用。用于治疗高热神昏、谵语发狂、惊痫抽搐、目赤肿痛、温毒发斑、痈肿疮毒等症。

现代药理研究发现，羚羊角与羚羊角骨所含成分和微量元素基本相同，均含角蛋白、磷酸钙、不溶性无机盐、多种氨基酸和磷脂等，只是羚羊角以角蛋白为主，而羚羊角骨骨质偏多。功效方面，两者均具有镇静、抗惊厥作用，其对中枢神经系统的抑制作用可能与脑内儿茶酚胺减少有关；解热作用与安乃近相似；此外，本品还有降压、抑制平滑肌兴奋、抗菌、抗病毒及提高免疫的作用。

【皮科应用】羚羊角骨具有清心平肝、泻热止痒之功效，对于因心肝火盛出现的烦躁、易怒、夜间瘙痒等症尤为适用。羚羊角骨既可以清里，也可以透表，能引脏腑间之热毒达于肌表而外出，为麻疹托毒之妙药。羚羊角骨有解毒凉血散血之功，因血热而致出血、发斑、疮疡肿毒加入本品皆获佳效。本品虽为寒性，但与其他寒凉之品不同，对胃肠影响较小，因此对小儿皮肤病患者亦可适用。

【配伍应用】羚羊角骨可以定心神，与龙齿配伍可起镇惊安神之功；与钩藤配伍有清心平肝、止痒除烦之效。此外，羚羊角骨既善清里，又善透表，与金银花、连翘配伍有"透热转气"之功，可较快消退鲜红皮疹。

【剂量要点】羚羊角骨用量较羚羊角量稍大，一般儿童用5~10g，成人用10~20g。

【各家论述】《医学衷中参西录》：羚羊角最能清大热，兼能解热中大毒。且既善清里，又善透表，能引脏腑间之热毒达于肌表而外出。

《本草再新》：定心神，止盗汗，消水肿，去瘀血，生新血，降火下气，止渴除烦。

《本经逢原》：诸角皆能入肝，散血解毒，而犀角为之首推，故痘疮之血热毒盛者，为之必需。若痘疮之毒，并在气分，而正面稠密，不能起发者，又须羚羊角以分解其势，使恶血流于他处，此非犀角之所能也。

《本草汇言》：治痘瘄后余毒未清，随处痛肿：羚羊角磨汁半盏，以黄芪、金银花各二两，煎汤和服。

【常用方剂】如羚羊角散。

黄芪

【一般认识】黄芪，又名北芪、黄耆等，味甘，性微温，归肝、脾、肺、肾经。尤以补中益气、升举清阳为主要功效，是补气之要药。黄芪为临床常用药，主要有效成分有黄芪多糖、黄芪皂苷、氨基丁酸、微量元素等。黄芪具有益气固表、敛汗固脱、托疮生肌、利水消肿等功效。现代药理研究表明，其有增强免疫力、减少激素或其他免疫抑制剂用量及不良反应的作用。

【皮科应用】禤国维教授在临床中常用黄芪治疗慢性荨麻疹多属卫气不固者，用量一般从15g开始，只要热象不显，可逐渐加大用量至50~60g，且常用黄芪与防风组成药对治疗表虚不固诸证。防风遍行于周身，祛风于肌腠之间，为风中之润剂。黄芪与防风合用，相畏配对，黄芪得防风不虑其敛邪，防风得黄芪不虑其散表，实为散中寓补，补中寓攻。二者相配具实卫散风、祛邪固卫之能，能散能敛，补气而不助邪，有相得益彰之妙，不同于一般的扶正固表。同时黄芪配白术益气固表止汗，健脾调中，使邪去正安，此处取黄芪益气固表敛汗的功效。现代医学认为，慢性荨麻疹为变态反应性疾病，常伴有过敏体质和免疫功能失调，治疗以抗过敏和调节免疫为主。现代药理学研究发现，黄芪有脱敏、改善末梢循环等功效，对机体的免疫功能有良好的调节作用。

禤国维教授治疗斑秃亦常用黄芪，后期阳潜风息则逐渐加大黄芪用量，配合太子参、薄盖灵芝或当归以益气补血生发，可加至60g；治疗脂溢性脱发，后期亦常加用黄芪以益气生发。此处取黄芪补中益气、补气生血的功效，亦有补肾之功。黄芪通过补血、补肾，使精足血充，则毛发生长。黄芪具有双向免疫调节作用，在人体免疫功能过低时，可使其恢复；过高时，又可以使其抑制。禤教授在临床上观察到黄芪不但能调节斑秃患者异常的免疫功能，且有明显的促进毛发生长的作用，常与松针配伍以生毛发。

治疗复发性生殖器疱疹时，禤教授常用黄芪以益气扶正，防御外邪，提高机体的免疫功能，减少复发次数，提高患者的生活质量。一般从小量开始逐渐增加，并与太子参、北沙参等同用以增强扶正祛邪之力，经临床验证研制出院内制剂虎芪抗病毒胶囊，其具有清热解毒燥湿、健脾补气养阴、驱邪扶正之效，用于治疗复发性生殖器疱疹。

禤教授取黄芪能托疮生肌之效，在皮肤溃疡久溃不愈，久不收口时，常配白芍、当归等，以生肌收口；脓液清稀时，常与太子参、肉桂等同用以益气温阳，收敛。应用时，亦从小剂量开始逐渐加量，以免犯虚虚实实之戒。现代药理研究表明，黄芪多糖能在一定程度上提高溃疡的治愈率，如应用于糖尿病足部溃疡的治疗，可降低截肢率和死亡率。

在其他一些皮肤病的治疗上，禤教授也常常用到黄芪，如皮肌炎表现为肌肉酸痛、萎缩，乏力者，常用黄芪配合薄盖灵芝、熟地黄、鸡血藤以益气活血止痛；硬皮病萎缩期，以黄芪配薄盖灵芝、当归、丹参、鸡血藤益气活血长肌肉，取黄芪能益气、生肌之效；带状疱疹后遗神经痛见乏力、舌淡苔白、脉细者，用黄芪配白芍、郁金益气活血止痛，增强抵抗力。禤教授临床观察发现，黄芪对血压、血糖有双向调节作用，故治疗皮肤病合并高血压、糖尿病的患者，亦常加用黄芪。

【配伍应用】本品配防风，治疗表虚不固诸证；配白术益气固表止汗，健脾调中，使邪去正安；配太子参、薄盖灵芝或当归，可益气补血生发，治疗脱发；治疗皮肤溃疡时，常配白芍、当归等，以生肌收口；与太子参、肉桂等同用可益气温阳，收敛。

【剂量要点】入汤剂煎服，常用量为15~30g，视情况可用至60g。

【各家论述】《本草纲目》：耆，长也，黄芪色黄，为补者之长，故名。

《本草汇言》：黄芪，补肺健脾，实卫敛汗，驱风运毒之药也。故阳虚之人，自汗频来，乃表虚而腠理不密也，黄芪可以实卫而敛汗；伤寒之证，行发表而邪汗不出，乃里虚而正气内乏也，黄芪可以济津以助汗；贼风之疴，偏中血脉而手足不随者，黄芪可以荣筋骨；痈疡之证，脓血内溃，阳气虚而不敛者，黄芪可以生肌肉；又阴疮不能起发，阳气虚而不愈者，黄芪可以生肌肉。

清代柯韵伯在《古今名医方论》中有言：惟黄芪能补三焦而实卫，为玄府御风之关键，且无汗能发，有汗能止，功同桂枝，故又能除头目风热、大风癞疾、肠风下血、妇人子脏风，是补剂中之风药也。

张锡纯《医学衷中参西录》云：《本经》谓主大风者，以其（黄芪）与发表药同用，能祛外风，与养阴清热药同用，更能息内风。

宋代《本草衍义》指出世多将防风与黄芪相须而用治风疾，可见黄芪有祛风之功。

《脾胃论》云：防风能制黄芪，黄芪得防风其功愈大，乃相畏相使也。

《汤液本草》中指出黄芪能补肾脏元气，为里药。

【常用方剂】如玉屏风散。

龙齿

【一般认识】龙齿为古代哺乳动物，如象类、犀牛类、三趾马等的牙齿化石，性凉，味涩、甘，归心、肝经，功可镇惊安神、清热除烦，主治惊痫、癫狂、心悸怔忡、失眠多梦、身热心烦。现代药理研究发现，龙齿可降低小鼠体内单胺类神经递质及其代谢产物，具有安神、抗惊厥作用；所含钙离子，能降低血管通透性，可减轻骨骼肌的兴奋性，用于合并焦虑等病证。

【皮科应用】脂溢性脱发是青春期后的秃发，男女均可发生。本病患者往往伴有睡眠欠佳、精神紧张，治疗过程中去除以上诱发因素，对于控制毛发脱落，增强患者信心，促进新发慢慢长出常起着重要作用。禤国维、陈达灿教授利用龙齿擅长安神除烦的特性，在脱发的辨证处方中随证加入龙齿，常可获得较好疗效。龙齿和龙骨都有镇心安神的作用，多用于心悸易惊、心烦、失眠多梦等，但龙齿较龙骨在镇心安神方面功效更强。临床对于变态反应性皮肤病及红斑鳞屑性皮肤病，如急性湿疹、银屑病进行期，表现为局部皮疹鲜红、瘙痒明显，烦躁不安，难以入眠，多梦等，陈达灿教授常在清热凉血祛湿的基础上，配合龙齿以加强镇心安神、清热除烦止痒之功。

【配伍应用】羚羊角骨可以定心神，与龙齿配伍可奏镇惊安神之功。

【剂量要点】一般用量为 10~30g，打碎先煎。

【各家论述】《神农本草经》：主小儿大人惊痫，癫疾狂走，心下结气，不能喘息，诸痉。

《药性论》：镇心，安魂魄。

《日华子本草》：可治烦闷，癫痫，热狂。

【常用方剂】如龙齿犀角汤、龙齿安神丹。

牡蛎

【一般认识】本品质重，味咸涩，性微寒，无毒，归肝、肾经，重可去怯，咸能软坚，涩可软坚，涩可收敛，功擅敛阴、潜阳、镇惊、止汗、涩精、化痰、软坚。现代药理研究发现，牡蛎作用于神经系统，具有镇静、镇痛、抗惊厥作用；还具有收敛解毒作用；牡蛎含有钙盐，能致密毛细血管，降低血管的通透性，起到抗过敏作用。

【皮科应用】牡蛎功擅平肝潜阳、息风止痒，陈达灿教授常用于证属肝阳偏亢之皮肤病，如神经性皮炎、脂溢性脱发等；若汗多者，可改用煅牡蛎来增强收敛固涩的功能，疗效更佳。

特应性皮炎患者，若因心肝火旺，出现心烦、急躁、多动、睡眠不安的表现，陈达灿教授在治疗时，常在自拟的"培土清心方"中加入牡蛎、钩藤。此外，《本草纲目》中记载牡蛎既能清热除湿，又能潜阳安神，颇切合特应性皮炎的病机。同时，对湿疹皮炎类皮肤病在辨证的基础上，加入牡蛎也可增强疗效。

伴有神经衰弱的皮肤病患者，临床多合并肝经证候，可用养肝、清肝、平肝、息风、疏肝、安神等疗法进行治疗。牡蛎敛阴潜阳安神，为治疗神经衰弱之常用药物，可随证配伍清解滋养、温补药物而收效。

可配伍牡蛎用于疣的治疗。生于青年面部的扁平疣，影响美容；生于足底的跖疣，常因压迫疼痛而影响行走。此时在辨证论治的同时加入重镇安神、软坚散结之牡蛎，常可获得满意疗效。

【配伍应用】牡蛎配合祛邪外出之麻黄，一收一敛，治疗营卫不和之荨麻疹等皮肤病，常奏奇效。牡蛎、钩藤配伍治疗特应性皮炎能清心除烦，助眠安神。

【剂量要点】《本草经疏》认为："（牡蛎）凡病虚而多热者宜用，虚而有寒者忌之，肾虚无火，精寒自出者非宜。"对于脾胃虚寒，无热象虚火时确当慎用，或减量，或煅用。一般用量为10~30g。

【各家论述】牡蛎首载于《神农本草经》，书中将其列为上品。其中载"牡蛎，主伤寒寒热，温疟洒洒，惊恚怒气，除拘缓鼠瘘，女子带下赤白，久服强骨节"。

《汤液本草》：入足少阴，咸为软坚之剂，以柴胡引之，故能去胁下之硬；以茶引之，能消结核；以大黄引之，能除股间肿；地黄为之使，能益精收涩，止小便，本肾经之药也。

张锡纯认为：生龙牡虽为收涩之品，但敛正气而不敛邪气。凡心气耗散，肺气息贲，肝气浮越，肾气滑脱，用之皆有捷效，既证兼瘀、兼疼，或兼外感，放胆用之，毫无妨碍。

【常用方剂】如桂枝甘草龙骨牡蛎汤。

蝉蜕

【一般认识】蝉蜕又名蝉衣、伏蜟、知了皮，是黑蚱若虫羽化时脱落的皮壳。药性咸、甘，微凉，归肺、肝二经，具有疏散风热、透疹止痒、明目退翳、祛风解痉、利咽开音等功效。现代药理研究发现，蝉蜕中含有大量甲壳质、氨基酸、蛋白质、有机酸类，还含有酚类、黄酮类、甾体类、糖类、油脂、乙醇胺及多种微量元素，具有抗惊厥、镇静、解热、抗过敏、免疫抑制、抗肿瘤等作用。

【皮科应用】蝉乃土木余气所化，饮风吸露，其气清虚，善于透发，主疗一切风热证。治皮肤疮疡风热，用蝉蜕，从其类也。在蝉蜕的诸多功效中，其疏风清热止痒之效突出，对风热犯表之皮肤病具有良好疗效。蝉蜕善于透疹，对于水痘、麻疹等皮疹应出而不出，或疹出不畅者，用之可以促进透发。本品外洗可以疏风止痒。

【配伍应用】禤国维、陈达灿教授在治疗荨麻疹、瘙痒症等皮肤病时，多与僵蚕相配，增强疏泄风热之力，复入菊花、薄荷、白蒺藜等品，更是治疗瘾疹瘙痒、风热表证的有效用药。配伍紫苏叶可增强发散风邪之力，并可以和中解毒，尤适用于鱼、虾、蟹过敏引起的皮炎。

【剂量要点】蝉蜕用于皮肤病时量宜小，取其轻轻之性，一般小儿可用3~5g，成人用5~10g。

【各家论述】《本草纲目》：治风头眩晕，皮肤风热，瘙疹作痒，破伤风及疔肿毒疮，大人失音，小儿噤风天吊，惊哭夜啼，阴肿。

《本草衍义》：治目昏翳。又水煎壳取汁，治小儿出疮疹不快。

【常用方剂】如消风散。

珍珠母

【一般认识】珍珠母为合浦珠母贝或蚌壳动物三角帆蚌等双壳类动物去除角质层的贝壳，其性味甘咸、微寒，归肝、心经，功擅镇心安神、养阴息风、清热坠痰、去翳明目、解毒生肌。现代药理研究发现，珍珠母的主要成分为碳酸钙，还含有有机物、氨基酸，以及少量微量元素，具有镇静、抗惊厥、抗氧化、抗过敏等作用。

【皮科应用】本品入肝、心两经，肝藏魂，心藏神，故凡心神不宁，烦躁失眠者，禤国维、陈达灿教授在辨治中均加用本品，取潜阳安神、养颜濡肤之功。此外，还可用本品治疗肝郁日久化火，耗伤阴血之血瘀于颜面的色素沉着性皮肤病，如黄褐斑等。因其质重，一般用量要30~45g，收效始佳。

本品能软坚散结，对囊肿型痤疮、瘢痕疙瘩、斑块或者结节状皮损，可在活血化瘀的基础上酌情应用珍珠母，以达到散坚消肿的作用。

珍珠末可敛疮生肌，兼有镇心安神的特性，陈达灿教授常在辨治特应性皮炎的处方中随证加入珍珠末，可促进糜烂皮损的愈合，起到养颜润肤的作用，并能改善患者的睡眠，缓解心烦、急躁的情绪。

珍珠末外用，亦有解毒敛疮生肌之效。

【剂量要点】一般用量为30~45g；研末内服，每次0.1~0.3g。多入丸、散用。

【各家论述】《本草纲目》：安魂魄，止遗精白浊，解痘疗毒。

《中国医学大辞典》记载其可"滋肝阴，清肝火。治癫狂惊痫，头眩，耳鸣，心跳，胸腹膜胀，妇女血热，血崩，小儿惊搐发痉"；更强调"此物（珍珠母）兼入心、肝两经，与石决明但入肝经者不同，故涉神志病者，非此不可"。

【常用方剂】如珍珠母丸。

水牛角

【一般认识】水牛角味苦咸，性寒，归心、肝经，专入血分，善清心、肝、胃三经之火而有凉血解毒之功。本品作为犀角的代用品，是治血热毒盛之要药，既善清心凉营，常用于温热病热入营血，热盛火炽的高热、神昏；又有凉血、定惊之功，主要用于发斑发疹，吐血衄血，惊风，癫狂。现代药理研究表明，水牛角与犀角在性味、功效上基本相同，从成分分析上亦基本一致，主要含有甾醇类、多种氨基酸、碱性肽类、蛋白质等，具有止血、镇静、镇痛、强心、抗炎等作用。

【皮科应用】本品多用于热毒炽盛而皮肤焮红者，如常用于治疗红皮病型银屑病。红皮病型银屑病是指在原发皮损部位出现潮红，迅速扩大，最终全身皮肤呈弥漫性红肿、大量麸皮样脱屑的一种病症。"血分有热"在红皮病型银屑病中表现突出，陈达灿教授认为水牛角是凉血清热的首选。但需要注意的是，红皮病型银屑病患者常经过复杂的治疗，虚实夹杂者多见，如见舌质淡暗者，应配以四君子汤或四物汤以兼顾气血，扶助正气。

本品外用可治疗斑秃及蜂蛰。《太平圣惠方》载治赤秃发落：牛角、羊角（烧灰）等份，猪脂调涂。《补缺肘后方》载治蜂蜇人：牛角烧灰，苦酒和，涂之。

【配伍应用】治疗红皮病型银屑病常配以四君子汤或四物汤以兼顾气血，扶助正气。治疗玫瑰糠疹发病初期，以血热风盛为主者，配伍金银花、连翘以疏风清热，透热转气。

【剂量要点】水牛角清热凉血解毒之功与犀角相似而药力较缓，可作犀角的代用品，但用量较犀角为大，一般用 15~30g，病情重者可用至 30~60g，宜先煎。若冲服，则用其浓缩粉 3~6g。中虚胃寒者慎服。

【各家论述】《名医别录》：水牛者燔之，治时气寒热头痛。

《陆川本草》强调其"凉血解毒，止衄"。

【常用方剂】如犀角地黄汤。

地龙

【一般认识】地龙又名蚯蚓，始载于《神农本草经》，味咸，性寒，归肝、肺、肾经，具有泻热定惊、行水解毒、平喘通络、镇肝降压之功，临床上常与蜈蚣相伍使用，是息风定痉的药对，用治高热神昏、惊痫抽搐等癫狂热证。现代药理研究发现，地龙含有 15 种氨基酸，并含有丰富的微量元素，如铁、锶、硒、镁、锌、铜等；还含有蚯蚓解热碱、蚯蚓素、蚯蚓毒素，以及纤溶活性成分蚯蚓纤溶酶，具有溶栓和抗凝、抗心律失常、降血压、抗惊厥和镇静、解热、平喘、抗肿瘤等多种作用。

【皮科应用】地龙性走窜，善于通络，引药直达病所，可在辨证论治的基础上加用地龙干 10~12g，配合二至丸等药物补益肝肾以生发，治疗顽固性复发性斑秃和脂溢性脱发，疗效满意。工作紧张、经常熬夜易耗伤阴精，是脱发的常见诱因，地龙滋阴潜阳、通络生发，契合脱发阴虚阳亢的病机，故有效。药理研究表明，地龙含多种矿物质，其丰富的蛋白质水解后所得的多种氨基酸，可为毛发生长提供充足营养；地龙富含包括尿激酶和纤维溶解酶等在内的多种生物活性酶，有助于促进机体新陈代谢，改善头皮局部血液微循环，为头发生长提供良好环境。

本品外用，可以促进下肢的溃疡愈合。具体方法：局部清洗后，以纱布蘸地龙浸出液敷贴于溃疡患处，每日换 3 次，创面肉芽可渐变红润，逐渐缩小至愈合。

【配伍应用】如治疗带状疱疹后遗神经痛时，常配伍紫苏叶、蜈蚣等以通络解毒。

【剂量要点】常用量为 10~15g。地龙性寒，脾胃虚弱或便溏者、小儿等慎用，孕妇忌用。

【各家论述】《嘉祐本草》：涂丹毒，并敷漆疮效。

《得配本草》：能引诸药直达病所，除风湿痰结，治跌仆，祛虫瘕，破血结。

【常用方剂】如补阳还五汤。

全蝎

【一般认识】全蝎又名全虫，味辛、性平，有毒，性走而不守，归肝经。本品乃治风要药，凡惊风、搐搦，必不可少；并擅窜筋透骨，对于风湿痹痛，久治不愈者，更有佳效；尚可开气血之凝滞，解毒医疮，内消僵肿，近人用治癌肿、结核、血栓闭塞性脉管炎等。全蝎具有祛风止痉、攻毒散结、通络止痛的功效，对各种风湿痹痛、三叉神经痛、顽固性偏正头痛、风疹疮肿均有较好的疗效。

现代药理研究发现，全蝎含蝎毒、多种氨基酸和无机元素，有抗惊厥、抗癫痫、镇痛，以及抗血栓、抗肿瘤等多种作用。蝎毒可直接引起骨骼肌自发性抽搐和强制性痉挛，最终导致不可逆性麻痹。蝎毒还可影响细胞色素氧化酶和琥珀酸氧化酶系统，使胎儿骨化中心延迟或消失，导致骨骼异常，有致畸作用。

【皮科应用】带状疱疹后遗神经痛的治疗非常棘手，中医认为本病乃湿热毒邪为患，虽皮损痊愈，但痛如针刺，经久不除，往往是由于湿热未尽，余毒未清，瘀热互结，滞留经络，不通则痛。治宜清热利湿，活血化瘀，养血通络止痛。禤国维、陈达灿教授认为痹证日久，邪毒深遏肌肤腠理。故在辨证治疗以上病证时加用全蝎粉（3~5g 冲服）以毒攻毒、活血通络止痛，疗效显著。现代药理也支持全蝎的蝎毒对小鼠内脏痛、皮肤痛及刺激大鼠三叉神经诱发皮层电位均有较强的抑制作用，蝎尾的止痛作用比蝎身强 5 倍，散剂吞服又较煎剂为佳。且全蝎可抗惊厥、镇静、安神，对改善患者的睡眠也起到一定的作用。

治疗复发性生殖器疱疹时，可在辨证基础上加入全蝎或蜈蚣，起到解毒搜风、剔邪止痛、减少复发的作用。

【配伍应用】常配伍防风、紫苏叶等以祛风通络解毒。

【剂量要点】全蝎一般的用药剂量为 2~5g。全蝎研末吞服较煎剂为佳，每次 0.5~1g，研末前需用清水漂去盐质后干燥备用。研末吞服时宜从小剂量开始。过敏体质者慎用，因为在常规剂量时也可能发生毒性或过敏反应。

【各家论述】《开宝本草》:（全蝎）疗诸风瘾疹，及中风半身不遂，口眼歪斜，语涩，手足抽掣。

《医学衷中参西录》: 蝎子，善入肝经，搜风发汗。治惊痫抽掣，中风口眼歪斜或周身麻痹；其性虽毒转善解毒，消除一切疮疡。为蜈蚣之伍药，其力相得益彰也。

【常用方剂】如全蝎延胡散。

蜈蚣

【一般认识】蜈蚣味辛，性微温，有小毒，入肝、心经。蜈蚣是一味功效多样的药物，既能息风解痉、搜风通络，又能开瘀解毒、消肿缓痛，尚有益肾壮阳、振奋精神之功，临床应用甚为广泛。其始载于《神农本草经》，后世本草著作中也多有记述。现代药理研究发现，蜈蚣含有类蜂毒样的组胺样物质、蚁酸、多种氨基酸等，具有抗惊厥、抗心肌缺血、抗动脉硬化、抗菌、抗肿瘤、调节免疫功能的作用。

【皮科应用】陈达灿教授治疗生殖器疱疹发作期时，常在辨证的基础上加用1~3条蜈蚣，不去头足，取其扶正祛邪之功，以减少疱疹的复发。生殖器疱疹病程长，容易复发，久病入络，蜈蚣性走窜通络，以毒攻毒，可入络剔邪外达，对复发性生殖器疱疹有较好疗效。

陈达灿教授的恩师朱良春教授用蜈蚣治疗下肢溃疡，局部用金银花、野菊花适量煎水冲洗后，撒上蜈蚣粉末适量，再用膏药覆盖。每日换一次，10天为一个疗程。有化瘀解毒，促使溃疡愈合的作用。

本品外用可治疗病毒性疱疹或复发性口疮：以蜈蚣研细末，麻油或鸡蛋清调搽，日2~3次，对促进黏膜的修复效果佳。本品外用还可以治疗脱发：活蜈蚣十余条，浸入半斤豆油中，三日后用棉球蘸油涂搽患处，每日2次，7~14日为一个疗程，可促进毛发再生。

【剂量要点】蜈蚣的一般用药剂量范围为3~5g。蜈蚣的传统用法以散剂为主，每次1~1.5g，每日2~3次冲服或装胶囊吞服。

值得注意的是，大剂量使用蜈蚣易发生毒性反应。过敏体质者应慎用，在常规剂量时也可能发生毒性或过敏反应。一般使用宜从小剂量开始，如无不适，可适当加量，以知为度。临床也可加用徐长卿、地肤子，以防止过敏现象。

【各家论述】《神农本草经》：主啖诸蛇虫鱼毒，温疟，去三虫。

《名医别录》：疗心腹寒热，结聚，堕胎，去恶血。

《日华子本草》：治痛癣。

《本草纲目》：治小儿惊痫风搐，脐风口噤，丹毒，秃疮，瘰疬，便毒，痔瘘。

《医林纂要》谓其：入肝祛风，入心散瘀，旁达经络，去毒杀虫。

近代医家张锡纯论其功效最为全面，他指出蜈蚣"走窜之力最速，内而脏腑，外而经络，凡气血凝聚之处，皆能开之。性有微毒，而转善解毒，凡一切疮疡诸毒，皆能消之。其性尤善搜风，内治肝风萌动，癫痫眩晕，抽掣瘛疭，小儿脐风；外治经络中风，口眼歪斜，手足麻木"。这是张氏于《医学衷中参西录》中的经验之谈，甚为确切。

【常用方剂】如全蝎丸、蜈蚣散。

乌梢蛇

【一般认识】乌梢蛇味甘，性平，归肺、脾、肝经，功效祛风通络、定惊止痉。现代药理研究发现，乌梢蛇全体含 17 种氨基酸，蛇蜕含骨胶原，蛇肉中含果糖 –1,6– 二磷酸酶、原肌球蛋白，蛇胆中含胆酸等。具有抗炎、镇静、镇痛、抗惊厥等作用。

【皮科应用】慢性荨麻疹的病因复杂，易反复发作。中医学认为，本病的病因病机多与"风"有关，故以祛风为首务，禤国维教授在辨证基础上常加用乌蛇 15~30g 以搜风通络，息风止痒。本品驱风而不发散，有激发正气而不耗气伤阴之效，为一般辛散解表药所不及，治疗慢性顽固性瘙痒性皮肤病如慢性荨麻疹往往取得较好的疗效。

陈达灿教授的恩师朱良春教授常用乌梢蛇治疗手足皲裂症：乌蛇、冰片、苦参、生半夏、生黄柏、金毛狗脊、地骨皮，加醋煎煮，浸泡患部。

【配伍应用】用本品配伍紫苏叶以解虫毒。

【剂量要点】乌梢蛇的用量一般为 10~15g。血虚生风所致痉挛抽搐者不宜用。

【各家论述】《药性论》：治热毒风，皮肤生疮，眉须脱落，痒疥等。

《开宝本草》：主诸风瘙瘾疹，疥癣，皮肤不仁，顽痹诸风。

《得配本草》：入手太阴肺经。治皮肤不仁，疗风淫热毒，功用与白花蛇同。但白花蛇主肺风，为白癜风之要药；乌梢蛇主肾风，为紫云风之专药。两者主治悬殊，而乌蛇则性善无毒耳。

溪黄草

【一般认识】溪黄草性味甘、苦、凉，归肝、胆、大肠经，可清热利湿、凉血散瘀。溪黄草含有挥发油类、萜类、多酚类、黄酮类、神经酰胺类化合物等，具有增强免疫、抗肿瘤、保肝利胆、抗氧化、防菌防腐等作用。

【皮科应用】岭南气候多阴雨，皮肤病的发病机制多与湿热相关，胃肠湿热往往是发病的基本病因，清热利湿则是岭南地区皮肤病治疗的重要法则，而溪黄草入肝胆、大肠经，因此，对于肝胆、大肠湿热之皮炎、湿疹类皮肤病可在萆薢渗湿汤基础上配合使用溪黄草，清利大肠湿热之疗效更为显著。

【配伍应用】常配伍粉萆薢、茵陈等以清热利湿。

【剂量要点】本品用量一般为 15~30g。

【各家论述】广州部队《常用中草药手册》：清热，利湿，退黄。治急性黄疸型肝炎、急性胆囊炎。

【常用方剂】如消炎利胆片。

木棉花

【一般认识】木棉花是岭南特色药物，性味甘、淡、凉，归脾、肝、大肠经，具有清热、利湿、解毒、止血的功效。木棉花含有多糖、花青素，以及多种微量元素如铜、锌、钾、钠、钙、镁、锶和锂元素等，其与有机成分可能产生协同作用。现代药理研究表明，其有抗菌、抗炎、抗肿瘤作用。

【皮科应用】禤国维、陈达灿教授认为湿热较重的皮肤疾患，若出现乏力、大便黏滞不爽的表现，可配合木棉花，以祛湿清热化浊。

此外，本品可用作保健药膳：取新鲜木棉花，配伍陈皮、粳米，加适量蜂蜜做成粥，有健脾、祛湿、凉血止血、润肺止咳的功效，在盛夏的南方尤为适用。

【配伍应用】常配伍茵陈、鸡蛋花等以清热利湿。

【剂量要点】本品用量一般为10~15g。

【各家论述】《南宁市药物志》：祛湿热。治血崩，金创。

《中药新编》：利尿及健胃。

《岭南采药录》：消暑。

【常用方剂】如金菊五花茶颗粒。

火炭母

【一般认识】火炭母是岭南常用中草药，属南药之一，性凉，味苦、酸，归脾、肝、大肠经，具有清热解毒、利湿消滞、凉血止痒、明目退翳的功效。火炭母含有黄酮类化合物、酚酸、鞣质、挥发油、甾体等成分，具有抗菌、抗炎、降压、解痉、催眠的作用。

【皮科应用】皮肤病湿热内盛，伤及大肠之血络，出现便血、腹泻较重、水样便的情况，可选用火炭母以清利湿热、凉血止血。

【配伍应用】常配伍绵茵陈、布渣叶等以清热利湿解毒。

【剂量要点】本品用量一般为15~30g。

【各家论述】《岭南采药录》：治小儿身热惊搐，鼓胀。

【常用方剂】如清火止痢丸。

青天葵

【一般认识】青天葵味苦、甘，性平，归心、肺、肝经，具有清肺止咳、健脾消积、镇静止痛、清热解毒、散瘀消肿的功效。现代药理研究表明，青天葵具有抗病毒、抗炎、抗肿瘤、镇咳平喘等作用。

【皮科应用】皮肤病若兼有轻度的表证，如伴有发热、微咳等症状，可选用青天葵，取其解毒散瘀、清肺止咳、健脾消积的功效，尤其适用于小儿皮肤病，湿热瘀阻兼有表证或食积的状况，可在清热利湿的基础上加用青天葵，既可针对皮肤病的主要病机发挥作用，又可兼顾次证，清热止咳、消积健脾，疗效突出。

【配伍应用】如配伍浙贝母、独脚金以清热止咳、消积健脾。

【剂量要点】本品用量一般为10~15g。

【各家论述】《岭南采药录》：治瘰疬，和肉煎汤服或炒食；理痰火咳血，消火疮，水煎服；浸酒治内伤。

鸡骨草

【一般认识】鸡骨草味甘、苦，性凉，无毒。功效清热利湿，散瘀止痛。主要用于黄疸型肝炎、胃痛、风湿痛、跌打瘀痛、乳痛、乳腺炎，有护肝、调节免疫、抗炎、抗菌、抗病毒、降脂等作用。

【皮科应用】岭南气候多湿热，肝胆湿热往往成为发病的主要病机，清利肝胆湿热是岭南地区皮肤病治疗的重要方法，对于肝经湿热内蕴之带状疱疹可以在龙胆泻肝汤基础上配合使用鸡骨草，清热利湿止痛的疗效更为显著。

【配伍应用】常配合茵陈以清热利湿解毒。

【剂量要点】本品用量一般为10~15g。

【各家论述】《岭南草药志》：清郁热，舒肝，和脾，续折伤。

白花蛇舌草

【一般认识】白花蛇舌草味苦、甘，性寒，归胃、大肠、小肠经，功效清热解毒、消痈散结、利湿通淋，具有抗肿瘤、增强免疫、抗氧化、保护心脏、保护神经、抗衰老等作用。

【皮科应用】白花蛇舌草具有清热解毒的作用，禤国维、陈达灿教授常用于治疗如毛囊炎、痤疮、带状疱疹等感染性皮肤病，这类患者往往既有湿邪内阻的症状，又有热毒内盛的表现，可在此时选用白花蛇舌草以祛湿清热、凉血解毒。可配伍白花蛇舌草来治疗银屑病，对于瘀毒热结型，既可以清热解毒，也可活血化瘀，切中病机；对于红斑狼疮有热象表现者，可在辨证基础上选用。

【配伍应用】常配伍蒲公英以清热解毒。

【剂量要点】本品用量一般为15~30g。

【各家论述】广州部队《常用中草药手册》：清热解毒，活血利尿。

毛冬青

【一般认识】毛冬青味微苦、甘，性平，无毒。功效活血祛瘀、清热解毒、祛痰止咳，有降压、抗凝、抗炎、调节免疫作用。

【皮科应用】毛冬青对于血管性皮肤病的治疗效果尤为突出，对于下肢血管性疾病如结节性红斑、过敏性紫癜、变应性血管炎等疾病由血热引起者，多以清热凉血、活血化瘀为治疗原则，在四妙勇安汤基础上加入毛冬青，不仅可增强凉血活血的作用，而且对于有肿胀疼痛者的消肿通络止痛效果更为明显；对于脾虚、气虚或者阳虚等引起者，在给予健脾、益气、养血等补益药的同时，配伍毛冬青活血化瘀，疗效较佳。

【配伍应用】常配伍牡丹皮以清热凉血、活血化瘀。

【剂量要点】本品用量一般为10~30g。

【各家论述】《广西中草药》：清热解毒，消肿止痛，利小便，无论寒热痹皆可配伍使用。

石上柏

【一般认识】石上柏味甘、涩，性苦，归肺、肝经，功效清热解毒、祛风除湿。石上柏提取物具有细胞毒性作用，多用于恶性肿瘤等的研究，具有抗诱变、抗炎、抗病毒、镇咳、提高机体免疫力、降血压及祛风湿等药理作用。

【皮科应用】红斑鳞屑性皮肤病的急性期多为血热或兼有血瘀，临床上多以清热凉血，兼活血化瘀为治疗原则。禤国维教授常以犀角地黄汤配伍石上柏使用，具有清热解毒、凉血活血、祛风除湿的作用，对于寻常型银屑病急性期、关节病型银屑病均有较好的疗效。

【配伍应用】常配伍应用白花蛇舌草等以清热解毒。

【剂量要点】本品用量一般为10~30g。

【各家论述】《全国中草药汇编》：清热解毒，抗癌，止血。主治癌症、肺炎、急性扁桃体炎、眼结膜炎、乳腺炎。

芒果核

【一般认识】本品为漆树科植物芒果的果核，味甘、酸、苦，性平，归肺、脾、胃经，功效健脾、行气、止咳、化痰、消积、补肾，具有抗菌消炎、防癌抗癌、降低胆固醇、甘油三酯的作用。

【皮科应用】对于湿热兼有积滞的儿童皮肤病患者，可在清热利湿基础上加上芒果核，增强清热利湿、消积导滞功效。对于肾虚湿热的皮肤病，如脂溢性脱发、结缔组织病，配伍芒果核具有补肾、祛湿的功效。

【配伍应用】常配伍茵陈、木棉花以清热利湿。

【剂量要点】本品用量一般为 10~15g。

【各家论述】《岭南采药录》：能消食滞。

五指毛桃

【一般认识】五指毛桃又名五爪龙，常称为"南芪"，性味甘、微温，归脾、肺、肝经，具有健脾补肺、行气利湿、舒筋活络之功。现代药理研究表明，五指毛桃具有调节免疫、促进消化系统功能、抗菌、抗氧化等作用。

【皮科应用】黄芪补气多燥，易生热，而五指毛桃具有益气健脾之功，而温燥之性不显，因此对于一些结缔组织病如系统性红斑狼疮，以及斑秃、脂溢性脱发等慢性疾病，且辨证属肝肾阴虚为主，日久兼有气虚者，临床表现为肢倦无力、食少腹胀等症状者，禤国维、陈达灿教授常在补益肝肾的基础上配伍具有健脾、补肺、益气、行气之五指毛桃，以及配伍具有培补元气的薄盖灵芝，均具有良好疗效。

【配伍应用】可用本品配伍薄盖灵芝以加强培补元气之功。

【剂量要点】本品用量一般为 30~60g，可酌情加减。

【各家论述】广州部队《常用中草药手册》：益气固表，舒筋活络，行气化湿。治肺结核咳嗽、慢性支气管炎、盗汗、病后体弱、产后无乳、妇女白带、胃痛、胸痛、无名肿毒。

独脚金

【一般认识】独脚金又名"疳积草"，味甘、淡，性凉，归肾、脾、肝经，功效清热消积，具有一定的抗氧化、抗炎、抗疟疾、抗生育活性、抗雄性激素、细胞毒活性作用，对食欲减退也有良好的疗效。

【皮科应用】对于儿童特应性皮炎、湿疹等疾病，慢性期往往有脾虚湿困的表现，如纳差，甚至厌食、腹胀、便溏等不适，治疗中常以健脾渗湿为主，酌情加减消食运脾之药，健脾与消食药物配合则相得益彰，"有走有守"，临床上多以参苓白术散为基础方以达益气健脾除湿之功，另外配合"二金"——独脚金、鸡内金的使用，使脾胃得以健运，食积得以消化，对于儿童皮炎湿疹类皮肤病慢性期伴有纳差、食积等症状时尤为适用。

【配伍应用】用本品配伍鸡内金以加强健胃消积。

【剂量要点】成人用量一般为 10~15g；小儿用 3~10g。

【各家论述】《本草求原》：独脚柑甘淡平。消疳积，黄肿。

糯稻根须

【一般认识】糯稻根须性味甘、平，归心、肝经，功效固表止汗、益胃生津、退虚热。本品含有 16 种氨基酸，以及糖类、黄酮类成分，有明显的滋阴、保肝作用。

【皮科应用】变态反应性皮肤病，如部分慢性荨麻疹患者有卫气不足、营卫不和表现，症见体虚、汗多，可在益气健脾、调和营卫的基础上，配伍糯稻根、浮小麦敛汗护阴；部分斑秃患者，有气虚汗多等症状，多在培补肝肾、益气固表的同时，佐以糯稻根、浮小麦等敛阴止汗之品。

【配伍应用】配伍浮小麦以加强敛阴止汗。

【剂量要点】本品用量一般为 15~30g。

【各家论述】《本草再新》：补气化痰，滋阴壮胃，除风湿。

有瓜石斛

【一般认识】有瓜石斛味甘、淡，性微寒，有益胃生津、滋阴清热、润肺止咳之功。广东地区习惯用有瓜石斛，其具有和《药典》正品石斛相似的功效，且岭南地区产量大，价格较金钗石斛便宜，为岭南医家所习用。本品能促进胃液分泌而助消化，使肠蠕动亢进而有通便之功，此外还有镇痛解热的作用。

【皮科应用】脾胃为后天之本，气血生化之源，具有运化津液的作用，许多皮肤病慢性期，如特应性皮炎、湿疹慢性期迁延不愈，往往出现皮肤干燥、脱屑、苔藓样变、瘙痒剧烈，伴见口干、唇燥、舌红少津，辨证除有血虚风燥证外，尚有脾胃气阴不足的表现。因脾开窍于唇，脾胃气阴不足，津不上承，则有口干、唇燥之象。可在益气健脾的基础上配伍有瓜石斛等滋养胃阴之品，起到气阴双补的功效，对脾胃气阴不足的皮肤病具有良好疗效。

【配伍应用】常配伍玉竹、麦冬以养阴清热。

【剂量要点】本品用量一般为 10~15g。

【各家论述】《神农本草经》：主伤中，除痹，下气，补五脏虚劳，羸瘦，强阴。

【常用方剂】如地黄石斛丸。

海金沙草

【一般认识】海金沙草是海金沙科植物海金沙的全草，性寒，味甘，归膀胱、小肠经，功效清热解毒、利尿通淋、止痛。海金沙提取物具有抗溃疡、解痉、抗菌、抗氧化、抗炎、降血脂和镇痛等药理作用。

【皮科应用】现代医家用海金沙多用其孢子，取其利尿通淋作用，而岭南尚有医家用全草煎煮外洗治疗婴儿湿疹等皮肤病。特应性皮炎、湿疹急性期，多表现为红斑、丘疹、丘疱疹，甚至出现明显渗液，除内服药物外，外用药物具有迅速止痒、缩短病程的作用。

【配伍应用】配合金银花、野菊花、黄精等清热解毒、祛湿止痒外洗，效果非凡。

【剂量要点】外用适量，可与其他药物配伍煎水外洗。

【各家论述】《本草经疏》：淡能利窍，故治热淋、血淋、膏淋等病。

入地金牛

【一般认识】入地金牛又称两面针，味辛、苦，性温，有小毒，归肝、心经，具有祛风通络、胜湿止痛、消肿解毒的功效，有镇痛、抗炎、止血、抗溃疡、保护肝脏等作用。

【皮科应用】入地金牛有很好的消肿止痛作用，制作成酊剂外涂使用，对于以疼痛为主要表现的皮肤病如带状疱疹、甲沟炎，疗效满意。

【剂量要点】外用：适量水煎洗；捣敷；或制成酊剂外用。

【各家论述】《岭南采药录》：主治跌打及蛇伤。患牙痛，煎水含漱。

飞扬草

【一般认识】飞扬草味微苦、微酸，性凉，归肺、膀胱、大肠经，具有清热解毒、利湿止痒的功效，有利尿、降压、抗菌、抗炎、抗肿瘤等作用。

【皮科应用】对于以红斑、丘疹瘙痒、渗出为主要表现的湿疹皮炎类皮肤病，可使用以飞扬草为主的飞扬洗剂治疗，具有祛风清热止痒的良好效果，尤适用于外阴、肛门处的瘙痒等症。

【配伍应用】常配伍地肤子、白鲜皮等外洗以止痒。

【剂量要点】外用适量，水煎洗。

【各家论述】《岭南采药录》：治小儿烂头疡，疮满耳、面，脓水淋漓，以之捣敷，煎水洗，能解肿毒。解胡满藤毒。

鸡血藤

【一般认识】鸡血藤味苦、微甘，性温，入心、脾二经，可补血活血、养血舒筋，调理气血之运行，具有促进造血功能、抗肿瘤、抗病毒、调节免疫、双向调节酪氨酸酶、抗炎、抗氧化、镇静催眠等药理作用。

【皮科应用】鸡血藤既有通络之功，又有养血之效，常用于治疗慢性湿疹、皮肤淀粉样变等，对临床以皮肤肥厚呈苔藓样变，皮损色暗淡或伴有色素沉着者效佳。此类皮肤病由于病程日久，患者兼有脾虚、湿邪、蕴热、血瘀之象，陈达灿教授常以健脾利湿、养血活血为法治疗，治疗过程中常在三术汤基础上加鸡血藤。鸡血藤具有"去瘀血，生新血"的功效，被称为"血分之圣药"，取其既可以养血活血，也可疏通经络之功，疗效颇佳。

此外，鸡血藤多温润，行补兼备，对于老年性皮肤瘙痒症属血虚风燥者，配伍夜交藤，可养血润燥止痒，临床疗效颇佳。

【配伍应用】常配伍钩藤、首乌藤以通络活血。

【剂量要点】本品用量一般为 10~30g。

【各家论述】《饮片新参》：鸡血藤祛瘀血，生新血，流利经脉。

钩藤

【一般认识】钩藤性凉，味甘，主入肝经，清透泻热，可祛风止痒、清热平肝。钩藤及钩藤碱能明显降低大脑皮层的兴奋性，具有显著的降压、镇静、安眠、解痉等作用。

【皮科应用】对于瘙痒性疾病，不论疾病属于新久虚实，皆可应用钩藤。古方多用皮，后多用钩，取其力锐尔。因其久煎无力，故宜后下。还可用于治疗神经性皮炎等瘙痒性皮肤疾病，神经性皮炎的发病和神经精神因素有明显的关系，多数患者伴有失眠、烦躁易怒、焦虑不安等神经衰弱的症状，肝火偏旺是本病瘙痒的主要病机。在治疗此病时，在疏肝、养肝的基础上配伍清热平肝之钩藤，可起到较好的止痒作用。

脾虚心火是特应性皮炎的核心病机，发病与心、脾关系密切，在发作期心火易亢，肝木易旺，患者常常伴有肝火偏旺的表现，如兴奋、多动多语、冲动任性、性情急躁易怒、注意力不集中等，此时可在培土清心的基本方中加入钩藤清心热、息肝风，并配伍牡蛎，共奏清热平肝、止痒安神之功。

【配伍应用】常配伍防风、徐长卿等以祛风止痒。

【剂量要点】本品用量一般为 5~15g，入煎剂宜后下。

【各家论述】《本草新编》：钩藤，祛风甚速，有风证者必宜用之。但风火之生，多因于肾水不足，以致木燥火炎，于补阴药中少用钩藤，则风火易散，倘全不补阴，纯用钩藤以祛风散火，则风不能息，而火且愈炽矣。

夜交藤

【一般认识】夜交藤味甘、微苦，性平，入心、肝、脾、肾经，有安神养血、祛风通络止痒的功效。夜交藤的生理活性物质大黄素具有抗炎、抗病毒、抑菌等药理作用；此外，夜交藤具有明显的镇静催眠作用。

【皮科应用】禤国维、陈达灿教授治疗血虚伴有难以入睡的皮肤病患者常使用夜交藤30g，配伍酸枣仁、龙齿、白蒺藜等，取其养血安神止痒之功。

《本草纲目》谓其主治风疮疥癣作痒时，可煎汤洗浴；对于瘙痒性皮肤病内服、外洗均有较好疗效。临床上可用夜交藤配生地黄、徐长卿、忍冬藤、鸡血藤等，以治疗老年人阴血亏虚，血虚生风之瘙痒症，疗效颇佳。

夜交藤有活血、通经、止痒之功。顽固性肥厚性皮肤病不仅有"久病多瘀""久病入络"的病理特点，且有血虚不能滋养肌肤的表现，临床上可在三术汤（白术、莪术、苍术）基础上配伍鸡血藤、钩藤，取其养血、活血、通络、止痒之功。

【配伍应用】常配伍鸡血藤、徐长卿等以活血祛风。

【剂量要点】用量一般为10~30g。

【各家论述】《本草从新》：首乌藤，补中气，行经络，通血脉，治劳伤。

《本草正义》：治夜少安寐。

《本草纲目》：治风疮疥癣作痒，煎汤洗浴。

金银花

【一般认识】金银花又名双花、忍冬花，性寒，味甘，归肺、心、胃经，具有清热解毒、疏散风热的功效。多用于治疗痈肿疔疮、喉痹、丹毒、热毒血痢、风热感冒、温病发热。金银花有"中药抗生素"之称。大量研究表明，金银花中富含挥发油、有机酸、环烯醚萜、黄酮及三萜皂苷等多种化学成分，其提取物及化学成分具有多种药理活性，包括抗炎、抗菌、抗病毒、抗氧化、保肝及抗肿瘤等功效。

【皮科应用】本品甘寒，能清热解毒、散痈消肿，可治疗痈疮初起，红肿热痛；也可治疗病毒性皮肤病，如水痘、风疹。

本品善清心，有透热转气之功，常与连翘相须为用，有透营转气之功。在特应性皮炎、湿疹急性发作期、日光性皮炎，皮肤出现片状红斑时，当属热入营分证，可用金银花配伍连翘、羚羊角骨，一方面清营分之热，另一方面有助于透营转气，即叶天士所谓的"入营犹可透热转气"之意。

可用本品治疗血管性疾病，如过敏性紫癜、变应性血管炎、血栓闭塞性脉管炎，常用四妙勇安汤（金银花、玄参、当归、甘草）加减，清热养阴、解毒活血。

金银花配合黄精、甘草水煎外洗，有清热解毒、润肤止痒之功，能治疗特应性皮炎、婴儿湿疹。

【配伍应用】用本品配伍连翘、牛蒡等，治疗病毒性皮肤病，如水痘、风疹；配伍连翘、羚羊角骨，治疗特应性皮炎、湿疹急性发作期、日光性皮炎。

【剂量要点】本品用量一般为5~15g。

【各家论述】《本草经集注》：味甘、温、无毒。主治寒热身肿。久服轻身，长年益寿。

【常用方剂】如五味消毒饮、银翘散、四妙勇安汤。

野菊花

【一般认识】野菊花味苦、辛，性微寒，归肝、心经，有疏风、清热、明目、解毒的功效，可用于治疗疔疮痈肿、目赤肿痛、头痛眩晕，内服、外敷皆可。野菊花的有效成分主要有萜类、挥发油，以及黄酮类化合物、多糖、维生素等成分，具有抗病毒、抗菌、抗炎和调节免疫、保护心血管系统、抗肿瘤、保肝和神经保护等作用。

【皮科应用】野菊花擅于清热解毒，应用野菊花治疗热毒炽盛型疮疡痈肿，表现为红肿热痛者，常与金银花配伍增强清热解毒之功。

对于湿疹、特应性皮炎伴有细菌感染，表现为皮疹红肿、糜烂、渗液者，常用野菊花配伍金银花、艾叶等水煎，湿敷后外洗。

【配伍应用】常配伍金银花外洗以清热解毒。

【剂量要点】内服用量一般为10~15g；外用适量。

【各家论述】《本草拾遗》：破妇人腹内宿血，食之又调中，止泻。

槐花

【一般认识】槐花性苦，微寒，归肝、大肠经，功效凉血止血、清肝泻火。槐花的提取物芦丁、槲皮素、鞣质均具有止血作用；所含的芦丁和槐花多糖具有抑菌活性，对金黄色葡萄球菌的抑菌活性最强。槐花中的芦丁和三萜皂苷等药用成分，具有增强毛细血管韧性、防止冠状动脉硬化、降低血压、改善心肌血液循环的功效。

【皮科应用】槐花有清肝泻火、凉血解毒之功，陈达灿教授常用来治疗痤疮、脂溢性皮炎等皮肤病。

槐花苦寒清热，大肠与肺相为表里，能疏散皮肤风热，临床治疗湿疹、特应性皮炎等皮肤病兼有肠热者最为适宜。若兼有脾胃虚弱者，使用炒槐花以缓和其苦寒之性。

槐花有凉血止血之功，对血热引起的过敏性紫癜、变应性血管炎等血管性疾病可在四妙勇安汤基础上加槐花凉血止血，配伍茜草既能止血又不留瘀。

【配伍应用】配伍地榆、茜草等止血活血。

【剂量要点】本品用量一般为10~15g。

【各家论述】《药品化义》：槐花味苦，苦能直下，且味厚而沉，主清肠红下血，痔疮肿痛，脏毒淋沥。此凉血之功独在大肠也，大肠与肺为表里，能疏散皮肤风热，是泄肺金之气也。

《日华子本草》：治五痔，心痛，眼赤，杀腹脏虫及热，治皮肤风，及肠风泻血，赤白痢。

合欢花

【一般认识】合欢花味甘，性平，归心、肝经，功能解郁安神，适用于虚烦不眠、抑郁不舒、健忘多梦等症。合欢花的主要成分为黄酮类，其次是挥发油类及多糖等，临床药理表明，合欢花有镇静催眠、抗抑郁、抑菌等作用。

【皮科应用】合欢花具有解郁安神之功，可用其治疗神经性皮炎、瘙痒症、结节性痒疹等神经功能障碍性皮肤病，此类皮肤病常与情志不畅有关，常表现为剧烈的瘙痒，影响睡眠，久治不愈者常常伴有烦躁、焦虑等表现，配伍合欢花，取其解郁安神止痒之功，疗效颇佳。

合欢花具有行气、养血之功，可治疗气血不和所致的色素障碍性皮肤病，如黄褐斑、炎症后色素沉着、瑞尔黑变病等。黄褐斑多因肾阴亏虚、肝郁脾虚、气血不和所致，在补益肝肾基础上配伍具有疏肝健脾、行气养血之功的合欢花疗效甚好。

【配伍应用】配伍香附、郁金等解郁安神止痒。

【剂量要点】本品用量一般为5~10g。

【各家论述】《神农本草经》谓其：主安五脏，利心志，令人欢乐无忧。

《本草便读》谓其能养血。

《四川中药志》谓其：能和心志，开胃理气，消风明目，解郁。治心虚失眠。

素馨花

【一般认识】素馨花是木犀科植物素馨花的干燥花蕾，味苦，性平，无毒，归肝经。功能行气调经止痛、清热散结。现代药理研究发现，素馨花具有抗病毒、抗肿瘤、抗氧化、降血糖、抑菌和抗炎等作用。

【皮科应用】素馨花可以养心安神，治疗失眠、健忘等心系症状，也可用于胸胁胀满等肝郁症状。对于女性皮肤附属器疾病、色素性皮肤病，肝脾两脏在病因病机中占有重要地位，如痤疮、黄褐斑等皮肤病与肝郁脾胃气滞有重要关系，往往表现为月经先期或后期、月经前出疹较多、经前期少腹胀痛，故在培补肝肾的基础上佐以疏肝理气的素馨花以疏肝理气、行气导滞，有佳效。此外，素馨花尚有安心神作用，对于上述皮肤病兼有心神失养所致眠差者，亦有较好疗效。

【配伍应用】配伍合欢花等以疏肝理气。

【剂量要点】本品用量一般为 5~10g。

【各家论述】《岭南采药录》：解心气郁痛，止下痢腹痛。

广州部队《常用中草药手册》：治肝炎、肝硬化的肝区病，胸胁不舒，心胃气痛，下痢腹痛。

威灵仙

【一般认识】威灵仙为毛茛科植物威灵仙的干燥根及根茎，味辛、咸，性温，有毒，具有祛风除湿、通络止痛的功效，多用于风湿痹痛，肢体麻木，筋脉拘挛，屈伸不利，骨鲠咽喉等疾病。时珍曰：威，言其性猛也；灵仙，言其功神也。

【皮科应用】常用其治疗皮肤病相关的关节疼痛症状，如银屑病性关节炎，常配伍肿节风等以祛风除湿止痛。

外阴瘙痒性皮肤病，如外阴、肛周湿疹，神经性皮炎等，以苦参、蛇床子、威灵仙等煎水熏洗，止痒效果很好。

以威灵仙、大黄、芒硝、枯矾、乌梅等软坚散结药物水煎，泡洗患处，可治疗病毒性疣。

【配伍应用】常配伍肿节风、豨莶草等祛风止痛。

【剂量要点】6~9g。

【各家论述】《本草经疏》：威灵仙，主诸风，而为风药之宜导善走者也。

《本草正义》：威灵仙，以走窜消克为能事，积湿停痰，血凝气滞，诸实宜之。

玄参

【一般认识】玄参又名元参，为玄参科多年生草本植物玄参的根，味苦、甘、咸，性寒，归肺、胃、肾经。主治温热病热入营血，身热，烦渴，舌绛，发斑，骨蒸劳嗽，虚烦不寐，津伤便秘，目涩昏花，咽喉肿痛，瘰疬痰核，痈疽疮毒等病症。

【皮科应用】主要用玄参治疗以下病症：

（1）热病动风发斑：如温病入营分，斑疹隐隐；热病气血两燔，发斑发疹。临床上发疹性药疹、重症药物、病毒或细菌感染性发疹，均可用玄参清热养阴，泻火解毒。

（2）疖肿疼痛：无论实火、虚火之疮毒肿毒均可泻之，临床用于治疗痤疮、丹毒、结节性红斑等。

（3）以燥证（邪）为主要表现的皮肤病：如各种红皮病慢性期、冬季皮肤干燥、肠燥之大便不通等，常配伍麦冬、沙参。

【配伍应用】常配伍生地、五味子以养阴。

【剂量要点】本品常用量为15~30g；若以润肠通便为主，至少用30g以上。

【各家论述】张元素：玄参，乃枢机之剂，管领诸气上下，肃清而不浊，风药中多用之。

《本草纲目》：肾水受伤，真阴失守，孤阳无根，发为火病，法宜壮水以制火，故玄参与地黄同功。

《药品化义》：戴人谓肾本寒，虚则热。如纵欲耗精，真阴亏损，致虚火上炎，以玄参滋阴抑火。凡头疼、热毒、耳鸣、咽痛、喉风、瘰疬、伤寒阳毒、心下懊侬，皆无根浮游之火为患，此有清上澈下之功。

【常用方剂】本品常用于增液汤、清营汤中。

第四章

流派经典方剂

固肾健脾方

禤国维经验方

【组成】首乌、女贞子、菟丝子、桑椹子、黄芪、甘草等。

【功效】益气固肾健脾，滋阴养血乌发。

【主治】固肾健脾方可用于脾肾气虚之证，临床常用于治疗脾肾不足之脂溢性脱发、斑秃、产后脱发等。

【组方特色】本方以何首乌、黄芪为君，益气固肾，养血乌发，《本草纲目》认为何首乌"养血益肝，固精益肾，健筋骨，乌髭发，为滋补良药"；《本经逢原》言"黄芪能补五脏诸虚"。女贞子、桑椹子滋肾阴，《本草述钩元》认为女贞子"为入肾除热补精之要品"，《本草求真》言桑椹子"除热养阴……乌须黑发"。菟丝子补肾固精，《本草思辨录》云其"补肾精而主升"，故可上达头面以滋养毛发。甘草调和诸药。诸药合同，共奏益气固肾健脾、滋阴养血乌发之效。

【方证要点】脾肾不足之脱发，症见头发枯黄稀疏、片块脱落，面色萎黄，疲乏无力，腰膝酸软，纳少便溏，舌淡胖苔薄腻，脉沉濡。

【加减变化】头油分泌较多，加桑叶 10g，绵茵陈 15g，清热利湿祛脂；头晕头痛者，加川芎 10g 或石菖蒲 10g，通窍止痛；大便稀溏，改何首乌为熟地15g，减少女贞子及桑椹子用量，加芡实 20g，薏苡仁 20g 以健脾止泻；腰膝酸软等肝肾不足明显者，加桑寄生 15g，怀牛膝 15g 等；气虚明显者，增加黄芪用量，加太子参 15g，薄盖灵芝 10g。

【使用禁忌】本方主要为脾肾不足证而设，临床上非脾肾不足者则非本方所宜。

【经典案例】

陈某，女，14 岁。2008 年 7 月 1 日初诊。

主诉：头部多发片状脱发 4 年。

现病史：患者于 4 年前出现多发头部片状脱发，伴头油多，头皮瘙痒，多次至外院治疗效果不佳，未能控制脱发，脱发斑扩大、增多，遂来我院就诊。就诊时见头顶部、颞部多个脱发斑，发质枯黄，头皮瘙痒，头油多。精神萎靡，面色淡暗，偶有腰背酸软，纳可，眠差，二便调。舌淡暗、苔微黄，脉沉细。

西医诊断：重症斑秃。

中医诊断：油风。

中医辨证：证属脾肾阳虚夹湿。此为素体禀赋不足，思虑过度，脾虚不运，后天失养，而致脾肾亏虚，毛发失养脱落。

治则：固肾健脾，益气生发，滋阴养血。

处方：固肾健脾方加减。

松针 20g	蒲公英 20g	熟地 30g	丹皮 15g
茯苓 20g	山萸肉 15g	泽泻 15g	山药 15g
首乌 15g	北芪 15g	甘草 10g	菟丝子 15g
绵茵陈 15g	女贞子 20g	薄盖灵芝 15g	桑寄生 15g

14 剂，水煎服，日 1 剂。

服药 14 剂后，患者自觉脱发、头油减少，在原方基础上加大北芪、女贞子、熟地用量，服药 28 剂后，诸症好转。此后复诊逐渐加大北芪用量，并随症加减，续服 3 个月，毛发基本长出，恢复光泽。

健脾渗湿方
禤国维经验方

【组成】党参、泽泻、茯苓、白术、大枣、山药、陈皮、桔梗、甘草等。

【功效】健脾益气，和胃渗湿。

【主治】异位性皮炎、湿疹、小儿泄泻等证属脾虚者。

【组方特色】本方以党参、大枣、白术为君药，益气健脾渗湿。茯苓、山药、泽泻为臣，健脾益气，渗湿止泻。桔梗为佐，宣肺利气，通调水道，载药上行。甘草健脾和中，调和诸药为使。诸药相伍，补中有行，行中有止，升降调和，共奏健脾益气、和胃渗湿的作用。

【方证要点】本方主要用于异位性皮炎、湿疹、小儿泄泻等证属脾虚者。素体脾胃虚弱，水湿停滞，阻隔心火下降，燔灼血脉，血热生风则发为异位性皮炎。脾胃虚弱，风湿热邪困阻肌肤则易发湿疹。脾虚不能行津液，水谷并走二肠发为泄泻。临床上异位性皮炎、湿疹、小儿泄泻等症见饮食不化，胸脘痞闷，肠鸣泄泻，四肢乏力，形体消瘦，面色萎黄，舌淡苔白腻，脉虚缓者皆可以本方加减。

【加减变化】瘙痒剧烈者加苏叶、防风、徐长卿、白鲜皮、蝉蜕；舌尖红、小便赤，加灯心花、生地；舌苔腻、大便溏加绵茵陈、布渣叶、木棉花；湿困化热，去大枣，用太子参易党参，加黄芩；胃纳差加鸡内金。

【使用禁忌】忌不易消化食物，感冒发热不宜用。

【经典案例】

彭某，男，5 岁。2008 年 10 月 22 日初诊。

主诉：四肢起红斑、丘疹伴瘙痒 1 个月。

现病史：患者1个月前四肢出现红斑、丘疹伴瘙痒，搔抓后起水疱，糜烂渗液，曾在外院诊治，考虑为"湿疹"，给予苯海拉明、维丁胶性钙肌内注射，口服抗过敏药物，外搽药膏（具体不详），效果欠佳，皮疹无明显消退，瘙痒剧烈。刻下症见神清，精神可，四肢散在红斑、丘疹、水疱，有抓痕、脱屑，皮损处可见黄色渗液，部分结痂，纳可，眠欠佳，大便偏烂，小便调。舌淡，苔微黄腻，脉弱。

西医诊断：湿疹。

中医诊断：湿疮。

中医辨证：证属脾虚风湿热蕴。此为素体脾弱，禀赋不足，加之饮食失调，湿热内蕴，兼外感风、湿、热诸邪相搏于皮肤所致。

治则：健脾利湿，清热祛风止痒。

处方：以健脾渗湿方加减。

太子参 10g	茯苓 10g	怀山药 10g	薏苡仁 10g
防风 10g	布渣叶 10g	灯心花 3 扎	甘草 5g
生地 10g	徐长卿 5g	苏叶 5g	蝉蜕 5g。

水煎服，每日1剂，7剂。

服药后皮损减少，渗液减轻，少许新发皮疹，在上方基础上，加白鲜皮，继服20剂。后病情间有反复，新发皮疹以下肢为主，为湿邪困阻，致邪去不畅。改茯苓为土茯苓，加川萆薢，同时改生地为15g，继服30剂。药后病情好转，皮疹大部分消退，瘙痒明显减轻，改土茯苓为茯苓，加鸡内金以健运脾土，以治其本，继服14剂。正气得以恢复，临床告愈。又继服14剂，巩固疗效。随访半年未见复发。

凉血祛脂方
禤国维经验方

【组成】茵陈、白鲜皮、蒲公英、生地、萆薢、白术、甘草等。

【功效】清热除湿，祛脂和胃。

【主治】凉血祛脂方可用于湿热熏蒸之证，临床常用于湿热上熏头面之脂溢性脱发、斑秃、产后脱发、痤疮、脂溢性皮炎等。

【组方特色】方中蒲公英为君，以清热利湿，养发生发，《本草纲目》云蒲公英"乌须发，壮筋骨""取其能通肾"；茵陈、萆薢二者为臣，辅助君药清热除湿祛脂，《本草乘雅半偈》认为茵陈"宣发发陈，外入之邪外出，陈去而新生矣"；白鲜皮燥湿止痒，《药性论》谓其治"眉发脱脆"；白术健脾和胃，化湿祛脂；甘草调和诸药。诸药合用，共奏清热除湿、祛脂和胃之效。

【方证要点】湿热熏蒸之脱发，症见头发稀疏脱落，伴头发油腻或头垢明显，头皮光亮潮红，头屑较明显或伴瘙痒，口干口苦，胃纳差，烦躁易怒。舌质红苔黄腻，脉弦滑。

【加减变化】头油分泌较多者，加桑叶10g清热祛脂；头晕头痛者，加蔓荆子15g或石菖蒲10g，通窍止痛；大便秘结不通者，加大黄（后下）10g，枳实12g，通肺泄热；大便稀烂不畅，舌苔黄腻厚浊者，去生地黄，增加茵陈蒿用量，加土茯苓15g，利湿清热解毒；失眠多梦严重者，加合欢皮15g，茯神20g，宁心安神；口干口苦明显，肺胃火热盛者，加生石膏20g，地骨皮15g，清泻肺胃之火；合并腰膝酸软等肝肾不足之证者，加桑寄生15g，女贞子20g，墨旱莲20g，何首乌15g等滋阴补肾；气虚者，加黄芪15g，太子参15g。

【使用禁忌】本方主要为湿热熏蒸之脱发而设，临床上非湿热熏蒸者则非本方所宜。

【经典案例】

吕某某，男，29岁，1996年2月25日初诊。

主诉：头发稀疏、脱发3年。

现病史：患者3年前自觉头发脱落较甚，头部烘热，伴头油、头皮屑多，时有瘙痒，尤以睡眠不足、精神紧张时尤甚，洗头、梳头时头发脱落"成地成盆"，失眠梦多，腰膝酸软，夜尿多，大便调。症见：前额、颞部毛发大部脱落，前发际后移，毛发纤细软弱、干枯变短，脱发区头皮光亮如镜。舌淡红苔白厚腻，脉弦滑。

西医诊断：脂溢性脱发。

中医诊断：发蛀脱发。

中医辨证：肝肾亏损，湿热熏蒸。

治则：滋补肝肾，清热除湿。

处方：凉血祛脂方加减。

蒲公英 30	积雪草 15g	桑叶 10g	玄参 20g
生地 20g	丹参 20g	丹皮 20g	女贞子 15g
白花蛇舌草 20g	绵茵陈 15g	侧柏叶 15g	蔓荆子 15g

28剂。水煎服，日1剂。

配合外用脂溢性外洗液B及金粟兰酊。

复诊时头发脱落减少，瘙痒、油腻感减轻，续服3个月并随症加减中药，3个月后改服益发系列口服液，半年后头发已达到美容上的效果。

皮肤解毒汤

禤国维经验方

【组成】乌梅、莪术、土茯苓、紫草、苏叶、防风、甘草等。

【功效】解毒化瘀，利湿通络。

【主治】湿疹、荨麻疹、银屑病、结节性痒疹等风湿热毒郁结肌肤导致的皮肤病。

【组方特色】乌梅滋阴解毒，莪术祛瘀解毒，土茯苓利湿解毒，紫草凉血透疹解毒，苏叶解鱼虾毒，防风祛风解毒，甘草善解药毒。全方关键在解毒，即解除外犯之毒和内蕴之毒，兼以利湿通络祛瘀。

【方证要点】本方主要用于风湿热毒郁结肌肤导致的多种皮肤病，如湿疹、荨麻疹、银屑病、结节性痒疹等。症见红斑、丘疹、丘疱疹、渗液、风团、鳞屑，瘙痒剧烈，伴有口干口苦、身热心烦、大便干结、小便黄赤、舌红苔黄或黄腻，脉浮数或滑数或弦数等。

【加减变化】知母配乌梅可加强滋阴解毒；石上柏、肿节风配莪术可加强活血解毒；川草薢、白鲜皮、绵茵陈配土茯苓可加强利湿解毒；生地、蚤休、半边莲、鱼腥草配紫草可加强清热凉血解毒；蒲公英、葛花配苏叶可加强解食积酒毒和鱼虾毒；苦参、地肤子、白蒺藜配防风可加强祛风解毒；当归、川芎、地龙干、全蝎等可加强活血通络解毒之功。

【使用禁忌】

（1）治疗期间注意保持皮肤清洁，忌热水及肥皂等刺激性因素，尽量避免穿纤维类衣物。

（2）治疗期间饮食禁忌：忌食辛辣刺激发物及易引起过敏的食物如公鸡、鲤鱼、鲮鱼、虾、蟹、牛羊肉、榴莲、芒果、菠萝、鹅肉、鸭肉、竹笋等。

（3）在病情明显好转时，应嘱咐患者坚持治疗，以巩固疗效。可适当减量或间日1剂。

【经典案例】

张某，男，32岁，2008年12月31日初诊。

主诉：全身反复红斑、鳞屑伴瘙痒3年。

现病史：3年前先于头皮上出现红色皮疹伴瘙痒，表面有少许鳞屑，皮疹逐渐增多，泛发全身，曾在外院诊断为"银屑病"，予阿维A等药物治疗后好转。2007年食海鲜后病情加重，皮疹增多，多方诊治效果欠佳，病情时轻时重。诊时见头皮、躯干红色斑疹，上覆多层鳞屑，瘙痒不甚，露滴现象阳性。纳眠可，二便调。舌红苔黄，脉滑。

西医诊断：寻常型银屑病。

中医诊断：白疕。

中医辨证：证属血热壅滞。

治则：凉血清热解毒。

处方：皮肤解毒汤加减。

乌梅 15g	莪术 10g	红条紫草 15g	土茯苓 20g
石上柏 15g	白花蛇舌草 15g	丹皮 15g	生地 20g
徐长卿 15g	赤芍 15g	泽兰 15g	肿节风 15g
甘草 10g	水牛角（先煎）20g。		

7剂。水煎服，日1剂。

头皮、躯干皮疹部分消退，鳞屑减少，加重生地、水牛角、肿节风、石上柏用量，继服2个月，皮疹大部分消退，散见色淡红斑，鳞屑较少，无明显瘙痒，遂改徐长卿为当归养血，改土茯苓为茯苓健脾，以巩固调理。随访半年病情稳定，未见加重。

清热解毒狼疮方
禤国维经验方

【组成】水牛角、大生地、丹皮、甘草、青蒿等。

【功效】清热解毒，凉血化瘀。

【主治】红斑狼疮活动期热毒炽盛证。

【组方特色】方中以水牛角为君，生地为臣，丹皮为佐药。其中水牛角、生地、丹皮清营凉血、化斑解毒；青蒿清热解毒以退热；甘草调和诸药。

【方证要点】在红斑狼疮活动期出现高热、面部蝶形红斑或水肿性红斑，关节痛，大便干结，小便黄赤。舌苔黄，质绛，脉弦数。

【加减变化】神昏谵语加安宫牛黄丸或紫雪丹；大便秘结加大黄、厚朴；皮肤紫癜加仙鹤草、茜草；癫痫抽搐加羚羊角、钩藤。

【使用禁忌】本方主要为系统性红斑狼疮中的热毒炽盛证而设，临床上非热毒炽盛者则非本方所宜。

【经典案例】

潘某，女，17岁，2008年12月1日初诊。

主诉：面部、双手红斑伴发热2周。

现病史：2周前患者开始出现面部、双手红斑伴发热，伴肌肉酸痛，口干，尿黄便干。面部对光敏感，心、肺、肝、脾无特殊。体温38~39℃，血沉（ESR）64mm/h，抗核抗体、抗dsDNA阳性。舌红绛苔薄，脉数。

西医诊断：系统性红斑狼疮。

中医诊断：红蝴蝶疮。

中医辨证：热毒炽盛证。

治则：清热解毒。

处方：清热解毒狼疮方加减。

半枝莲15g	青蒿10g	赤芍12g	生石膏30g
生地黄15g	黄连6g	金银花15g	丹皮15g
紫草20g	水牛角（先煎）25g		

7剂。水煎服，日1剂。同时口服强的松每日40mg。

7天后复诊：体温37~37.5℃，ESR 40mm/h，口干症状减轻，继用上药，强的松减至每日30mg。14天后复诊，已无发热，面部、双手红斑变淡，强的松减为每日15mg，中药减去水牛角、生石膏，加山茱萸、丹皮各15g，继服14剂。面部红斑完全消失，无自觉症状，查抗核抗体、抗dsDNA、ESR阴性，强的松每日7.5mg维持，继用上药14剂。后停用激素，单用中药以巩固疗效。随访半年病情稳定。

祛风止痒方
禤国维经验方

【组成】防风、白蒺藜、乌蛇、苦参、甘草等。

【功效】祛风止痒。

【主治】风蕴肌表导致的瘙痒性皮肤病。

【组方特色】本方以防风、白蒺藜为君药，祛风止痒。乌蛇、苦参为臣，风邪易夹湿邪郁结，郁久易化热，故以乌蛇祛风湿、通经络；苦参清热燥湿止痒，使得风湿热邪不得聚积。甘草为使，泻热缓急、调和诸药。诸药共奏祛风止痒之效。

【方证要点】祛风止痒方主要用于风蕴肌表导致的瘙痒性皮肤病。症见风团、红斑、丘疹，皮疹骤起骤退，瘙痒剧烈，恶风，有汗。舌淡红苔薄白，脉浮数。

【加减变化】风邪偏盛加苏叶、徐长卿、白鲜皮、地肤子、蝉蜕、牛蒡子；疹色鲜红，加生地、紫草；舌红苔黄腻、口干苦，加黄芩。湿邪偏盛加川草薢；皮疹多发可加乌梅、牡蛎；瘙痒难以入眠，加珍珠母镇静安眠，酸枣仁、合欢皮敛神就寐。

【使用禁忌】本方主要为风蕴肌表证而设，临床上非风蕴肌表者则非本方所宜。

【经典案例】

陈某，男，20岁，2003年7月13日初诊。

主诉：全身反复出现风团4年。

现病史：4年前开始全身反复出现风团，发作时以四肢多见，晨起或遇风增多，天冷骑摩托车时尤为加重，由于工作原因而未做系统治疗。诊见淡红色风团存在，痒甚，二便调。舌淡红，苔薄白，脉浮。

西医诊断：荨麻疹。

中医诊断：瘾疹。

中医辨证：风蕴肌表证。

治则：祛风止痒。

处方：祛风止痒方加减。

防风 15g	苏叶 15g	白蒺藜 15g	乌蛇 15g
苦参 15g	甘草 10g	乌梅 15g	牡蛎 15g
白术 10g			

7剂。水煎服，日1剂。

服药后患者自诉症状减轻，发作次数减少，二便调，舌质淡红，苔薄白，脉弦，上方加丹参15g，继服7剂，患者诉症状消失，给予7剂巩固。追踪半年未见复发。

消痤汤
禤国维经验方

【组成】知母、黄柏、女贞子、生地、鱼腥草、墨旱莲、连翘、丹参、甘草等。

【功效】滋肾泻火，凉血解毒。

【主治】痤疮、脂溢性皮炎、毛囊炎等见肾阴虚证者。

【组方特色】女贞子、墨旱莲二者为君，滋肾阴，《本草述钩元》认为女贞子"为入肾，除热补精之要品"；知母、黄柏为臣，泻肾火，《本草从新》云："黄柏能制命门膀胱肾中之火，知母能清肺金、滋肾之化源。"君臣一补一泄，补水与泻火共用，调整肾之阴阳于平衡。鱼腥草、连翘清肺解毒，散结消肿；生地、丹参凉血化瘀清热；甘草调和诸药。全方共奏滋肾泻火、凉血解毒之效。

【方证要点】消痤汤可用于治疗肾阴不足、相火过旺证的痤疮、脂溢性皮炎、毛囊炎。症见皮肤油腻，口干，大便干，失眠，五心烦热，月经量少等。

【加减变化】大便秘结不通，加大黄（后下）10g，枳实12g通肺泻热；大便稀烂不畅，舌苔黄腻厚浊，去生地，加土茯苓15g，茵陈蒿20g利湿清热解毒；失眠多梦严重者，加合欢皮15g，茯神20g宁心安神；口干口苦明显，肺胃火热盛者，加生石膏20g，地骨皮15g，清泻肺胃之火；囊肿、结节明显者，加夏枯草15g，浙贝10g等清热散结；油脂分泌较多则加桑叶10g，薏苡仁20g清热祛脂；脓肿反复者，合用五味消毒饮加减以解毒散结消痈；合并糠秕孢子毛囊炎加茵陈蒿15g清热利湿。对于女性患者，在月经前加柴胡10g，香附10g，经期去丹参，加益母草20g。

【使用禁忌】本方主要为肾阴虚证而设，临床上非肾阴虚之痤疮者则非本方所宜。脾胃虚寒者亦需慎用。

【经典案例】

徐某，男，28岁，2005年5月9日初诊。

主诉：面部及胸部丘疹，囊肿反复5年余。

现病史：患者5年来面部及胸部反复起丘疹、囊肿。皮疹无瘙痒，但难以消退，并可于其中挤出豆腐渣样分泌物。患者曾于其他医院诊为"囊肿性痤疮"，予"米诺环素、四环素、青霉素、维A酸"等治疗，皮疹好转不明显。也曾服用过清热泻火、凉血解毒之剂，疗效不甚理想。自觉胸闷，口干，纳呆，二便尚调。现症见：面部及胸背部皮肤油腻，散在多个丘疹、脓疱、结节，部分脓疱有波动感，并可于其中挤出豆腐渣样分泌物，皮损间杂有黑头粉刺、白头粉刺等损害，愈后留有凹陷性瘢痕。舌淡红苔白腻，脉弦滑。

西医诊断：痤疮。

中医诊断：肺风粉刺。

中医辨证：相火妄动，瘀热交阻证。

治则：滋肾泻火，凉血解毒。

处方：

女贞子20g	墨旱莲20g	黄柏15g	白花蛇舌草30g
紫草20g	侧柏叶15g	生地黄20g	鱼腥草20g
皂角刺8g	紫花地丁15g	野菊花15g	

7剂。水煎服，日1剂。

白头粉刺、黑头粉刺、丘疹等损害予痤灵酊外搽，囊肿结节性损害予四黄膏外敷。并嘱少食甜食、肥腻燥热之品。注意调神，尽量不熬夜，不挤压、挑刺患处。

复诊：皮损部分消退，囊肿结节缩小变平，皮肤油性分泌物减少，上方减皂角刺、紫花地丁、野菊花，加玄参 20g。继服 14 剂，皮损大部分消退，唯几处囊肿存在。

三诊：再服 14 剂，囊肿已基本变平，续以消痤灵口服液调理月余。

通过一年的跟踪未见复发。

消炎止痒方
禤国维经验方

【组成】苦参、徐长卿、甘草、薄荷等。

【功效】清热润燥、祛风止痒。

【主治】湿疹、银屑病、特应性皮炎、瘙痒症等皮肤瘙痒。

【组方特色】禤国维教授认为湿疹主要是由于先天禀赋不耐，后天将养失调、饮食不节，湿热内生，风湿热诸邪蕴于肌肤而成；皮肤瘙痒症多因风湿热邪搏于肌肤或阴虚、血虚所致。因此亚急性湿疹、慢性湿疹、皮肤瘙痒症的发生主要责之于"风""湿""热""燥"，病机为血虚风燥、血热风盛，自觉症状以"瘙痒"为主，局部红斑、丘疹，少量脱屑，甚或肥厚、粗糙、苔藓样变，病情缠绵，顽固难愈。外治法是二者不可缺少的重要治疗措施，外用药物对其有重要的治疗作用。方中苦参性苦、寒，归心、肝、胃、大肠、膀胱经，功能清热祛湿、祛风止痒，《名医别录》记载其"除伏热""疗恶疮"；徐长卿性辛温，归肝、胃经，功能祛风止痒，《本草图经》记载其"疗遍体风痒干燥"，二药共为本方之君。薄荷辛、凉，善疏风清热，为本方之臣。甘草调和诸药为佐使。诸药合用，共奏清热润燥、祛风止痒之效。

【方证要点】消炎止痒方一般是制成霜剂应用。症见皮肤瘙痒、红斑、丘疹、脱屑、粗糙等。

【加减变化】湿疹、银屑病常加用激素软膏以加强抗炎止痒作用，特应性皮炎常配合使用复方蛇脂软膏、肤必润软膏（院内制剂）等加强润燥止痒作用。

【使用禁忌】本方主要为风热之皮肤瘙痒而设，临床上非风热之皮肤瘙痒者则非本方所宜。

【经典案例】

张某，男，29 岁。2008 年 10 月 15 日初诊。

主诉：双下肢反复红斑、鳞屑伴瘙痒半年，加重 5 天。

现病史：患者半年前无诱因双下肢出现红斑、丘疹，伴脱屑，喝酒后加重，遂多次至我院皮肤科门诊治疗，诊断为"寻常型银屑病"，予艾乐松、纷乐等治疗后患者皮疹颜色变浅，但皮疹未见明显消退。5 天前食用寿司后，皮疹加重，颜色变深，皮疹范围逐渐扩大。就诊时见患者神情，精神可，双下肢红斑、丘疹，伴鳞屑，瘙痒明显，口苦口干，纳眠可，二便正常。舌暗红、苔微黄腻，脉细。

西医诊断：寻常型银屑病。

中医诊断：白疕。

中医辨证：血热瘀滞证。

治则：凉血清热祛瘀。

处方：皮肤解毒汤加味。

乌梅 15g	莪术 10g	红条紫草 15g	土茯苓 20g
石上柏 15g	蛇舌草 15g	丹皮 15g	生地 30g
陈皮 15g	赤芍 15g	泽兰 15g	肿节风 15g
甘草 10g	水牛角（先煎）30g		

水煎服，日 1 剂，连服 14 天。

配合消炎止痒霜（组成：苦参、徐长卿、甘草、薄荷等）外用。

用药 2 周后皮损好转，未见新发，此后用药 2 个月，随症加减，配合消炎止痒霜外用，皮损基本消退。

消炎止痒外洗方
禤国维经验方

【组成】苦参、地榆、大黄、地肤子、荆芥、枯矾、甘草等。

【功效】清热燥湿，祛风止痒。

【主治】瘙痒性皮肤病。

【组方特色】本方以苦参为君药，解风湿热毒。地肤子、荆芥、地榆、大黄为臣。地肤子、荆芥祛风止痒，大黄泻火解毒消肿，地榆清热解毒。枯矾为佐，燥湿杀虫、收敛止痒。甘草为使，清热泻火缓急。诸药合用，共奏清热燥湿、祛风止痒之效。

【方证要点】主要用于风湿热蕴所致的瘙痒性皮肤病。症见皮肤红斑、丘疹、肥厚、粗糙或渗液等。

【加减变化】本方为外洗方，分泌物多可加五倍子，皮肤干燥可加苍耳子，痒甚可加艾叶。

【使用禁忌】本方主要为风湿热蕴证而设，临床上非风湿热蕴者则非本方所宜。

【经典案例】

冼某，女，6个月，1997年7月13日初诊。

家人代诉：面部、胸背起红斑丘疹伴糜烂渗液5月余。

现病史：患儿出生后不久面颊部即出现红丘疹，渐增多，融合成片，并扩展到眉间、额部、头部、胸背等处，局部糜烂，遇热加重。患儿哭闹不止，胃纳尚可，睡眠欠佳，大便溏泻，小便短赤。现症见：颜面、额部、胸背多处粟粒状红斑、丘疹、水疱，部分融合成片，破溃处糜烂渗液，并结有油腻性鳞屑和痂皮。舌淡红苔白，脉细数。

西医诊断：湿疹。

中医诊断：胎疮。

中医辨证：湿热困阻证。

治则：清热利湿。

处方：因患儿不能配合服中药，予消炎止痒外洗方，如下。

苦参10g	地榆10g	大黄10g	大飞扬10g
地肤子10g	蛇床子10g	荆芥10g	枯矾10g
甘草10g			

7剂，水煎至2000ml外洗。

7天后皮损渗液减少，已逐渐干燥、结痂、脱屑。患儿哭闹减少，睡眠好转，继续予上方7剂外洗，皮损消退，临床治愈。

养血止痒方
褚国维经验方

【组成】熟地、当归、丹皮、甘草。

【功效】滋阴养血，凉血活血，润燥止痒。

【主治】血虚风燥之瘙痒、湿疹、荨麻疹、皮肤瘙痒症、特应性皮炎、神经性皮炎、干燥综合征等血虚生燥者。

【组方特色】方中以熟地为君，其味甘质润，滋阴养血；当归为臣，养血活血，补中有行；丹皮为佐，凉血润燥敛阴；甘草调和诸药。全方寓养血、活血、凉血、敛血于一体，共奏滋阴养血、凉血活血、润燥止痒之效。

【方证要点】血虚风燥之瘙痒，症见病程日久或年老血虚，皮肤干燥、脱屑、肥厚、粗糙、苔藓样变，表面有抓痕、血痂、色素沉着，瘙痒剧烈，伴面色萎黄无华、头晕乏力、口干心烦、夜寐不安、大便干结，舌淡红、苔薄白，脉濡细。

【加减变化】瘙痒难以入睡者，加夜交藤 15g，酸枣仁 20g；口干心烦者，加玄参 20g，灯心草 5 扎；夹瘀者，加丹参 25g，桃仁 10g，红花 5g，鸡血藤 20g；湿毒未清、渗液明显者，加白花蛇舌草 15g，川萆薢 15g；大便秘结者，加火麻仁 15g，桃仁 10g。

【使用禁忌】本方主要为血虚风燥证而设，临床上非血虚风燥者则非本方所宜。

【经典案例】

林某，女，51 岁，2005 年 4 月 21 日初诊。

主诉：双手粗糙、增厚、脱屑 2 年余。

现病史：患者 2 年前长期接触清洁剂后出现双手粗糙、增厚、脱屑，时有瘙痒疼痛，冬季加重，曾在当地医院诊治，查真菌阳性（未见报告），予激素、抗真菌药物外用治疗效果欠佳。现症见：双手指间、掌心皮肤粗糙、角化过度、脱屑、皲裂，时有瘙痒疼痛，双足趾间未见脱屑皲裂，纳眠可，二便调。舌淡暗苔白，脉弦细。

西医诊断：手癣。

中医诊断：鹅掌风。

中医辨证：血虚风燥证。

治则：祛风止痒，养血润燥。

处方：养血止痒片（院内制剂，组成：熟地、当归、白芍、丹皮、甘草），及消炎止痒外洗方［苦参、地榆、大黄、大飞扬、地肤子、蛇床子各 30g，荆芥 20g，枯矾（冲）30g，甘草 20g，4 剂，4 日一剂，外洗］，配合派瑞松、复方蛇脂软膏、肤必润混合外用。

16 天后复诊，瘙痒及皮损较前好转，继续用药 1 个月后患者双手皮损痊愈。随访 3 年未复发。

益气固肾方
禤国维经验方

【组成】制首乌、菟丝子、生地、山楂、川芎、山萸肉、枸杞子、墨旱莲、淫羊藿、党参、炙甘草等。

【功效】益气固肾，养血生发。

【主治】本方常用于治疗肾气不足引起的斑秃、脂溢性脱发、产后脱发等。

【组方特色】何首乌、菟丝子二者为君，以补肝肾、填精血、养发生发，《本草纲目》认为何首乌"养血益肝，固精益肾，健筋骨，乌髭发，为滋补良药"，《本草思辨录》云菟丝子"补肾精而主升"，故可上达头面滋养毛发；党参、淫羊藿温阳益气健脾，补后天之本；佐以山茱萸、枸杞子补肝肾，填精髓；川芎、山楂养血活血，开启毛窍；生地、墨旱莲滋阴，防温补太过；炙甘草调和诸药。全方共奏益气固肾，养血生发之效。

【方证要点】肾气不足之脱发，症见病程日久，多有家族史，平素头发枯黄或灰白，发病时头发呈大片均匀脱落，全身毛发尽脱，伴腰膝酸软，耳鸣目眩，遗精滑泄，失眠多梦，畏寒肢冷，舌淡苔薄腻，脉细沉。

【加减变化】头油分泌较多者，加桑叶 10g，绵茵陈 15g 清热利湿祛脂；头晕头痛者，加川芎 10g 或石菖蒲 10g 通窍止痛；大便稀溏者，改何首乌为熟地 15g，减少生地、墨旱莲用量，加芡实 20g，薏苡仁 20g 健脾止泻；腰膝酸软等肝肾不足明显者，加桑寄生 15g，怀牛膝 15g 等；气虚明显者，加太子参 15g，薄盖灵芝 10g。

【使用禁忌】本方主要为肾气不足证而设，临床上非肾气不足者则非本方所宜。

【经典案例】

韩某某，女，32 岁，2004 年 6 月 9 日初诊。

主诉：发现头顶部一指甲大小脱发区 3 天。

现病史：患者近 1 个月来自觉眠差，多梦，甚则失眠。3 天前晨起梳头时发现左侧头顶部有一拇指甲大小脱发区，伴精神萎靡，眩晕耳鸣，腰膝酸软。舌质红，苔少，脉细数。

西医诊断：斑秃。

中医诊断：油风。

中医辨证：肝肾不足证。

治则：补肾养肝。

处方：益气固肾方加减。

蒲公英 30g	桑椹子 15g	女贞子 20g	生甘草 10g
墨旱莲 20g	益母草 15g	生地黄 15g	牡蛎（先煎）30g
土茯苓 20g	布渣叶 10g	菟丝子 20g	酸枣仁 15g
夜交藤 15g	丹参（后下）30g		

14 剂。水煎服，日 1 剂。外搽乌发生发酊及用脂溢洗液外洗。

治疗 14 天后，病情稳定，再守方治疗 1 月半而愈。1 年后随访，未见复发。

滋阴狼疮方

禤国维经验方

【组成】大生地、山萸肉、泽泻、丹皮、茯苓、甘草等。

【功效】滋阴补肾，清热凉血。

【主治】红斑狼疮。

【组方特色】方中重用生地为君药，滋阴清热凉血；臣以山萸肉，补养肝肾，并能涩精；泽泻利湿泻热；丹皮清泄相火，并制山萸肉之温涩；茯苓健脾渗湿，能助脾健运；甘草解毒清热，并能调和诸药。

【方证要点】红斑狼疮之轻度活动期和缓解期，表现为淡红斑，低热或不发热，口干唇燥，五心烦热，头晕乏力，关节疼痛，脱发，大便干结，小便黄赤。舌红，苔黄腻，脉细数。

【加减变化】五心烦热、骨蒸潮热等虚火上炎之象明显者，加知母、黄柏清热泻火；低热不退，加鱼腥草、半边莲清解余毒除湿；腰膝酸软，加牛膝引药下行。

【使用禁忌】本方主要为肝肾阴虚证而设，临床上非肝肾阴虚者则非本方所宜。特别是脾胃虚寒者忌用。

【经典案例】

陈某，女，28岁，2009年2月21日初诊。

主诉：反复面部蝶形红斑伴手指关节疼痛1年余。

现病史：1年前患者两颊部出现对称性红斑，双手指关节游走性酸痛，曾于外院查ANA阳性（滴度1∶320），ds-DNA阳性，诊断为系统性红斑狼疮，曾口服激素治疗，疗效不明显。自觉烦躁、乏力、口苦口干，纳眠可，大便干结，小便调。舌红，苔微黄，脉细数。

西医诊断：系统性红斑狼疮。

中医诊断：红蝴蝶疮。

中医辨证：阴虚火旺证。

治则：滋阴补肾，清热凉血。

处方：滋阴狼疮方加减。

大生地 20g	山萸肉 15g	泽泻 15g	丹皮 15g
茯苓 15g	甘草 10g	青蒿 10g	熟地黄 15g
鸡血藤 20g	怀山药 20g	薄盖灵芝 15g	知母 15g
益母草 15g	蒲公英 20g		

14剂。水煎服，日1剂。

同时口服滋阴狼疮胶囊及激素维持治疗。并嘱其避免日晒，忌食芹菜、黑木耳、蚕豆、豌豆、螺类、菌类等食物。

服药 14 剂，面部蝶形红斑逐渐消退，关节疼痛减轻，但服药后易腹泻，原方减山萸肉，加薏仁肉 15g，芡实 20g。续服 14 剂，面部皮损大部分消退，遗留色素沉着，关节疼痛消失。上方加柴胡 15g，续服 28 天，病情明显好转，复查 ANA 阳性（滴度 1∶100），ds-DNA 弱阳性。以后每月诊查一次，维持治疗。经治疗后，回复正常生活。

培土清心方
陈达灿经验方

【组成】太子参、山药、薏苡仁、连翘、灯心草、淡竹叶、钩藤、牡蛎、甘草等。

【功效】培土清心，祛风止痒。

【主治】特应性皮炎、湿疹属于脾虚心火旺盛型。

【组方特色】本方立方以心脾为要，治皮肤疾病而不拘泥于湿与毒，运用五行生克之精义，用药既有四君子汤之中正平和、健脾培土之义，又有导赤散之清心导赤、泻邪从下之功。方中太子参补益脾胃，培土渗湿；而连翘为疮家圣药，可清心火，又解热毒，正如叶天士谓连翘"辛凉，翘出众草，能升能清，最利幼科，能解小儿六经郁热"，其清心解表之中，有清心透表之力。参、翘二药共奏培土清心之功，为君。淡竹叶、灯心草清心除烦导赤，轻清而能祛实，甘淡而不伤正；薏苡仁、山药平补脾胃，健脾除湿，助君调理心脾，共为臣药。钩藤善清少阴、少阳之火，平肝祛风，治痒；生牡蛎潜阳养阴，重镇安神，同属佐药。甘草调和诸药为使。全方紧扣病机，轻灵平正，清而不伤正，养而不留邪，共奏培土清心、祛风止痒之功。

【方证要点】本方对于脾虚心火型特应性皮炎、湿疹患者最为相宜，具体方证要点如下：

（1）瘙痒明显，烦躁不安。

（2）病情反复发作，皮疹表现为红斑、丘疹、丘疱疹，或伴水疱、渗液。

（3）纳呆、眠差、便溏或便秘。

（4）舌尖红，苔白，脉偏数。

【加减变化】皮疹鲜红者，酌加羚羊角骨、白茅根、金银花；有渗液者，酌加金银花、蒲公英、萆薢、土茯苓；瘙痒明显者，酌加白鲜皮、防风；眠差者，酌加龙齿、珍珠母；纳差者，酌加鸡内金、独脚金；皮疹肥厚，苔藓样变者，酌加白术、苍术、莪术。

【使用禁忌】禁食海鲜，以及生冷、辛辣动风的食物。

【经典案例】

冯某，男，11岁。2015年9月29日初诊。

主诉：全身反复多形皮疹伴瘙痒2年。

现病史：患儿出生后2个月先于颜面部出现红斑，随后皮疹扩散到躯干、四肢，瘙痒剧烈，曾先后在外院诊为"湿疹""特应性皮炎"，给予内服抗过敏药物，外用皮炎平、艾洛松、他克莫司等药物治疗，疗效欠佳，病情反复发作。患者有过敏性鼻炎病史。现症见：颜面、躯干、四肢皮肤红斑、丘疹，部分呈苔藓样变。舌尖红，苔白，脉细。

西医诊断：特应性皮炎。

中医诊断：四弯风。

中医辨证：脾虚心火证。

治则：培土清心。

处方：培土清心方加减。

太子参 15g	茯苓 10g	白术 10g	薏苡仁 20g
山药 15g	连翘 10g	淡竹叶 10g	钩藤 10g
生地 10g	金银花 10g	白茅根 10g	甘草 3g

7剂，水煎内服，日1剂。

外洗方：

金银花 10g	野菊花 10g	海金沙 10g	黄精 10g
甘草 10g			

7剂，水煎外洗，每日1剂。

注意事项：嘱患者外用润肤保湿剂，保持皮肤湿润；忌食海鲜、生冷甜腻之品；穿着纯棉衣物；保持适宜的室内温度、湿度等，避免诱发因素。

复诊：7天后皮肤红斑较前略有减轻，皮肤干燥明显，瘙痒、睡眠改善不显，上方去钩藤、白茅根，加羚羊角骨（先煎）10g，灯心草0.4g，加北沙参，7剂。

三诊：近日皮疹较前增多，睡眠差，烦躁，舌红，舌尖明显，苔白。上方去太子参、北沙参，加白茅根15g，龙齿（先煎）30g，加大灯心草用量为0.5g，14剂。

四诊：病情明显好转，红斑颜色明显变淡，颜面皮疹大部分消退，纳差，上方去羚羊角骨，加太子参20g，鸡内金10g，薏苡仁调整为30g，7剂。逐渐随症加减后病情好转，随访半年未见复发。

芍苓方

银屑灵优化方2号

【组成】赤芍、土茯苓、莪术、乌梅、肿节风。

【功效】活血化瘀消斑，除湿解毒止痒。

【主治】慢性斑块状银屑病。

【组方特色】芍苓方源于国医大师禤国维教授的经验方，经岐黄学者卢传坚教授带领研究团队多年潜心研究优化而成。方中以赤芍、土茯苓为君。赤芍味酸苦、性寒而归肝经，功能祛瘀凉血消斑，《神农本草经》中谓其有"除血痹、破坚积、通顺血脉、散恶血、逐贼血"等功效，尤妙在其味酸能收，味苦能泄，破而不泄，活血而不伤血，又有养营血之功；土茯苓味甘淡，性平，入肝、胃经，功能健脾化湿、善祛皮肤湿毒而止痒，与赤芍共为君药。

本方以莪术为臣药，莪术味辛苦，性温，归肝、脾经，本草古籍中谓其"破气中之血"，为治疗血瘀的专用药。《本草述钩元》中称莪术"既入气药而发诸香，则能疏阳气以达于阴血，阴血达而气乃益畅"，意为莪术能入血破血，而其气香性温则又有助于行气，故化瘀兼能行气，既能治血瘀之果又兼治血瘀之因，既助赤芍祛瘀消斑，又制约其寒凉之性为臣药。以乌梅为佐药，乌梅味酸涩、性平，归肝、脾、肺、大肠经，得梅树于冬燥之时善吸雪水以自濡的特性，为摄气生津之要品，最能润燥，用以辅助君臣药，解决银屑病血瘀不润则化燥引起的干燥、瘙痒等次症。以肿节风为使药，肿节风又名九节茶，味苦、辛，性平，归心、肝经，功效活血消斑通络，该药善入血分而活血消斑，其味苦中带辛，又有走表之能，故引诸药直达皮肤病所，是为使药。

全方共奏活血化瘀消斑、除湿解毒止痒之功效，以"化瘀而不耗血，养血而不助湿"为组方特点。

【方证要点】本方适用于银屑病中偏于血瘀证的患者。其主症表现包括以下三条：①皮损颜色暗红或紫暗；②皮损斑块肥厚，浸润明显；③舌紫暗、暗红或有瘀斑、瘀点。同时兼见以下次症：①鳞屑附着紧，不易剥除；②唇、甲色暗；③妇女月经见痛经、色暗或夹血块；④苔薄白；⑤脉涩或细缓；⑥处于静止期。

【加减变化】如见皮损色偏鲜红者，可加入凉血之紫草、牡丹皮等；皮损肥厚而舌象瘀暗明显者，可适当加入活血化瘀之川芎、香附等；如皮损虽瘀暗但皮肤干燥亦明显，可适当加入当归、熟地、黄精等以养血润燥。

【使用禁忌】平素便烂不成形，中气虚寒者不宜用。服此方时禁食荤腥海味或辛辣动风的食物，孕妇慎用，儿童与老年人酌情减量。

【经典案例】

王某，女，38岁，2014年11月6日初诊。

主诉：反复躯干、四肢红斑鳞屑10余年，加重1年。

现病史：患者于10余年前开始出现四肢、躯干红斑伴有鳞屑，曾间断使用激素药膏2年，期间控制情况尚可，但停药后易反复。亦曾口服阿维A等药物但不能耐受，为求中医治疗前来我院就诊。现全身大片红斑鳞屑，皮肤灼热感，纳眠可，二便调，口干喜饮，无口苦，冬季畏寒，无关节疼痛等不适。现四肢、躯干大片红斑基础上覆盖鳞屑，超过体表面积的90%，皮损颜色鲜红，有点状出血现象。舌暗胖苔薄白，脉稍沉。

西医诊断：红皮型银屑病。

中医诊断：白疕。

中医辨证：血瘀夹湿，血虚化燥证。

治则：化瘀利湿，养血润燥。

处方：芍苓方加减。

赤芍 10g	乌梅 15g	莪术 10g	紫草 10g
肿节风 15g	土茯苓 15g	甘草 5g	熟地黄 15g
牡丹皮 15g	丹参 15g	蛇床子 10g	

14剂。水煎服，日1剂。

外用复方尿素软膏。

复诊：服上方14剂后，皮损较前变薄，瘙痒减轻，纳眠可，二便调，口干喜饮，无口苦，舌脉同前，守方继续治疗。

三诊：患者诉服药1月余后皮损消退明显，病情稳定1年未见明显波动。近期复发，现仍见躯干、四肢散在红斑丘疹，部分融合成片，皮损颜色暗红，上覆薄层鳞屑，局部干燥，少许瘙痒。口干喜饮，无口苦，纳眠可，二便调，舌淡暗苔薄白，脉偏沉。于原方基础上加入白鲜皮以加强止痒，加入三棱以助化瘀。外用复方尿素软膏及院内制剂消炎止痒洗剂。

逐渐随症加减后大部分皮损已消退，以遗留色素沉着及少许淡红斑为主。

滋阴清肝消痤汤
范瑞强经验方

【组成】柴胡、郁金、女贞子、墨旱莲、丹参、生地黄、鱼腥草、牡丹皮、泽泻、茯苓、连翘、茵陈、山药、甘草等。

【功效】清肝凉血，滋阴补肾。

【主治】寻常痤疮、脂溢性皮炎、毛囊炎。主要用于阴虚内热证的寻常痤疮、脂溢性皮炎、毛囊炎等，亦适用于非月经期的女性寻常痤疮。

【组方特色】本方是范瑞强教授以二至丸合六味地黄丸为基础化裁的经验方。非月经期以阳生为特点，具有生发向上的特性，容易化热火旺，因而治法上以清肝凉血为主，滋阴补肾为辅。方中柴胡、郁金、丹参、牡丹皮清肝凉血为君药，女贞子、墨旱莲、生地黄、茯苓、山药滋肾健脾为臣药，泽泻、鱼腥草、茵陈、连翘清热利湿解毒为佐药，甘草调和诸药为使药。全方清补相兼，以泻为主，以补为辅，以达到热毒祛、气血通、冲任调而肝肾阴血不损的效果。

针对月经期的女性寻常痤疮，由于月经期为重阳化阴、冲任满盈而溢的时段，阴血下聚于胞宫，阳热虚火浮越于上而致经前痤疮皮损增多、加重，因而治疗上以滋补肾阴为主，清肝凉血为辅。在原方基础上将生地黄改为熟地黄，加上白芍、益母草以养血调经，香附以理气解郁调经，盐山萸肉以补肾滋阴，去泽泻、鱼腥草、茵陈、连翘等寒凉药。

【方证要点】本方适用于阴虚内热型寻常痤疮、脂溢性皮炎、毛囊炎等毛囊附属器疾病。对于冲任不调型女性寻常痤疮分非月经期和月经期进行周期疗法。阳虚证者不宜用。具体方证要点如下：

（1）慢性病程。

（2）皮损反复发作，女性患者皮损多于月经前加重。

（3）女性患者合并月经失调，或月经量偏少、痛经等。

（4）舌红，苔黄或微腻，脉弦细。

【加减变化】大便偏稀烂、苔黄腻夹有湿热者，去墨旱莲，加厚朴、藿香、薏苡仁化湿清热；阴虚内热之象较轻，或月经量少者，去墨旱莲，加白芍，生地改为熟地增强补肝肾、养阴血的功效；伴有结节、囊肿者，加桔梗、浙贝、莪术消肿散结；失眠烦躁者，加百合、合欢皮，茯苓改为茯神以宁心安神。

【使用禁忌】服药期间忌食牛肉、羊肉、狗肉、辣椒、酒等温热、辛辣食物及榴莲、芒果、菠萝等湿热之品。

【经典案例】

李某，女，22岁，2018年3月初诊。

主诉：面部反复起红斑、丘疹、脓疱、结节5年余。

现病史：患者5年前开始面部起红色丘疹、脓疱、粉刺，在当地多家医院治疗，皮疹反复发作，时好时坏。近1个月来面部皮疹增多，下颌、口周较多脓疱、小结节。遂到我院皮肤科门诊就诊。症见：面部密集粉刺，散在丘疹、脓疱、小结节，以口周、下颌为甚，口干，偶有口腔溃疡，胃纳可，多梦，二便调。月经后期，痛经，量中，末次月经（LMP）2月3日。舌质红，苔黄微腻。脉弦细。

西医诊断：痤疮。

中医诊断：肺风粉刺。

中医辨证：阴虚内热证。

治则：清肝凉血，滋阴清热。

处方：滋阴清肝消痤汤加减。

女贞子 15g	墨旱莲 15g	生地 15g	牡丹皮 15g
连翘 15g	丹参 20g	柴胡 15g	郁金 15g
盐山萸肉 15g	赤芍 15g	香附 15g	桑叶 15g
茯苓 20g	甘草 5g		

外用四黄消炎洗剂、夫西地酸乳膏。

服药 7 剂后大部分脓疱消退，结节减少，仍有较多粉刺、丘疹，皮疹颜色变暗。口干，无口腔溃疡，大便偏稀，小便调，舌红，苔微腻黄，脉弦细。3月12日月经来潮，有痛经，量偏少。予在原方基础上去丹参、桑叶、生地、赤芍、墨旱莲，加熟地、益母草、山药、白芍。服 7 剂，面部皮疹逐渐减轻，以粉刺、丘疹为主，数个小结节，无脓疱，部分消退后遗留色素沉着，月经已干净。予在前方基础上去益母草、香附，续服 14 天巩固治疗。

萆薢渗湿汤

【组成】萆薢 15g，薏苡仁 20g，黄柏 15g，茯苓 20g，牡丹皮 15g，泽泻 15g，滑石 15g，通草 10g。

【功效】清热利湿。

【主治】湿热下注之臁疮、漏蹄等证，以及下肢湿疹、接触性皮炎、足癣、癣菌疹、血管炎、外阴阴道念珠菌病等。

【组方特色】本方出自清代高秉钧的《疡科心得集》，方中萆薢利水，分清化浊，为君药。薏苡仁利水渗湿，泽泻渗湿泄热，茯苓分利湿热，滑石利水通淋，通草清热利水，共为佐药，使下焦湿热自小便排除。再配以清热凉血、活血化瘀的牡丹皮；清膀胱湿热、泻肾经相火、解毒疗疮的黄柏，以加强清利湿热的效力。全方共奏导湿下行、清热利水的功效。

【方证要点】本方主治湿热下注，或风湿热，或湿热毒证。对于虚寒体质、脾胃亏虚者不宜用。不适合孕妇、哺乳期妇女使用。具体方证要点如下：

（1）急性发病期，或慢性病急性发作，邪气盛者。

（2）下肢渗出性皮损，肢体浮肿、潮红肿痛。

（3）女性合并带下增多、色黄。

（4）尿黄，大便烂、黏滞不畅。

（5）舌红，苔黄腻，脉弦或数。

【加减变化】渗出较多者，加茵陈、苍术、苦参清热燥湿；瘙痒明显者，加蒺藜、徐长卿、白鲜皮祛风解毒止痒；下肢丹毒，常合用五味消毒饮；下肢溃疡，常加用毛冬青、积雪草以解毒消肿，黄芪以益气生肌，当归以养血；口干口苦、小便赤热者，加败酱草、车前草、龙胆草以清肝胆湿热；腹胀、纳差者，加白术、陈皮以健脾理气。

【使用禁忌】服药期间忌食肥甘厚腻、辛辣、牛羊肉等，以及榴莲、芒果、菠萝等湿热之品，戒烟酒。

【经典案例】

夏某，女，27岁，2015年8月初诊。

主诉：反复白带量多伴外阴瘙痒2年余。

现病史：患者2013年6月开始出现白带增多，色黄呈脓性或黏稠，伴臭味。经常自觉外阴坠胀，灼热疼痛，伴外阴瘙痒。先后在外院就诊，诊断为"外阴阴道念珠菌病"，给予抗真菌药物治疗后时有好转，但仍多次复发，每年发作4~6次。现为求进一步系统治疗，到我院皮肤科门诊就诊。现症见：患者神清，精神稍疲倦，白带多、色黄、伴臭味，下腹、外阴坠胀感，夜间外阴瘙痒明显，纳眠差，大便溏，小便黄。舌淡红，苔黄白微腻，脉细。

西医诊断：复发性外阴阴道念珠菌病。

中医诊断：阴痒。

中医辨证：脾虚湿热下注证。

治则：清热利湿，杀虫止痒，佐以健脾。

处方：萆薢渗湿汤加减。

粉萆薢 15g	薏苡仁 20g	黄柏 10g	茯苓 20g
牡丹皮 10g	通草 10g	滑石 15g	甘草 10g
白术 15g	砂仁（后下）5g		

外用香莲外洗液，稀释后坐盆或淋洗。

服药14剂后，患者白带量较前减少、色白，外阴瘙痒减轻，下腹仍有坠胀感，胃纳改善，睡眠一般，大便偏烂，小便调。舌淡红，苔薄黄，脉细。月经来潮。予在原方基础上去黄柏、通草、滑石，加益母草。服药7剂后，患者白带量恢复正常、无异味，外阴瘙痒基本缓解，下腹坠胀感消失，纳眠可，二便调，小便调。舌淡红，苔薄黄，脉细。月经已干净。予上方去益母草、香附，加山药、陈皮。续服本方14剂以巩固疗效。随后半年内非月经期以三诊方、月经期以二诊方为基础酌情加减治疗，病情稳定无复发。

三术汤
陈达灿经验方

【组成】白术、苍术、莪术。

【功效】健脾燥湿，活血通络，软坚散结。

【主治】银屑病、结节性痒疹、神经性皮炎、慢性湿疹等。

【组方特色】三术汤为陈达灿教授的自拟处方，采用此方加减治疗肥厚性皮肤病，效果显著。方中白术健脾化湿，配以苍术燥湿运脾，两者共奏健脾除湿之效，消除顽湿之本，相得益彰，标本同治。正如《本草崇原》谓："凡欲补脾则用白术，凡欲运脾则用苍术，欲补运相兼则相兼而用，如补多运少则白术多而苍术少，运多补少则苍术多而白术少，品虽有二，实则一也。"然顽固性皮肤病多日久顽固，瘀结较重，配伍莪术以破血行瘀，三术共用，起到健脾燥湿、活血化瘀、软坚散结之功。

【方证要点】稳定期银屑病、结节性痒疹、神经性皮炎、慢性湿疹等病程缠绵难愈、皮损色泽暗淡、肥厚、苔藓样变的慢性皮肤病。

【加减变化】血热者，加生地、丹参、茜草凉血祛瘀；若湿热较重者，加炒栀子、绵茵陈、地肤子等药物以清热利湿；若瘙痒剧烈，致心神不宁、睡眠欠佳者，酌加珍珠母、龙齿等重镇安神；脾虚明显者，加茯苓、炒薏苡仁加强健脾之功。

【使用禁忌】体质虚弱者慎用。

【经典案例】

冯某某，男，53岁，2016年12月13日初诊。

主诉：肘部、小腿及背部皮肤肥厚伴瘙痒6年。

现病史：6年前患者因炒股熬夜及精神紧张后，双侧肘部及手背出现红斑、丘疹，瘙痒明显，随后背部及双下肢出现同样皮疹，曾先后在多家医院诊治，内服、外用多种药物（具体不详）疗效不显，遂前来就诊。现症见：双侧肘部伸侧及双手背肥厚皮疹，背部、双小腿散在褐色肥厚斑块、多角形扁平丘疹，皮疹呈褐色。皮疹干燥，少许皲裂，瘙痒。胃纳可，偶有反酸，二便调，眠欠佳。舌暗红，苔黄腻，脉弦。

西医诊断：泛发性神经性皮炎。

中医诊断：牛皮癣。

中医辨证：脾虚湿瘀互结证。

治则：健脾燥湿，祛瘀止痒。

处方：

白术 15g	苍术 10g	莪术 15g	生地 20g
炒栀子 10g	白鲜皮 20g	丹皮 15g	槐花 15g
丹参 15g	白芍 15g	赤芍 15g	龙齿（先煎）30g

海螵蛸（先煎）30g

7剂，水煎服，每日1剂。

其他治疗：配合刺络拔罐法（大椎、肺俞、膈俞、脾俞、肝俞）；手背肥厚皮疹处用火针治疗。

复诊：7天后手背及四肢肥厚皮疹较前变薄，皲裂较前好转，瘙痒减轻，大便偏稀，舌暗，苔黄腻，脉弦。槐花改为槐花炭，去白芍，加紫苏梗15g，绵茵陈15g。

三诊：再服用上方7剂后，手背及四肢肥厚皮疹较前明显变薄、变软，睡眠好转，大便偏稀，舌暗苔白腻，脉弦。上方去生地，加徐长卿，经治疗病情好转。

白癜风方
陈达灿经验方

【组成】女贞子、墨旱莲、何首乌、黄芪、白术、补骨脂、白芷、防风、白蒺藜、牡蛎、甘草等。

【功效】补益肝肾，调和气血，温肾补阳。

【主治】白癜风。

【组方特色】本方为陈达灿教授治疗白癜风的自创方。方中二至丸滋阴补肾；补骨脂温肾补阳、温通经脉，与二至丸配伍调节阴阳平衡；玉屏风散卫外固表，何首乌补益精血，二者配伍调和气血；防风、白蒺藜、白芷疏散内外风邪，配伍牡蛎，散中有收。诸药配伍，共奏补益肝肾、调和气血、温肾补阳之功。

【方证要点】肝肾亏虚、气血不和型白癜风。症见腰膝酸软，皮肤干燥，头昏眼花，乏力，自汗，少言懒语等。

【加减变化】皮损进展期可侧重祛风、清热、利湿、收敛，加选白鲜皮、绵茵陈、川萆薢、乌梅；眠差者，可选龙齿、珍珠母、百合、合欢皮、合欢花等。小儿肝常有余，脾常不足，健脾益气选四君子汤之类，祛风常选钩藤、白蒺藜等。女性患者月经经前加强通经活络，选用丹参、鸡血藤、赤芍等；经期注意选用疏肝平肝之品，如郁金、白芍、合欢皮等；经后着重补肾养血，加用菟丝子、熟地、黄精等药物。根据发病部位选用引经药物，如颜面部选用白芷、葛根、羌活等；发于上肢加桑枝、忍冬藤等，发于肢端加丝瓜络、鸡血藤，发于下肢加牛膝、萆薢等药物。

【使用禁忌】服药期间忌生冷、油腻、辛辣之品，保持心情舒畅，减少精神刺激。

【经典案例】

饶某，男，40岁，2000年5月8日初诊。

主诉：眼睑、颈、背部起白斑半年。

现病史：半年前无明显诱因于眼睑、颈、背部起白斑，并逐渐增多，曾于外院多次就诊，诊断为"白癜风"，采用内服、外用药物治疗未见明显疗效（具体用药不详）。现症见：眼睑、颈、背部散见约 2cm×2cm 大小圆形、卵圆形瓷白斑，边缘见色素沉着。纳可，眠差，二便调。舌淡红，苔薄白，脉细。

西医诊断：白癜风。

中医诊断：白驳风。

中医辨证：肝肾不足，气血不和，血不养肤。

治则：补肾养血祛风。

处方：二至丸合玉屏风散加减。

女贞子 15g	墨旱莲 15g	黄芪 30g	白术 12g
防风 15g	淫羊藿 10g	刺蒺藜 15g	麦冬 12g
山药 30g	菟丝子 20g	甘草 5g	

14剂，水煎服，每日1剂。

饮食调护：嘱患者清淡饮食，忌生冷、油腻、辛辣之品，保持心情舒畅，减少精神刺激。

患者每隔1周复诊一次，均以上方为基本方调整，以桑寄生、山萸肉等补益肝肾，以牡蛎、珍珠母等潜镇安神，以丹参、赤芍、自然铜、赤芍、丹皮等活血，以玉竹、麦冬等养胃阴，以补骨脂、白芷增强光感，恢复白斑色素。患者服用中药的同时，加服金水宝、金施尔康，外用白蚀酊，嘱患者注意日常生活调理。治疗9个月后白斑基本恢复到正常肤色，停药后随访3年，未见复发。

尿路清方

陈达灿经验方

【组成】白花蛇舌草、土茯苓、地肤子、黄柏、积雪草、黄芪、墨旱莲等。

【功效】清热解毒、补肾通淋、健脾化浊。

【主治】湿毒稽留、脾肾亏虚、膀胱气化失司、水道不利之生殖道沙眼衣原体、支原体感染。

【组方特色】尿路清方是陈达灿教授的原创方剂，目前已成为广东省中医院院内制剂。白花蛇舌草甘淡利尿，清热解毒，其性下行，功专利水，清膀胱湿热，善于入络搜剔无形之蕴毒，为君药。土茯苓解毒利尿，利湿祛浊，《滇南本草》载其"治五淋白浊，兼治杨梅疮毒……"黄柏、积雪草苦寒降泄，善走下焦，能行十二经脉，通腠理，利九窍，清下焦湿热而利水通淋，主治湿热下注、小便淋沥不畅、尿道灼痛等症，《医学启源》载黄柏可"泻膀胱龙火，利经小便……"上三药共为臣药。黄芪、墨旱莲共为佐药。黄芪益气实卫，补气通阳，温三焦，壮脾阳，利水消肿，取"劳者温之"之意，本品味甘性温，以防苦寒之品攻泻太过；墨旱莲甘酸寒，益精养阴凉血。白花蛇舌草、土茯苓、黄柏、积雪草等性寒味苦，以降为重，黄芪以升为主。诸药相伍，温寒并用，升降调和。墨旱莲又补益肝肾、滋阴泻热，使方中清利而无伤阴之弊，利尿通淋之功益彰而苦寒不太过。地肤子引药入膀胱，兼以清热利水。全方诸药相配，攻补兼施，清补兼用，平淡甘和，不燥不寒，泻中有补，寓补于泻，相辅相成，共奏其效。

【方证要点】症见尿道口微红，或伴少许分泌物，腰酸，易困倦，小便频，尿不尽感，尿道痒痛不适，可伴口干。舌淡红，舌体胖大，边有齿痕，苔微黄腻，脉弦细。

【加减变化】兼有肝郁，选用白芍、橘核、荔枝核、枳壳、川楝子、郁金等；脾虚则加用四君子汤及芡实、炒扁豆、陈皮；肾气亏酌加杜仲、牛膝、菟丝子、金樱子、山萸肉、五味子等；尿涩痛明显者，加琥珀末、木通；大便干结，加大黄。

【使用禁忌】非湿热下注者忌用。

【经典案例】

陈某，男，36岁，2016年3月9日初诊。

主诉：排尿不适、尿道口有分泌物2月余。

现病史：患者于2个月前自觉尿道刺痒，排尿时轻微疼痛，尿道口有分泌物黏着，无明显尿频、尿急。在外院查尿常规正常，衣原体抗原（CT-Ag）检测、淋球菌培养为阴性，支原体培养+药敏发现解脲支原体（Uu）阳性，诊断为"非淋菌性尿道炎"，服用敏感抗生素后复查Uu阴性，但仍反复出现排尿不尽感，自诉发病前2周有不洁性交史。现症见：尿道口微红，少许分泌物。伴口干口苦，时觉腰酸，易困倦，胃纳欠佳，大便稀烂。舌质淡红，舌体胖大，边有齿印，苔微黄腻，脉弦细。

西医诊断：生殖道支原体感染。

中医诊断：溺浊。

中医辨证：脾肾亏虚，湿热下注。

治则：健脾补肾，清热通淋。

处方：尿路清方加减。

怀牛膝 15g	白花蛇舌草 15g	土茯苓 20g	积雪草 15g
车前子 15g	黄柏 10g	泽泻 10g	黄芪 15g
山药 20g	地肤子 10g	甘草 5g	

7剂，水煎服，每日1剂。

复诊：前症减轻，无排尿不适及口干口苦，仍觉腰酸、思睡，食欲不振，大便烂。舌质淡红，舌体胖大，边有齿印，苔白，脉细。此时属脾虚湿阻，以健脾祛湿为治则。

处方：参苓白术散合无比山药丸加减。

党参 15g	茯苓 15g	白术 15g	山药 20g
薏苡仁 20g	白扁豆 15g	莲子 15g	泽泻 10g
菟丝子 15g	山萸肉 10g	怀牛膝 15g	炙甘草 10g
砂仁（后下）10g			

7剂，水煎服，每日1剂。

7天后病情明显好转，腰酸、困倦减轻，食欲改善；纳可，大便成形。

解毒滋阴方
陈达灿经验方

【组成】女贞子、墨旱莲、山药、青蒿、防风、白蒺藜、桑叶、牡蛎、羚羊角骨、芦根、白术、生地等。

【功效】滋阴清热，解毒凉血，祛风止痒。

【主治】激素依赖性皮炎慢性迁延期辨证属阴虚内热者。

【组方特色】本方为陈达灿教授运用解毒法治疗皮肤病的代表方之一。方中女贞子、墨旱莲、青蒿清热透邪，凉血解毒；羚羊角骨、生地解毒凉血退斑；防风、白蒺藜、桑叶祛风清热止痒，配伍牡蛎收敛固摄以免发散太过，且牡蛎有引热下行之功；芦根清热生津，除烦透表；白蒺藜、桑叶兼有疏肝之功，可缓解病程缠绵带来的焦虑、抑郁等不良情绪；白术配伍防风益卫御风固表，标本兼治。

【方证要点】症见皮肤潮红，局部皮肤干燥，毛细血管轻微扩张，紧绷感，少许色素沉着，皮肤瘙痒，伴心烦、口干，午后尤甚，舌红有齿痕、少津，脉细。

【加减变化】脾虚者，加太子参、茯苓；色素沉着者，加田七末冲服；眠差者，加龙齿（先煎）。

【使用禁忌】非阴虚内热者忌用。

【经典案例】

刘某某，女，32 岁，2011 年 7 月 19 日初诊。

主诉：面部潮红伴瘙痒 3 个月。

现病史：患者既往"脂溢性皮炎"病史，曾先后间断使用皮炎平、皮康霜、艾洛松等药膏外涂治疗 3 个月，外用后皮疹可好转，停药复发，面部皮肤对气候变化敏感。现症见：皮肤潮红，局部皮肤干燥，毛细血管轻微扩张、紧绷感，少许色素沉着，瘙痒，伴心烦、口干，午后尤甚。胃纳可，二便调，眠可。舌红有齿痕，少津，脉细。

西医诊断：激素依赖性皮炎。

中医诊断：中药毒。

中医辨证：阴虚内热证。

治则：滋阴清热，疏风止痒。

处方：女贞子 15g 　　墨旱莲 15g 　　山药 20g 　　　生地 15g
　　　青蒿（后下）10g 芦根 20g 　　防风 15g 　　　桑叶 10g
　　　白蒺藜 15g 　　白术 15g 　　羚羊角骨（先煎）15g
　　　牡蛎（先煎）30g 甘草 5g

7 剂，水煎服，每日 1 剂。

嘱患者停用激素药膏，上方加减治疗 4 周后皮疹颜色明显变淡，瘙痒、烦躁减轻。继续随症加减治疗 2 周皮疹消退，随后去羚羊角骨，加太子参等健脾益气养阴之品巩固疗效。

解毒祛疣汤
陈达灿经验方

【组成】板蓝根、木贼、香附、马齿苋、赤芍、薏苡仁等。

【功效】疏肝活血，解毒祛湿，消结祛疣。

【主治】掌跖多发性疣。

【组方特色】本方为陈达灿教授以解毒法治疗疣类皮肤病的代表方之一。方中木贼疏风泄热，可祛除肝经风热之邪，对病毒有抑制作用；香附疏肝理气，可疏通肝经之气；板蓝根、马齿苋清热解毒之功；赤芍活血散瘀；薏苡仁健脾利湿、清热解毒。诸药合用，攻补兼施，起到疏肝活血、解毒祛湿、消结祛疣之功。

本方可内服兼外洗。每剂药水煎 2 次，早晚分服。第 3 煎药液加入枯矾溶解后泡洗，温度宜控制在 40~45℃（于不同部位外洗时，水温的控制以不烫伤皮肤为度），每日 1 次，每次 20 分钟；若是温度下降，需要继续加热。

【方证要点】症见手掌、足底散在淡黄色角化性丘疹，表面粗糙、界限清楚，挤压后疼痛明显。

【加减变化】正虚者可加黄芪、薄盖灵芝。

【使用禁忌】体质虚寒者慎内服。

【经典案例】

江某某，男，12 岁，2015 年 10 月 10 日初诊。

主诉：双足底起较多淡黄色角化性丘疹半年。

现病史：患儿半年前开始于双足底起散在的淡黄色角化性丘疹，表面粗糙、界限清楚，挤压后疼痛明显。患儿家属未予重视，其后皮疹逐渐增多，遂前来就诊。现症见：双足底散在较多淡黄色角化性丘疹，表面粗糙、界限清楚，挤压后疼痛明显。纳眠可，二便调。舌淡红苔微黄腻，脉滑。

西医诊断：跖疣。

中医诊断：跖瘊。

中医辨证：湿热下注型。

治则：清热解毒，消肿杀虫散结。

外用方：

板蓝根 30g	大青叶 30g	山豆根 30g	木贼 15g
蜂房 10g	枯矾 10g	野菊花 30g	

水煎至 1000ml，浸泡双足，每日 1 次，每次 20 分钟。共 14 剂。

14 天后患儿双足底疣体较前明显变小，疼痛减轻，维持上述治疗方案 2 周后，皮疹大部分消退。

香莲外洗液
范瑞强经验方

【组成】丁香、黄连、藿香、龙胆草、百部等。

【功效】清热燥湿，杀虫止痒。

【主治】可用于酵母菌如念珠菌导致的皮肤黏膜的真菌性疾病，如复发性外阴阴道念珠菌病，也可用于细菌和滴虫性阴道炎及其他外阴感染所致的瘙痒性疾病。

【组方特色】丁香芳香除湿，黄连苦寒燥湿、杀虫止痒共为君药；藿香气味芳香、避秽化浊，龙胆草善清肝胆下焦湿热，百部杀虫止痒，共为臣药。诸药合而外用，共奏清热燥湿、解毒除癣、杀虫止痒之功。

【方证要点】外阴疾病症见阴部瘙痒，带下色黄、质稠、量多，兼有头身困重、口干纳呆、胸满痞闷、便溏不爽等。

【加减变化】本方为外洗方，已制成院内制剂使用。

【使用禁忌】对本品过敏者禁用。

【经典案例】

李某，男，47 岁，2015 年 4 月初诊。

主诉：双足底水疱、鳞屑伴瘙痒 3 周。

现病史：患者于 2015 年 3 月涉水后开始出现双足底水疱，瘙痒明显，自行外用达克宁，症状缓解不明显。为求进一步诊治，求治于范瑞强教授门诊。来诊时，患者双足底多发水疱，疱壁紧张，抓破后滋水外渗，水疱干涸脱皮，留下环状鳞屑，瘙痒剧烈；神清，精神稍疲倦，纳眠可，大便干。舌红，苔黄腻，脉弦。

西医诊断：足癣。

中医诊断：脚湿气。

中医辨证：湿热下注，兼有风邪。

治则：清热除湿，消风止痒。

处方：外用香莲外洗液（1∶10 稀释）后浸泡双足，每天 1 次，每次 20 分钟；外搽抗真菌乳膏，每天 2 次。

用上药 7 天后，水疱明显减少，少许鳞屑，瘙痒减轻；再用 14 天后，皮疹大部分消退，瘙痒不甚。

第五章

流派特色技法

一、截根疗法

【作用】止痒。

【材料】安尔碘或75%乙醇，三棱针，消毒纱块，胶布，普鲁卡因或利多卡因，手术刀，持针器，三角皮肤缝合针。

【操作步骤】

（1）选穴：可根据辨证选用有关穴位，一般以背部穴位为主。阴囊及女性外阴瘙痒，取肾俞、关元、长强穴；肛门瘙痒，取长强、大肠俞、腰俞、承山穴等；或在上起第7颈椎棘突平面、下至第5腰椎两侧至腋后线的范围内，找明显压痛点或找针头大、略带光泽的丘疹2个做挑治点，亦可在靠近皮损部任选2~3个点做挑治点。

（2）操作方法：取卧位，充分暴露挑刺部位，常规消毒，用三棱针把挑刺部位表皮纵行挑破0.3~0.5cm，然后自表皮下刺入，挑出白色纤维样物，并把其挑断，一般挑断5~10根即可，用消毒纱块覆盖，胶布固定，每周1次。3次为1个疗程。或常规消毒后，以0.5%~1%普鲁卡因0.5ml，于挑治部位注射一皮丘，然后用手术刀横切开皮丘表皮面约0.5cm，以微出血、划破表皮为度，用持针器夹弯三角皮肤缝合针，刺入表皮下，挑起白色纤维样物，适当上下左右牵拉数次后把其拉断，一般拉断5~10根即可。消毒后，用消毒纱块覆盖，胶布固定，每周1次，3次为1个疗程。

【技术要领】用三棱针把挑刺部位表皮纵行挑破0.3~0.5cm，然后自表皮下刺入，挑出白色纤维样物，并把其挑断。

【适应证】肛门瘙痒、外阴瘙痒、神经性皮炎、慢性湿疹、慢性荨麻疹等。

【禁忌证】普鲁卡因过敏者不宜用普鲁卡因做局部封闭。孕妇、严重心脏病和身体过度虚弱者、有瘢痕体质者慎用。

【环境条件】宜在无菌环境下操作。

二、划痕疗法

【作用】化瘀，止痒。

【材料】安尔碘或75%乙醇，手术刀片，消毒纱布块，枯矾粉，胶布。

【操作步骤】先按常规消毒患处，然后术者以手术刀片尖端于皮疹的外缘做点状划痕一周，刀痕长约0.5cm，每刀相隔0.2cm，然后再在皮损范围内，沿皮纹方向划满刀痕，每条刀痕相隔为0.2cm，刀痕深度以划破真皮浅层有血清渗出，或少量血液渗出即可。拭干血迹后，外撒枯矾粉，用消毒纱布块轻揉1~2

分钟，然后用消毒纱布块覆盖，胶布固定，5~7日换一次。7~10次为1个疗程。

【技术要领】沿皮纹方向划满刀痕，每条刀痕相隔0.2cm，刀痕深度以划破真皮浅层有血清渗出，或少量血液渗出即可。

【适应证】局限性神经性皮炎、原发性皮肤淀粉样变、慢性湿疹。

【禁忌证】面部、颈部和急性皮肤病不宜用，有瘢痕体质者不宜用。

【环境条件】宜在无菌环境下操作。

三、中药吹烘疗法

【作用】活血化瘀止痒。

【材料】金粟兰酊、入地金牛酊、硫黄膏，或青黛膏，纱布，神灯或电吹风筒。

【操作步骤】首先根据病情选用不同的制剂，如慢性湿疹用10%金粟兰酊纱布；带状疱疹用入地金牛酊或金粟兰酊纱布；指掌角化症、皲裂型手足癣、皮肤淀粉样变用10%~25%硫黄膏；湿疹用青黛膏。操作时，把药膏涂于患处，或将药液浸透之纱布块敷于患处，然后用电吹风筒的热风吹其上，或用神灯照烘，每次10~20分钟。在吹烘时，可再加药，根据病情，1~3天治疗一次。

【技术要领】把药膏涂于患处，或将药液浸透之纱布块敷于患处，然后用电吹风筒的热风吹其上，或用神灯照烘。注意调节电吹风筒或神灯的距离，以患者感觉舒适为宜，防止引起皮肤灼伤。

【适应证】进行性指掌角皮症、掌跖角皮症、皲裂型手足癣、慢性湿疹、带状疱疹、皮肤淀粉样变等。

【禁忌证】不配合者禁用。

【环境条件】无特殊要求。

四、梅花针疗法

【作用】活血化瘀，通络止痛。

【材料】梅花针，安尔碘或75%乙醇。

【操作步骤】

（1）选穴部位：多以阿是穴（病变处），或循经取穴，或寻找病变处或附近或经络循行部位的结节、条索处等为治疗点。

（2）选好治疗部位后，按常规消毒，用弹刺法，以手腕弹力上下叩打，每次5~10分钟，每日1次。

【技术要领】用力宜轻而匀，以不出血或微出血为度。

【适应证】斑秃、脂溢性脱发、神经性皮炎、原发性皮肤淀粉样变、慢性湿疹、痒疹、银屑病、瘙痒症等。

【禁忌证】凡皮肤红肿、糜烂、溃疡者不宜用，黏膜部位不宜用。

【环境条件】宜在无菌环境下操作。

五、穴位注射法

【作用】通经活络。

【材料】7号注射器，药液（如丹参注射液），棉签，安尔碘或75%乙醇。

【操作步骤】按病辨证选穴选药，常选用足三里、曲池、血海、肾俞、肝俞等穴。操作方法：选取穴位后，皮肤按常规消毒，用7号注射器吸入药液（每穴以0.5~1ml为宜），对准穴位快速刺入皮下，然后缓慢行进至适当深度，做小幅度提插，至"得气"（觉明显胀痛、酸麻感）时，回抽无血后，将药液注入。注入速度可根据病情治疗的需要，实证注入宜速、虚证注入宜缓。隔2~5日治疗1次，5~10次为1个疗程。

【技术要领】

（1）选用药物时要注意药物的致敏性，出现药物过敏者，轻者可按一般过敏性皮炎处理，出现严重休克者应按过敏性休克诊疗常规处理。

（2）严格执行无菌操作，注射器针头应用一次性用品，注射部位严密消毒。

（3）注射前让患者选择自觉舒适的体位，多取坐、卧位，以减少晕针、断针、弯针等情况的发生。

（4）出现晕针时应立即停止针刺，将针拔出，让患者平卧，注意保暖，轻者仰卧片刻，予温开水或糖水后即可恢复正常。重者在上述处理基础上，可刺人中、素髎、足三里，灸百会、关元、气海等穴，即可恢复。若仍不省人事，呼吸细微，脉细弱者，要采取急救措施。

（5）背部穴位注射时，采取斜刺方式，切勿过深，以免造成肺穿孔等，药物剂量不宜太多，控制在0.5~1ml之间，注射速度宜缓慢。

（6）注射时注意先回抽，若回抽有血，必须避开血管再注射。一般药物注意不宜注入关节腔、脊髓腔内，以免引起关节红肿疼痛。

（7）年老体弱者选穴须少，药量酌减。

【适应证】寻常痤疮、斑秃、脂溢性脱发、黄褐斑、白癜风、皮肤瘙痒症、慢性荨麻疹、神经性皮炎、银屑病、湿疹等。

【禁忌证】对鱼腥草、苦参素注射液过敏者不宜选用，孕妇慎用。

【环境条件】宜在无菌环境下操作。

六、中药面膜疗法

【作用】消炎、美白。

【材料】中药面膜粉，蜂蜜或鸡蛋清，石膏模，润肤霜。

【操作步骤】先将中药面膜粉，如"增白散""痤疮散"等用热开水（水温在80~100℃）调成糊状，并加入适量蜂蜜或鸡蛋清。患者面部皮肤清洁后，将药糊均匀涂上成膜，再加盖石膏模约30分钟，待石膏模冷却后，除去石膏模，再将中药面膜清除，搽上少许润肤霜，一般5~7天治疗1次。

【技术要领】涂膜前，应用棉花保护眼睛、眉毛、唇黏膜，倒石膏模时注意露出鼻孔。

【适应证】寻常痤疮、黄褐斑、雀斑、面部继发性色素沉着。

【禁忌证】过敏者忌用。

【环境条件】无特殊要求。

七、自血疗法

【作用】调节免疫。

【材料】一次性注射器针头，棉签，安尔碘或75%乙醇。

【操作步骤】皮肤常规消毒，于肘静脉内抽取血液3~5ml，即刻将静脉注射针头换成肌注针头，将血液注射于臀部肌肉或穴位肌肉内。每周2~3次，10次为1个疗程。

【技术要领】注意无菌操作，使用一次性注射器与注射针头。局部注射处易发生硬块，注射后宜热敷注射处。

【适应证】慢性荨麻疹、慢性湿疹、慢性毛囊炎、疖肿、皮肤划痕症、寻常痤疮等。

【禁忌证】高度过敏者不宜使用。

【环境条件】宜在无菌环境下操作。

八、耳针疗法

【作用】通经活络。

【材料】碘酊，耳针。

【操作步骤】耳针用华佗牌揿针，于患者耳部局部取穴（内分泌、交感、皮质下、神门、肾上腺素、脑点等），用碘酊常规消毒后，按耳针疗法常规操作，7天换穴治疗一次，持续4周为1个疗程。

【技术要领】注意取穴准确，消毒彻底，行针后按压。

【适应证】荨麻疹、湿疹、银屑病、痤疮、脱发等。

【禁忌证】凡皮肤红肿、糜烂、溃疡、瘢痕体质者，以及晕针者不宜用。

【环境条件】宜在无菌环境下操作。

九、清天河水推拿手法

【作用】清热解表，泻心火，除烦躁，润燥结。

【材料】润肤剂。

【操作步骤】

1. 准备工作

患者取坐位或卧位，全身（包括皮损区和非皮损区）涂抹润肤剂后，辅予按摩手法。

2. 基本手法

（1）发作期：清天河水，揉中脘，沿两侧膀胱经抚背。

（2）缓解期：摩腹，捏脊，揉按足三里。

（3）随症加减：①疹红，渗液明显者，加强清天河水；②皮肤干燥者，加揉按三阴交；③瘙痒明显，加揉按曲池、风池、三阴交；④夜眠差，加猿猴摘桃法；⑤便溏，加揉脐，加强摩腹；⑥便干，加揉天枢。每个手法操作 3~5 分钟。隔日 1 次，10 次为 1 个疗程。

【技术要领】充分暴露治疗部位皮肤，食指、中指两指并拢，自腕横纹推向肘横纹（向心性推之）。按摩前，一定涂抹润肤剂。小儿皮肉娇嫩，动作宜轻柔而有节奏，以小儿舒适为度。

【适应证】小儿特应性皮炎。

【禁忌证】不配合者禁用。有皮损者，请暂停皮损部位的操作。

【环境条件】避风、保暖之处。

第六章

流派优势病种
诊治经验

第一节 带状疱疹

（一）疾病认识

带状疱疹是一种由水痘－带状疱疹病毒所引起的，累及神经和皮肤的急性疱疹性病毒性皮肤病。临床表现以簇集性水疱沿身体一侧周围神经呈带状分布，伴显著神经痛为特征。可发生于任何年龄，多见于青壮年。好发于春秋季节，一般愈后不再复发。

有研究表明，20~30岁和60~70岁为两个发病高峰年龄段。20~30岁发病者主要与精神压力大，家庭未稳定，生活不规律有关。60~70岁年龄段的患者一般患有多种疾病，且随着年龄增大，机体的各项功能也逐渐下降，非常容易发生病毒感染。约37%的患者合并其他疾病。并发症中以肿瘤、器官移植术后、自身免疫疾病长期应用糖皮质激素的患者更容易患带状疱疹。并发症主要是病毒性角膜炎和中耳炎，后遗症主要为后遗神经痛和失明。60岁以上患者多伴有各种原发病，绝大多数患者是原发病活动时出现带状疱疹或带状疱疹出现后入院检查发现原发病活动。消极的生活方式、缺乏社会支持、抑郁、癌症或其他慢性疾病等因素均可增加带状疱疹发生的危险性。年龄大小与神经痛发生率及疼痛程度有关，年龄越大，神经痛先于皮疹出现的概率亦越高。重型疱疹主要见于抵抗力极差的患者，以恶性肿瘤者多。

带状疱疹属中医学"蛇串疮""缠腰火丹""火带疮""蜘蛛疮"等范畴。中医学认为，本病是感受毒邪，湿、热、风、火郁于心、肝、肺、脾，经络阻隔，气血凝滞而成。情志内伤、心肝气郁化热，热郁久而化火，火热溢于肌表，流窜经络，再感风火邪毒，使气血郁闭，则见红斑、丘疱疹、痒痛等症；脾失健运而生湿，脾湿蕴结而化热，湿热外发肌肤，再感湿热邪毒，使肺的宣发、肃降、治节功能紊乱，致水液循经络闭聚于肌表，则见水疱累累如珠；湿热风火邪毒，损伤经络，经气不宣，气滞血瘀，不通则痛，常致疼痛不休或刺痛不断。如《外科正宗·火丹》谓："火丹者，心火妄动，三焦风热乘之，故发于肌肤之表，有干湿不同，红白之异。干者色红，形如云片，上起风粟，作痒发热，此属心、肝二经之风火……湿者色多黄白，大小不等，流水作烂，又且多痛，此属脾、肺二经湿热。"

（二）辨证思路

本病初期多以湿热火毒为主，后期则逐渐转化为正虚邪毒未清、气滞血瘀，可将带状疱疹分期论治，主要为两期，初期（急性期）常见肝经郁热证和脾虚湿蕴证，后期包括后遗神经痛阶段，多为气滞血瘀证。

疾病急性期根据发病部位及病情严重程度，选择中西医结合或纯中医治疗。头面部、会阴部位带状疱疹，或皮损面积大，合并血疱、大疱、溃疡等，应以中西医结合为主，可显著提高疗效、缩短病程和降低后遗神经痛发生率。

（三）治疗方案

1. 内治法

（1）肝经郁热型

症状：初起可见丘疹、丘疱疹或小水疱，疱壁紧张，后水疱多而胀大，基底鲜红，痛如火燎，夜寐不安；或水疱浑浊溃破，或伴脓疱、脓痂，或伴发热、头痛、全身不适；口干口苦，小便黄赤，大便干结。舌红，苔黄或黄厚干，脉弦滑或滑数。

辨证：湿热毒盛，阻滞肝经。

治法：清肝泻火，解毒止痛。

处方：龙胆草12g，黄芩12g，栀子15g，泽泻15g，车前子15g，生地15g，柴胡15g，茵陈20g，板蓝根20g，大青叶15g，赤芍15g，甘草5g。

加减：病在头面部，去龙胆草、山栀子，加升麻10g，鱼腥草25g，以清阳明肺胃之热；大便秘结不通，加大黄（后下）10g，以泻火通便。

分析：此型多见于急性期。龙胆草、黄芩清热泻火燥湿；栀子、板蓝根、大青叶清热解毒凉血；泽泻、车前子、茵陈清热利水祛湿；生地、赤芍清热凉血；柴胡和解表里疏肝；甘草调和诸药。

（2）脾虚湿蕴型

症状：皮肤起大疱或黄白水疱，疱壁松弛易于穿破，渗水糜烂或化脓溃烂，重者坏死结痂；纳呆，腹胀，便溏。舌质淡胖，苔黄腻或白腻，脉濡或滑。

辨证：脾胃亏虚，湿浊内蕴。

治法：健脾利湿，解毒止痛。

处方：苍术15g，厚朴12g，陈皮10g，猪苓15g，泽泻15g，茯苓15g，白术15g，滑石20g，防风15g，栀子15g，肉桂5g，甘草5g，灯心草10g。

加减：水疱大而多者加土茯苓、萆薢、车前草。

分析：此型多见于急性期，体质虚弱者常见。苍术、白术健脾燥湿；厚朴、陈皮行气理气；茯苓、猪苓、泽泻、滑石利水渗湿；防风祛风止痛；栀子、灯心草清热泻火；肉桂温中止痛；甘草调和诸药。

（3）气滞血瘀型

症状：发病后期，水疱干燥结痂，但刺痛不减或减而不止，入夜尤甚，口干心烦。舌暗红有瘀点，苔薄白或微黄，脉弦细。

辨证：肝郁气滞，瘀血内阻。

治法：理气活血，通络止痛。

处方：柴胡15g，陈皮10g，川芎15g，赤芍15g，枳壳15g，香附15g，甘草10g，桃仁15g，红花5g，丹参20g，三七（冲服）3g，延胡索15g。

加减：年老体弱属脾虚者，加怀山药15g，白术12g，党参15g，以健脾益气；夜晚痛甚影响睡眠者，加酸枣仁15g，茯苓15g，合欢皮20g，以定神止痛。

分析：此型多见于疾病后期或后遗神经痛者。柴胡和解表里疏肝；陈皮、枳壳健脾理气；香附疏肝理气止痛；川芎、赤芍、桃仁、红花、丹参、三七、延胡索活血散瘀止痛；甘草调和诸药。

2. 外治法

（1）外洗　带状疱疹水疱、红斑期，可用大青叶、蒲公英、鱼腥草、地榆、甘草、马齿苋各30g，水煎外洗患处，每日1~2次；水疱结痂、红斑消退但疼痛未消除，可用徐长卿、肿节风、鱼腥草、七叶一枝花、甘草各30g，水煎外洗患处，每日1~2次。

（2）湿敷　水疱破溃、糜烂、渗液较多者，可用地榆、五倍子、大黄、鱼腥草、紫草、甘草各30g，水煎后过滤，取药液湿敷患处，每日数次更换敷料。

（3）外搽　水疱如无溃破、糜烂渗液者，可用三黄洗剂（大黄、黄柏、黄芩、苦参各等份，共研细末。每10~15g药粉加入蒸馏水100ml，医用石碳酸1ml，即成）外搽患处。水疱干敛结痂仍疼痛者可用10%金粟兰酊（金粟兰10g，用75%乙醇100ml浸泡1周后用）或入地金牛酊（入地金牛16g，70%乙醇100ml浸泡1周后用）外搽。如水疱溃破、糜烂渗液者，在前述湿敷治疗间歇可外搽青黛油、紫草油等。

（4）入地金牛酊或金粟兰酊配合照射疗法　取消毒纱布块浸入入地金牛酊，取出后置于皮损上，再用神灯（红外线照射）或频谱治疗仪对准皮损照射15~30分钟，每日1次。

（四）典型案例

张某，女，63岁，2016年7月13日初诊。

患者自诉3天前出现左胸胁及背部皮肤疼痛，次日疼痛处出现红斑、小水疱，皮损逐渐增多，局部呈电掣样疼痛，疼痛剧烈，影响睡眠，伴精神疲倦，口干口苦，胃纳尚可，夜眠差，大便干结，小便黄。舌红，苔黄腻，脉弦。

西医诊断：带状疱疹。

中医诊断：蛇串疮。

中医辨证：肝经郁热。

治法：疏肝清热，解毒止痛。

处方：龙胆草 3g　　　柴胡 10g　　　栀子 15g　　　黄芩 15g

　　　生地 15g　　　泽泻 15g　　　延胡索 15g　　　赤芍 15g

　　　车前草 15g　　　绵茵陈 20g　　　薏苡仁 20g　　　甘草 5g

同时口服伐昔洛韦片（每天2次，每次0.3g）、新癀片（每天3次，每次3片，饭后服），四黄洗剂外涂皮损处每日2~3次，金粟兰酊湿敷配合红外线照射治疗。

二诊：红斑颜色变暗，大部分水疱干涸、结痂，伴少许糜烂面，疼痛时而明显，夜间尤甚，仍口干口苦，夜眠一般，大便改善，小便不黄，舌红，苔黄微腻，脉弦。在上方基础上，去龙胆草、车前草，加田七片 10g，威灵仙 15g，以活血通络止痛，续服7剂。其余治疗同前。

三诊：红斑明显消退，水疱全部结痂，部分脱痂，糜烂面愈合，继发暗红斑、色素沉着斑，疼痛明显减轻，口干、口苦改善，大便好转，小便可，纳可，睡眠改善。舌暗红，苔薄黄，脉弦。在前方基础上去绵茵陈、薏苡仁、泽泻、栀子，以白芍 15g 易赤芍，加枳壳 10g，陈皮 10g，香附 15g，桃仁 15g，红花 10g。连服14剂后，皮损、疼痛已基本消失。

案例分析：初诊患者发病急，肝经郁热之证较明显，病性以邪实为主，急则治其标，故以疏肝清热解毒之品清利肝胆湿热毒邪。二诊时皮损大部分收敛结痂，大便改善，舌苔变薄，提示湿热邪毒减轻，但疼痛未见明显缓解，故方药去偏苦寒之品，加强活血通络止痛之功。三诊患者皮损基本愈合，疼痛症状减轻，舌质转为暗红，舌苔由黄腻变为薄黄，提示邪气渐去，疾病由急性期转向缓解期，辨证改为气滞血瘀，治疗不能一味注重清热解毒以防耗气伤阴，故此阶段则以疏肝柔肝、行气活血为宜。宜分期论治，用药谨守病机，使该病例能迅速缓解，避免后遗神经痛的发生。

（五）临证经验

范瑞强教授认为带状疱疹急性期病性多以邪实壅阻经络为主，肝经郁热证是临床上最常见的证型之一。初起可见丘疹、丘疱疹或小水疱，疱壁紧张，后水疱多而胀大，基底鲜红，痛如火燎；或水疱浑浊溃破，或伴脓疱脓痂，可伴发热，头痛，全身不适，夜寐不安，口干口苦，小便黄赤，大便干结，舌红，苔黄或黄厚干，脉弦滑或滑数。治宜疏肝清热、解毒止痛，方用龙胆泻肝汤加减。方中龙胆草、通草、土茯苓、茵陈清利肝胆湿热；生地、赤芍凉血解毒；大青叶清热解毒；柴胡、郁金疏肝行气止痛。病在头面部，去龙胆草、山栀子，加升麻、板蓝根、鱼腥草；大便秘结不通者，加大黄（后下）；疼痛明显者，加延胡索；有血疱者，加紫草、牡丹皮。

急性期亦存在本虚标实，多见于先天禀赋不足，或后天失于调养、脾失健运的患者。皮肤可出现水疱、大疱，疱壁松弛易于穿破，渗水糜烂或化脓溃烂，重者坏死结痂；纳呆，腹胀便溏；舌质淡胖，苔黄腻或白腻，脉濡或滑。治宜健脾化湿、解毒止痛，方用除湿胃苓汤加减。方中苍术、白术、厚朴、陈皮健脾燥湿；茯苓、猪苓、泽泻利水渗湿；滑石清热祛湿；防风祛风胜湿止痛；栀子清热泻火凉血；肉桂温补脾胃。水疱大而多者加土茯苓、萆薢、车前草；发于下肢者加牛膝、黄柏。

经过积极治疗后邪气渐减，病性转为气滞血瘀为主，兼余毒未清。疾病后期水疱收敛结痂，但疼痛不减或减而不止，入夜尤甚，口干心烦，舌暗红有瘀点，苔薄白或微黄，脉弦。治宜理气活血、通络止痛，方用柴胡疏肝散合桃红四物汤加减。方中柴胡、香附疏肝解郁，陈皮、枳壳理气行气，川芎、赤芍、桃仁、红花、丹参、三七活血散瘀止痛，延胡索活血理气止痛。年老体弱属脾虚者，加怀山、白术、党参；夜晚痛甚影响睡眠者，加酸枣仁、茯苓、合欢皮。

此外，部分患者由于早期邪气壅盛，耗气伤阴，以致后期肝阴亏虚，肝风内动，加之瘀血阻络、经脉不通，故见"不荣则痛"与"不通则痛"两者并存。此期多见皮损已脱痂愈合，或已全部消退，但疼痛仍剧烈或较前加重，夜间尤甚；疲倦乏力，纳差，口干，舌淡暗，中央有裂纹，苔少，脉细或涩。治宜养阴柔肝、活血止痛，方用一贯煎合血府逐瘀汤加减。方中麦冬、生地、枸杞子滋阴生津柔肝，川楝子、柴胡、枳壳疏肝理气止痛，桃仁、红花、当归、川芎、赤芍活血散瘀止痛。疲倦乏力体虚者，加黄芪、怀山、白术；睡眠差者，加酸枣仁、合欢皮、茯神。

禤老认为，本病属中医学"蛇串疮""缠腰火丹""火带疮""蛇丹""蜘蛛疮"等范畴。主要是感受毒邪，湿、热、风、火郁于心、肝、肺、脾，经络阻隔，气血凝滞而成。湿热风火邪毒，损伤经络，经气不宣，气滞血瘀，不通则痛，常致疼痛剧烈或疼痛不休。其中湿热内蕴、感受邪毒为本病的基本病机特点，所以重点在于清热利湿、解毒止痛。

对于急性期带状疱疹，患处见红斑、水疱明显，于肝胆经循行部位见成群成簇呈带状分布的疱疹，患处灼热疼痛，伴口苦咽干，小便黄赤，大便干结或稀烂不畅，舌质稍红，苔黄腻，脉弦滑数。辨证属于肝经湿热者，禤老常选用自拟带状疱疹水痘验方加减治疗，疗效非常满意。其主要药物组成：诃子10g，牛蒡子15g，薏苡仁20g，板蓝根20g，白芍15g，七叶一枝花10g，郁金15g，延胡索15g，珍珠母（先煎）30g，甘草10g。可根据证情适当加减，湿盛者加苍术10g，茯苓15g，以化渗湿热中阻；胃寒者加陈皮10g，苏梗10g，以温胃和中；热重者加黄芩15g，连翘10g，以清热解毒；皮损位于头部加菊花15g，蔓荆子15g，以祛风热，引药上行；皮损位于胸腹部加枳壳10g，郁金10g，以宽中理气；皮损位于腰背部加葛根15g，桑寄生15g，以药走背腰而调解病邪；皮损位于上肢加桑枝15g，皮损位于下肢加牛膝15g，为药引之意，以加强疗效。

禤老认为在带状疱疹急性期，宜在中医辨证论治的同时及早联合使用西医的抗病毒药、镇痛剂、抗炎药，可显著缩短疗程，提高疗效，减少带状疱疹后遗神经痛的发生。中医方面亦应考虑在辨证论治的基础上有选择地应用止痛中药，如常用延胡索、川楝子、郁金等，以达疏肝行气止痛之功。

适当的外治法，对缩短本病病程、减轻疼痛、避免后遗神经痛的发生有积极作用。如禤老常用入地金牛酊湿敷患处，再配合红外线等照射，具有比较好的止痛作用。入地金牛为芸香科植物两面针的根或枝叶，味苦性温（《神农本草经》），具有行气止痛、活血散瘀、祛风通络之功。常用于跌打肿痛、风湿痹痛、胃痛、牙痛等症。如《岭南采药录》记载其："理跌打及蛇伤。患牙痛，煎水含漱。"此法现已作为本派治疗带状疱疹的常规外治方法，并在各下级医院皮肤科中推广运用，普遍反映效果良好。另外，依据病情外用云南白药、六神丸、紫金锭等调醋外敷，以及配合毫针、火针、火罐疗法等均有一定的疗效，使用方便，无明显副作用。

对于带状疱疹后遗神经痛，禤老认为一定要注意患者的体质强弱，不可一味行气活血、攻伐太过，要注意扶正祛邪，注意养阴或益气健脾。常选用益气养阴、益气健脾药如黄芪、太子参、白术、怀山、石斛、薏仁肉、芡实等，在此基础上再考虑给予活血行气、通络止痛药，如桃仁、红花、赤芍、延胡索、郁金、全蝎等，往往收到很好的疗效。老年人带状疱疹后遗神经痛，疼痛恢复得比较慢，此时还要注意心理疗法，主治医师或家属亲友应给予心理安慰，减轻其心理负担，使老年患者能积极配合治疗。

陈达灿教授治疗带状疱疹的总治法是清热利湿解毒、化瘀通络止痛，皮疹在上者常佐以清阳明胃热，在中则佐以疏肝化瘀，在下则加强利湿解毒。临床辨证时需要详辨湿热的轻重。

热重于湿者，常选用龙胆泻肝汤加减，常用龙胆草、黄芩清肝胆经之热；板蓝根、金银花、马齿苋等清热解毒；柴胡为肝经之使；栀子清热、泻火、凉血；以上药物皆为苦寒之品，易于伤及脾胃，故常以薏苡仁健脾利湿；热盛必劫阴液，车前子清热利湿，有清热利尿之功，导湿热之邪从小便而出，可有效减轻组织及神经的水肿，恢复神经功能；利湿的同时要防伤阴，以生地滋阴凉血；甘草清热解毒、缓急止痛。

湿重于热者或者药后热象不显者，治以健脾利湿、清热解毒，常选用平胃散加减，常用薏苡仁、茯苓、泽泻甘淡渗湿，化决渎之气，畅通水道；蒲公英清热解毒除湿；郁金、徐长卿通经活血止痛。值得注意的是，徐长卿不但可以防止清热利湿解毒药物苦寒太过，而且可以活血通络、消肿止痛，缩短病程。

疾病后期，皮疹消退，疼痛是常见的症状，临床治疗的难点之一也是如何减少后遗神经痛的发生问题，中医学认为不通则痛，故在治疗上抓住"瘀"这个病机，治以行气祛瘀、疏肝止痛，陈教授常选用延胡索、三七、珍珠母等药物，其中延胡索善能入肝，行气活血止痛；三七入肝以散瘀血定痛而不伤正；珍珠母清肝镇心而止痛；带状疱疹后遗神经痛常发生在老年人体质虚弱者，因此，治疗时不能一味活血化瘀，需要注意扶正祛邪，特别是益气健脾或者养阴药物的配伍使用，常选用太子参、茯苓、白术、山药等益气健脾，选用生地、玄参、沙参等养阴。

外治方面，在早期水疱、渗液时常采用三黄洗剂（院内制剂）外搽，每日3次，或紫金锭研磨成粉加入三黄洗剂后外搽以加强清热解毒之功。待皮疹消退后，患处仍有疼痛，则用金粟兰酊（院内制剂）外搽以活血止痛，每日2次。

带状疱疹的发病是由于湿热火毒蕴结于皮肤所致，基于"火郁发之"的理论，急性期常采用火针疗法，方法如下：皮疹处常规消毒后，迅速将烧红的火针直刺疱疹中央，深0.2~0.3cm，每个疱疹针刺2次，针刺后用无菌干棉球按压片刻，每日1次，连续使用5~7天，对于促进皮疹愈合，缓解疼痛有很好的疗效。

此外，对于皮疹消退，局部疼痛甚者，常应用梅花针叩刺加火罐疗法治疗带状疱疹后遗神经痛。方法如下：先以梅花针叩刺至局部皮损潮红、点刺状出血，再拔火罐，出血大约2ml后取罐，每2日1次，能活血通络、祛瘀生新，促进神经的恢复，有显著的止痛效果。

（六）零金碎玉

后遗神经痛是带状疱疹最难治和最痛苦的并发症之一，西医学亦未有效果确切显著的治疗方案。范教授临床上针对疼痛剧烈、余毒未清者喜用刘寄奴、威灵仙，取其通络止痛之功。刘寄奴性温，味辛、微苦，归心、肝、脾经，具有活血通经、消积、止痛功效，现代药理研究提示其具有抗炎、抗血小板聚集、舒张血管效应。威灵仙性温，味辛、咸，归膀胱经，具有祛风除湿、通络止痛功效。威灵仙通行十二经，可通经络而止痛，为治痛证之要药，内服、外用均有效。现代药理研究提示，威灵仙具有镇痛抗炎作用，其中醋炙品作用效果最好。部分疼痛顽固、迁延难愈者，范教授亦常在辨证处方基础上加用蜈蚣、全蝎等虫类药。蜈蚣性温味辛，全蝎性平味辛，两者均有毒、归肝经，具有息风镇痉、攻毒散结、通络止痛的功效。对蜈蚣全蝎散的镇痛效应及毒副作用的试验分析显示，其对实验小鼠具有剂量依赖性镇痛作用，低、中剂量对神经系统无明显影响，但高剂量能引起肝毒性损伤。临床上有研究报道使用瓜蒌全蝎汤联合火针治疗老年性带状疱疹后遗神经痛，可有效缓解疼痛，提高睡眠和生活质量。

其他常用的中药止痛药还有延胡索、乳香、没药、三七、郁金等活血化瘀药。加入柔肝理气药如白芍、川楝子、枳实之类，止痛效果会得到增强，中医学理论认为理气药能疏通气机，消除滞气，气行则血行，不通则痛，通则不痛。现代药理试验亦证实川楝子、枳实有镇痛作用，配以祛风湿药如豨莶草、松节、木瓜、徐长卿、白花蛇往往能明显增强镇痛效果。中医学理论认为，祛风湿之药能祛除皮肤、肌肉、经络、筋骨间之风湿痹阻，使气血通行，通则不痛。对年老体弱的患者适当加入补虚之药往往能增强止痛作用，如党参、黄芪、当归、甘草、灵芝之类。中医理论认为虚则补之，虚得以补，正气得充，则祛邪之力增强，邪去正安。

第二节　足癣

（一）疾病认识

足癣是指由皮肤癣菌引起的足部真菌感染，主要累及趾间、足跖及侧缘，在人群中的发病率为15%~80%，红色毛癣菌为手足癣的主要致病菌。属于中医"脚湿气""臭田螺"等范畴。《外科正宗·臭田螺　田螺泡》记载："臭田螺乃足阳明胃经湿火攻注而成，多生足趾脚丫，白斑作烂，先痒后痛，破流臭水，形似螺蛳，甚者脚面俱肿，恶寒发热。"《医宗金鉴·外科心法要诀》记载："臭田螺，此证由胃经湿热下注而生。脚丫破烂，其患虽小，其痒搓之不能解，必搓之皮烂，津腥臭水觉痛时，其痒方止，次日仍痒，经年不愈，极其缠绵。"足癣为岭南地区常见的皮肤疾患，由于受自然环境、气候条件、饮食习惯等地域差异的影响，岭南医家对足癣的病因、病机、证候鉴别、辨证论治等都有别于其他地区的医家，在治疗足癣方面积累了丰富的诊治经验，对临床具有重要的指导价值。

（二）辨证思路

足癣治疗以外治法为主，佐以内服药。以禤国维教授、范瑞强教授为代表的岭南皮科流派医家擅用健脾祛湿法、外治法治疗足癣，治疗足癣遵从综合辨病及辨证，凡治癣离不开杀虫，重视外治的同时也不忽略内治的原则。

本病外治的重要原则是根据不同皮疹类型选用适当的外治剂型及药物，患者初诊时水疱、浸渍，宜选用水剂外洗及霜膏外涂。外治法是治疗本病的主要方法，其关键在于连续用药，直至痊愈，中间不要间断，以防治疗不彻底，增加复发的概率。

在治疗足癣时，亦要重视内服法，对于本虚标实的患者，宜用驱邪扶正之方药，驱邪不伤正、扶正不留邪。

（三）治疗方案

1. 内治法

（1）风湿蕴肤型

症状：初发时可见针帽大的水疱，抓破后滋水外渗，水疱干涸脱皮，留下环状鳞屑，自觉瘙痒。舌淡红苔薄白或黄，脉浮数或濡。

治法：清热除湿，消风止痒。

处方：消风散加减。

石膏（先煎）30g，防风15g，苍术15g，苦参10g，黄柏9g，荆芥9g，防风9g，牛蒡子9g，地肤子15g，生甘草6g，通草10g。

加减：荆芥、防风为君药，荆芥味辛性温，善祛血中之风；防风能发表祛风，胜湿，长于祛一切风，二药相伍，疏风以止痒。苦参、苍术为臣，苦参性寒，善能清热燥湿，止痒；苍术燥湿、辟秽、发汗、健脾。佐以牛蒡子疏散风热、透疹、解毒；石膏、地肤子清热泻火；通草利湿热；甘草清热解毒，又可调和诸药。诸药合用，于祛风之中伍以除湿、清热、养血之品，使风邪去，湿热除，血脉和，则瘙痒自止。

分析：身热、口渴者，宜重用石膏，加金银花、连翘以疏风清热解毒；湿热偏盛而兼胸脘痞满，舌苔黄腻者，加薏苡仁、车前子以清热利湿；皮疹红赤，烦热，舌红或绛者，宜重用生地，或加赤芍、紫草以清热凉血。

中成药：防风通圣丸。

（2）脾虚血燥型

症状：病程迁延日久或失治，皮纹宽深、肥厚粗糙、皲裂，宛如鹅掌，自觉痒痛，影响工作。舌淡红，苔燥少津，脉虚细。

治法：健脾养血润燥。

处方：当归饮子加减。

当归、川芎、甘草各6g，何首乌、黄精、熟地、炒白芍各15g，山药、麦冬、石斛、炒扁豆、玉竹各12g。

加减：大便干结者，加生大黄10g，紫草根10g；瘙痒甚者，加乌梢蛇10g，炙僵蚕12g；久痒不瘥者，重用当归、首乌，再加熟地10g；伴感染化脓者，加金银花30g，连翘10g，栀子10g；伴有渗出者，加炒苍术10g，黄柏10g，生薏苡仁30g

分析：方中当归、川芎、何首乌、黄精、熟地、炒白芍、麦冬、石斛、玉竹养血润燥；山药、炒扁豆健脾益气；甘草调和诸药。

2. 外治法

（1）外用药

①各型足癣均可采用中药浸泡患处：用黄丁水洗剂（黄精30g，丁香15g，煎水外洗、浸泡或湿敷，每日1~2次）；或苍肤子洗剂（苍耳子、地肤子、威灵仙、艾叶、吴茱萸各15g，煎水外洗、浸泡或湿敷，每日1~2次）；或藿香30g，黄精15g，大黄30g，皂角刺15g，煎水加白醋100ml，浸泡患处，每日1次，每次30~40分钟；或紫草、大黄、土槿皮、藿香各30g，枯矾、椒目各20g，射干25g，煎水2000ml，待微温后浸泡患足30分钟，每天1次；或葛根30g，白矾15g，千里光30g，共研成细粉末，使用时用开水冲泡后，待微温后浸泡患足，每天1次，每次30分钟；或土槿皮30g，蛇床子30g，黄柏20g，没食子15g，枯矾15g，水煎后微温浸泡患足30分钟，每天2次；或黄柏30g，丁香20g，枯矾15g，茵陈蒿30g，黄精30g，水煎成药液1000ml，加食醋1000ml浸泡患足30分钟。

②皮损以水疱为主者，可选用复方土槿皮酊或一号癣药水或二号癣药水外用。或取射干100g，丁香20g，黄连50g，用冰醋酸、甘油各50ml，60%乙醇

1000ml 浸泡中药 1 周后外搽皮损。或取黄精、丁香、藿香各 50g，用 75% 乙醇和食用醋各 500ml 浸泡 1 周后外搽皮损。

③皮损以浸渍腐白为主者，先用石榴皮水洗剂泡脚，后用花蕊石散或龙骨散外扑。

④皮疹以糜烂、红肿、渗出为主，合并染毒者，选用大黄、黄柏、紫草、地肤子、苦参、石榴皮各 30g，菊花、甘草各 15g，水煎外洗，继用青黛散、植物油调成糊状，外涂患处。

⑤皮疹以干燥、脱屑和皲裂为主者，选用风油膏、润肌膏、红油膏、雄黄膏等外搽，每天 1~2 次。

⑥足癣合并细菌感染者宜先治疗细菌感染，可用野菊花、蒲公英、紫草、黄柏、大黄各 30g，煎水外洗患处，外搽黄连膏或四黄膏。

（2）热烘法　先涂风油膏或红油膏，继用电吹风吹烘患处，每天 1 次，每次 20~30 分钟。

（3）穴位注射法　选合谷、内关穴，采用当归注射液，针刺得气后，各注射 1ml，每周 2 次。

（四）典型案例

张某，女，42 岁，2009 年 4 月 19 日初诊。

患者因"左足底红斑水疱伴瘙痒反复 10 余年"来诊。患者 10 年前开始出现左足底红斑水疱，偶有糜烂渗液、脱屑，伴瘙痒，春夏加重。真菌镜检（+）。纳眠可，二便调。舌淡红，苔微黄，脉弦细。左足底散在红斑水疱。

西医诊断：足癣。

中医诊断：脚湿气。

中医辨证：脾虚湿热。

治法：健脾祛湿。

处方：参苓白术散加减。

党参 20g	茯苓 15g	白芍 20g	茵陈 15g
薏苡仁 20g	山药 20g	白术 15g	砂仁（后下）5g
布渣叶 15g	五指毛桃 15g	甘草 10g	

其他治疗：外用香莲外洗液，1∶9 稀释后浸泡双足，每天 1 次，每次 20 分钟；曲安奈德益康唑乳膏，每天 2 次。

二诊（2009 年 5 月 10 日）：经治疗后病情好转，双足水疱较前明显减少，可见红斑、鳞屑，瘙痒较前减轻。纳眠可，二便调。舌淡红，苔微黄，脉弦细。

处方：

党参 20g	茯苓 15g	白芍 20g	茵陈 15g
炒薏苡仁 20g	山药 15g	白术 15g	陈皮 15g
布渣叶 15g	五指毛桃 20g	甘草 10g	

其他治疗：外用香莲外洗液，1：9稀释后浸泡双足，每天1次，每次20分钟。

三诊（2009年6月7日）：足部皮疹基本消散，瘙痒不明显。纳眠可，二便调。舌淡红，苔薄白，脉弦细。处方：

党参 20g	茯苓 15g	芡实 20g	粉萆薢 15g
炒薏苡仁 20g	山药 15g	白术 15g	陈皮 15g
布渣叶 15g	五指毛桃 25g	甘草 10g	

其他治疗：外用香莲外洗液，1：9稀释后浸泡双足，每天1次，每次20分钟。

案例分析：足癣是皮肤科的常见病、多发病，在岭南湿热地区，发病率尤其高。本病相当于中医的"鹅掌风""脚湿气"。《外科大成·鹅掌风》曰："鹅掌风，初起紫斑白点，久则皮枯坚厚或破裂。"中医认为其发病多由久居湿地，水湿浸渍，外染湿毒，蕴积生虫，循经下注于足，郁结肌肤而成。

岭南医家擅用健脾祛湿法、外治法治疗足癣，治疗足癣遵从综合辨病及辨证，凡治癣离不开杀虫，重视外治的同时也不忽略内治的原则。

本病外治的重要原则是根据不同皮疹类型选用适当的剂型及药物。本案患者初诊时水疱、浸渍，宜选用水剂外洗及霜膏外涂。本案中所用"香莲外洗液"方中含有丁香、黄连、百部等，具有清热燥湿、杀虫止痒的功效，贯穿治疗始终。外治法是治疗鹅掌风的主要方法，其关键在于连续用药，直至痊愈，中间不要间断，以防治疗不彻底，增加复发的概率。足癣治疗贵在坚持，不能症状稍有好转就停止治疗，复发时又开始用药，这样容易造成菌株耐药。

在治疗足癣中，同样重视内服。本案患者辨证为脾虚湿热，选参苓白术散加减，患者本虚标实，祛湿不忘健脾，两者相辅相成，驱邪不伤正、扶正不留邪。

（五）临证经验

对足癣的治疗，岭南皮科流派专家摸索出一套"内外合治，标本兼顾""中西互补，相得益彰"的诊疗方法。

1. 内外合治，标本兼顾

外治法是中医学宝贵遗产的一部分，它和内治法一样，具有丰富的内容。外治法作用迅速、直达病位，疗效确切、运用方便。本病短期消除症状容易，但很容易复发。症状复发到底是没有治愈还是再感染临床很难区别。外治法是治疗本病的主要方法，其关键在于连续用药，直至痊愈，中间不要间断，以防治疗不彻底，增加复发的概率。本病外治的重要原则是根据不同皮疹类型选用适当的剂型及药物，如以水疱、浸渍为主时，宜选用水剂外洗、粉剂外扑及霜膏外涂。

2. 中西互补，相得益彰

足癣容易反复发作，患者常常要求在快速缓解症状的同时减少复发，岭南医家根据不同病情总结了一套临床实用的中西医结合治疗方案。

（1）对于轻中度的手足癣（病程小于 3 个月，皮损面积局限，无并发症），可选用中药泡洗＋外用抗真菌西药。

（2）对于顽固性，反复发作的手足癣（病程大于 3 个月，皮损面积较大，反复发作者），可选用中药泡洗＋口服抗真菌药，或中药泡洗＋口服抗真菌药＋外用抗真菌西药，或中药泡洗＋口服抗真菌药＋中药外用剂。

（3）对于合并细菌感染，仅局部红肿热痛，无全身症状，如发热、淋巴结肿大，可选用中药泡洗＋复合类制剂外用药（抗真菌＋抗细菌）；如合并有全身症状，可选用中药泡洗＋口服抗真菌药＋口服抗细菌药＋口服中药汤剂＋复合类制剂外用药（抗真菌＋抗细菌）。

（4）合并湿疹化的手足癣，可选用中药泡洗＋中医汤剂口服＋复合类外用药（抗真菌＋抗细菌＋类固醇）。

（六）零金碎玉

范瑞强教授擅长治疗足癣，从 20 余年前就开始研发香莲外洗液，用于治疗足癣等各种皮肤黏膜真菌感染性皮肤病，具有疗效确切、副作用小的优势，受到广大医患的一致好评。

1988 年，范教授经过大量的文献调研和预试验，决定用丁香、黄连、百部等制成一种具有抑菌杀虫、消炎止痒的皮肤外用药——香莲外洗液。

在 1989~1990 年间，范教授在前期文献调研和预试验的基础上进一步进行香莲外洗液抗真菌的抑菌试验、电镜观察和临床观察。结果表明，香莲复方具有较好的抗真菌作用。他用香莲复方外洗液和外用霜随机对照单盲法治疗股癣和外阴念珠菌病的总痊愈率和总有效率分别是 83% 和 98%，且优于西药对照组，说明中药香莲复方外用是治疗股癣及外阴念珠菌病的较为理想方法。这一令人振奋的结果让范教授对香莲外洗液充满了信心。

1991 年"香莲外洗液"被评为广东省委重点科技研究开发项目及广东省"八五"科技攻关项目。范教授得以继续进行了相关试验研究，发现香莲复方对金黄色葡萄球菌、表皮葡萄球菌、大肠埃希菌、淋病双球菌和阴道毛滴虫也有非常好的抑杀作用。经初步观察发现，其对细菌性阴道炎和滴虫性阴道炎的治疗，有效率可达 90.9%，治疗过程中没有发现皮肤黏膜刺激、过敏反应和其他毒副作用，且患者普遍反映该药气味芳香、使用方便、止痒效果好。

1992~1993 年，经过不断设计和优化工艺，又研制出外用霜、外用酊、喷雾剂、散剂 4 种剂型，并进行香莲系列制剂的药效学研究、安全性试验及临床疗效观察。1994 年，香莲外洗液成为广东省中医院院内制剂。同时，香莲外用制剂治疗真菌感染的中医药研究成果成功通过广东省科委组织的科技成果鉴定，获得 1995 年广东省中医药科技进步二等奖、1996 年广东省科学技术进步奖三等奖。此后，范瑞强教授及其团队还用正交设计法对香莲栓剂的制剂处方进行筛选，优选出香莲栓剂的最佳制剂处方并通过验证。

在制剂研究进程的同时，范瑞强教授也指导他的研究团队进行了大样本、多中心、前瞻性的临床试验，证明香莲外洗液等系列制剂对外阴阴道念珠菌病、足癣等具有较好的临床疗效和良好的安全性，具有良好的推广应用价值。与此同时，范教授带领他的团队通过基础研究，表明香莲外洗液等系列制剂对真菌等具有明显的抑制作用，其抑菌作用和氟康唑差别不大；同时，也能较快诱导恢复耐药白色念珠菌对氟康唑的敏感性，对硝酸咪康唑溶液抗白色念珠菌有增效作用；此外，香莲外洗液对不同成熟程度的白色念珠菌体外生物膜具有不同程度的抑制作用，白色念珠菌悬浮菌与生物膜在代谢过程中，主要涉及糖代谢、氨基酸代谢途径的改变。

第三节　湿疹

（一）疾病认识

湿疹是由多种内外因素引起的一种具有明显渗出倾向的皮肤炎症反应，临床表现为多形损害、对称分布、自觉瘙痒、反复发作、易成慢性等特点。本病男女老幼皆可发病，无明显季节性，但冬季常加重或复发。西医学对湿疹的发病原因及机制尚未完全阐明，一般认为与遗传、免疫异常、变态反应、皮肤屏障功能、环境因素及精神因素有关，是内外因素相互作用的结果。

中医对湿疹的认识历史悠久，依据其发病部位和性质特点而有"浸淫疮""血风疮""旋耳疮""病疮""四弯风"等不同名称。中医强调本病以体虚为本，风湿热邪为标，认为湿疹的发生多由内因禀赋不耐，饮食失节，或过食辛辣刺激、荤腥动风之物导致脾胃受损，失其健运，湿热内蕴；复因腠理不密，洗浴淋雨，防护不周，外感风湿热邪，内外相搏，郁于腠理，浸淫肌肤，发为本病。湿热蕴久，易耗伤营血，化燥生风，而至血虚风燥，肌肤甲错。

湿疹为病，多与心、脾、肝、肾等脏腑有关，但病位主要在心、脾。早在《素问·至真要大论》中就有了"诸痛痒疮，皆属于心""诸湿肿满，皆属于脾"的记载，认识到心、脾与湿疹发病密切相关。《医宗金鉴·外科心法要诀》云："浸淫疮，初生如疥，瘙痒无时，蔓延不止，抓津黄水，浸淫成片，由心火脾湿受风而成。"不仅详细描述了湿疹的症状特点，而且提出了本病病机的关键在于心火脾湿受风。清代高秉钧所著《疡科心得集》中也提到"湿毒疮……此因脾胃亏损，湿热下注，以致肌肉不仁而成"，可以看出脾胃内伤实为湿疹发病之关键因素。岭南皮科流派传承人禤国维教授认为，湿疹的表现虽在皮肤，然病位的根源则在中焦脾胃，他指出"脾虚贯穿于本病发展的整个过程，临床上患者有时可无明显的脾虚证候，但脾虚作为患者的基本素质，不仅是发病的原因，也是疾病发展和慢性化的重要因素"。

总之，本病为本虚标实之证，急性期以风湿热邪蕴结于内，外发肌肤为主；亚急性期多与脾虚湿恋有关；慢性期湿热久稽，则易耗伤阴血，化燥生风。

（二）辨证思路

根据湿疹的病程及皮损特点，临床上可将本病分为急性、亚急性、慢性三种。急性期多由风湿热邪搏结肌肤所致，起病迅速，初起皮肤潮红肿胀、瘙痒难忍，继而出现丘疹、水疱，密集成片，应以清热利湿、祛风止痒为主；亚急性期多由急性湿疹迁延而来，风邪渐去而湿热未清，脾胃受损、湿热内蕴为其主要病机，故治疗以健运脾胃为主，佐以利湿清热、疏肝清热等；慢性期，病情反复发作，患处皮损增厚粗糙，颜色暗红或紫褐，或呈苔藓样变，此期以血虚风燥为病机关键，治疗当以养血润燥、祛风止痒为大法，或佐以活血化瘀、软坚散结。

岭南皮科流派在湿疹的治疗中强调"标本兼治"，既重视风湿热邪侵袭肌肤的外在表现，又重视脾失健运这一核心病机，同时根据具体临床表现的不同，在治法上各有侧重。急则先治其标，对于急性、亚急性湿疹患者根据病情需要采取单用中医或中西医结合治疗，主张内外合治，以求在最短时间内缓解症状，控制炎症反应；缓则治其本，慢性湿疹患者以健脾助运化为主，恢复人体正常运化功能，同时适当配合西医对症治疗。

（三）治疗方案

1. 湿热蕴毒型

症状：起病急，皮损以丘疹、丘疱疹为主，潮红灼热，糜烂渗出，浸淫成片，边界弥漫，瘙痒剧烈，伴有口干口苦、身热、心烦失眠、大便干结、小便黄赤。舌红苔黄或黄腻，脉浮数或滑数或弦数，

辨证：湿热蕴毒。

治法：清热解毒，利湿止痒。

处方：乌梅15g，莪术10g，紫草15g，土茯苓20g，丹皮15g，苏叶15g，防风15g，徐长卿15g，生地15g，鱼腥草15g，白鲜皮15g，珍珠母30g，甘草10g。

加减：肝胆湿热，合龙胆泻肝汤；大便干结，加大黄；夜寐不安，加合欢皮、夜交藤、石决明；继发感染，加蒲公英、紫花地丁；湿热盛，加泽泻、苦参；瘙痒剧烈，加蝉蜕、苦参。

分析：此型多见于湿疹急性期或慢性期急性发作者。湿热胶结，郁于肌肤，则皮肤出丘疱疹，潮红灼热、糜烂渗出；热盛于内，故身热、口干口苦、心烦失眠、大便干结、小便黄赤。方中乌梅滋阴解毒；莪术、紫草，一温一凉，相互配合，凉血而不凝血，活血而不过于温燥；土茯苓、徐长卿清热利湿通络；生地、丹皮凉血清热，兼能滋阴；鱼腥草、白鲜皮清热解毒，祛湿止痒；苏叶、防风既祛风止痒，又可解虫毒；珍珠母安神宁心，缓解因瘙痒所致的夜寐不安；甘草清热解毒，兼调诸药。

2. 脾虚湿困型

症状：起病缓，病程较长，以丘疹、丘疱疹为主，皮损暗淡不红、瘙痒，抓后轻度糜烂、渗出，或见鳞屑，伴有纳呆便溏，体倦乏力。舌质淡胖或有齿痕，苔白腻，脉濡缓或细弱。

辨证：脾失健运，湿邪内阻。

治法：健脾利湿止痒。

处方：党参10~15g，茯苓15g，山药15~20g，陈皮6g，薏苡仁20g，白扁豆20g，白术12g，防风12g，茵陈12g，徐长卿12g，甘草6g。

加减：气虚甚者加黄芪；湿重加鱼腥草、土茯苓；食积明显者加布渣叶、

五指毛桃；胃纳不佳者，加藿香、佩兰。

分析：此型多见于湿疹亚急性或慢性期。湿为阴邪，其性黏滞，易留难去，故病程较长，皮损处可见丘疱疹；湿邪久稽，脾胃受损，运化失职，故纳呆便溏，体倦乏力，舌质淡胖或有齿痕。方中党参、白术、山药、甘草益气健脾；薏苡仁、茯苓、白扁豆健脾渗湿；陈皮、防风燥湿健脾；湿邪蕴久，恐有化热之变，故用茵陈、徐长卿以清热化湿去浊。

3. 血虚风燥型

症状：慢性湿疹反复发作，病程日久，皮损色暗或色素沉着，瘙痒剧烈，或皮损处粗糙、肥厚、脱屑，呈苔藓样变，伴有头昏乏力，口干心烦，夜寐不安。舌淡红，苔薄白，脉濡细。

辨证：气血亏虚，肌肤失养。

治法：养血润燥，祛风止痒。

处方：生地12g，丹皮12g，赤芍12g，白芍12g，当归12g，防风12g，紫苏叶12g，紫草12g，胡麻仁15g，白鲜皮15g，钩藤15g，鸡血藤30g，莪术10g，苏木（先煎）10g，甘草6g。

加减：皮肤粗糙肥厚或有色素沉着者，加丹参、延胡索；瘙痒甚者，加乌梢蛇、蜈蚣、僵蚕；瘙痒严重，影响睡眠者，加牡蛎、珍珠母；风盛者，加白蒺藜、蝉蜕；湿盛者，加萆薢。

分析：脾胃为气血生化之源，湿邪困脾，日久气血生化乏源，不能濡养肌肤，故湿疹后期可出现皮损处粗糙、肥厚、脱屑，呈苔藓样变；湿热久稽，易耗伤阴血，故见皮损色暗或色素沉着等血瘀之象；血虚生风，故患处瘙痒难忍。方中当归、鸡血藤既可养血，又能活血，祛瘀而不伤新；生地、丹皮、赤芍、紫草活血化瘀；慢性湿疹多日久顽固，瘀结较重，故加莪术、苏木以破血逐瘀；钩藤清透泄热，祛风止痒；白芍、胡麻仁养血润燥。

4. 阴虚血燥型

症状：肌肤粗糙，甚则肌肤甲错，瘙痒明显，有时可见红色小丘疹或水疱，病程缠绵，日久不愈。常伴手足心发热，午后心烦，口干不欲饮，大便干。舌红、苔少，脉细数。

辨证：阴虚内热，血燥生风。

治法：滋阴润燥，养血润肤。

处方：熟地20g，生地20g，当归12g，赤芍12g，丹参15g，何首乌15g，白鲜皮15g，泽泻15g，茯苓15g，乌梅15g，白芍12g，麦冬12g，女贞子12g，墨旱莲12g。

加减：瘀滞明显者加丹参、桃仁；潮热心烦者加玄参、茵陈蒿；虚烦不眠者加酸枣仁、珍珠母，或合酸枣仁汤。

分析：此型同样见于湿疹慢性期，前期湿热内蕴，日久不解，可耗伤阴血，致虚热内生，故可见手足心发热，午后心烦，口干不欲饮，大便干燥；血虚生风，则见肌肤粗糙，甚则肌肤甲错，瘙痒明显。本证乃一派虚热之象，故取"壮水之主，以治阳光"之意，用生地、熟地、当归、麦冬、女贞子、墨旱莲等药滋阴壮水以除热；赤芍、丹参、何首乌活血化瘀，兼以养血；白鲜皮、茯苓、泽泻利水渗湿。

（四）典型案例

患者男，62岁，2013年3月19日初诊。

3年前，患者无明显诱因双手背、面部出现散在红色丘疹，伴剧烈瘙痒，影响睡眠，搔抓后有渗液、结痂，反复发作。现症见：双手背皮肤皲裂、苔藓化、皮肤粗糙、增厚，伴触痛，左面颊及鼻部见红斑、糜烂、结痂。纳食可，小便调，大便干。舌红，苔黄厚腻，脉沉弦。无药物、食物及接触物过敏史。

西医诊断：湿疹。

中医诊断：湿疮。

中医辨证：湿热内蕴，血燥生风。

治法：清热利湿，活血祛风。

处方：

白术 15g	苍术 10g	醋莪术 15g	钩藤 15g
蒺藜 15g	白鲜皮 15g	丹参 20g	萆薢 20g
甘草 5g	生地黄 15g	薏苡仁 30g	苦参 15g
珍珠母（先煎）30g			

7剂，每日1剂，水煎服。

二诊：服药7剂后，面部糜烂减轻，渗液减少，瘙痒较前减轻，双手苔藓样变无明显改善，大便仍干，舌脉同前。上方加徐长卿15g，7剂，水煎服，以加强祛风止痒化湿之功。

三诊：面部无渗液、无糜烂，有少许红斑丘疹，双手皮肤皲裂、苔藓样变较前改善，瘙痒明显减轻，舌红，苔稍黄，脉沉。上方去萆薢、徐长卿，加玄参15g，7剂，水煎服，以加强滋阴润肤之效。

四诊：面部无明显红斑，双手背皮肤较前变薄，无明显瘙痒，苔藓样变、干燥明显改善，二便调，舌红，苔薄黄，脉沉。三诊方加赤芍15g，7剂，水煎服，以加强活血祛瘀之功。

五诊：面部少许红斑，双手背皮肤较前明显好转，无苔藓样变、稍干燥，加用水貂油软膏外涂。守上方续服 1 个月后随访，患者皮损消失，无瘙痒等不适。

案例分析：本案患者初诊时属慢性湿疹急性发作期，既有双手背皮肤皲裂、粗糙、增厚，呈苔藓化，又可见到面颊及鼻部红斑、糜烂、结痂，证属本虚标实。观其症状舌脉，以湿热内蕴标实之证为主，故以白术、苍术、薏苡仁健脾除湿，加白鲜皮、萆薢、苦参、徐长卿以清热利湿、祛风止痒；湿疹日久顽固，瘀结较重，故佐莪术、丹参以活血逐瘀；湿热胶结，热邪难以祛除，故加钩藤清透泄热，祛风止痒。针对患者瘙痒剧烈，以致睡眠欠佳，陈教授常从镇静安神入手，随证加入珍珠母、龙齿等重镇安神、平肝息风之品。湿热之邪得除后，以血虚风燥之象为主，故本方加用玄参、赤芍等滋阴润肤、活血祛瘀之品，以改善双手皮肤粗糙、干燥。本案诊治过程标本明确，加减变化灵活，有是证，用是药，取舍得当，故取效满意。

（五）临证经验

湿疹为虚实夹杂、本虚标实之证，以风湿热毒蕴结肌肤为标，脾运失职为本。由于岭南地区气候湿热，湿邪常兼他邪侵袭人体，再加上岭南人喜饮凉茶，喜食生冷冻物、鱼虾螺蚝等多湿滋腻之品，均易伤脾阳，致水湿困脾，内外合邪，发为本病。岭南皮科流派医家在长期的临床中认识到湿疹与风湿热毒蕴结及脾虚密切相关，急性期往往以风湿热邪郁结成毒为主要表现，慢性期则表现为脾虚湿蕴或血虚风燥，因此形成了独特的诊治思路。

禤国维教授在湿疹的治疗中重视标本兼治，认为湿疹急性期往往以实证表现为主，常从风湿热毒的角度考虑，治疗上强调祛除毒邪，然后根据不足之处而调之，恢复机体阴阳平衡状态。因此，禤教授根据多年临床实践创制了皮肤解毒汤，此方由乌梅、莪术、土茯苓、紫草、苏叶、防风、徐长卿、甘草八味药组成，全方关键在于解毒，方中乌梅滋阴解毒，莪术祛瘀解毒，土茯苓利湿解毒，紫草凉血透疹解毒，苏叶解鱼虾毒，防风祛风解毒，徐长卿通络解毒，甘草善解药毒，并可随证根据各种毒邪的轻重加减药物，均可取得满意疗效。

陈达灿教授认为湿疹病本在脾虚，脾胃功能正常与否，直接关系到本病的症状轻重及预后。因此在本病的治疗中，陈教授非常重视恢复患者脾胃的健运功能，处方用药始终不离"健脾"这一原则，将"健脾"一法贯穿湿疹论治的始终，并能随证灵活加减。如对于急性湿疹属湿热壅盛者，在清热利湿的同时，酌加藿香、佩兰芳香之品醒脾化湿，加土茯苓健脾化湿，又解毒除湿，祛除湿浊且不伤正气，是岭南治湿疮之佳品，为治湿之良药；湿疹亚急性期或慢性期，脾虚湿困之象明显者，则用太子参、白术、茯苓、薏苡仁健脾渗湿，以助脾胃运化；若兼有脾虚食积者，常配伍五指毛桃、独角金等岭南道地药材，以健脾益气、消食化积，对于儿童湿疹慢性期伴有纳差、食积等症状时尤为适用。此外，考虑到"湿为阴邪，非温不化"的特点以及岭南人脾虚湿盛、气阴两虚的体质因素，陈教授强调在湿疹治疗过程中一定要注意顾护阳气，酌加温热之药以加快湿邪的祛除。

（六）零金碎玉

湿疹病因病机极其复杂，外因风、湿、热邪侵袭，内由脏腑功能失调所致，其中"湿邪"为患是湿疹发病的重要因素，由于湿性黏滞，易使病程缠绵难愈，故湿疹常反复发作、顽固难治。岭南皮科医家根据"久病入络""久病必瘀"理论，对于顽固性、难治性湿疹类疾病，往往会随证加入藤类药或虫类药以提高临床疗效。

1. 三术三藤——健脾除湿、活血化瘀

陈达灿教授临床中擅用"三术三藤"治疗难治性湿疹，其中"三术"即白术、苍术、莪术，白术与苍术是陈教授治疗脾虚有湿皮肤病的常用药，二者皆有健脾燥湿之功效，均可用治湿阻中焦、脾失健运之证。然白术之精要在于通过健脾而化湿，适用于脾虚湿困偏于虚证者；苍术苦温，其功效在于通过燥湿而运脾，适用于湿浊内阻而偏于实证者，常用于日久之顽湿。两药合用，标本兼顾，共奏健脾除湿之效。莪术味辛、苦，性温，入肝、脾经，能行气破血、消积止痛，因难治性皮肤病多日久顽固，瘀结较重，故用莪术以破血除瘀。"三藤"即钩藤、首乌藤和鸡血藤，根据中医取象比类的原则，藤类药如络脉纵横交错，且其形条达，故善走经络，通其所滞，如《本草汇言》所谓"凡藤蔓之属，皆可通经入络"，正适合治疗此类顽固性皮肤病，以达搜剔之功。钩藤性凉，味甘，主入肝经，可清透泄热、祛风止痒，因慢性湿疹患者日久不愈，多伴有烦躁焦虑之象，易肝郁而化火，故用钩藤以清热平肝；顽固性皮肤病患者不仅"久病多瘀"，且因血虚不能滋养肌肤，血虚而生风，可见剧烈瘙痒之症，其治当遵"治风先治血，血行风自灭"之旨，用鸡血藤合首乌藤，活血通络，养血疏风止痒。

"三术三藤"药对既能健脾燥湿，又能活血化瘀、养血祛风，正切合慢性湿疹脾虚湿蕴、气血瘀滞、营血不足的病机。

2. 擅用虫类药，搜风通络以逐瘀

中医学认为，虫类药气味醇厚，为血肉有情之品，同气相求，较草本药物更易被人体吸收，因而能迅速起效。国医大师禤国维教授擅用乌梢蛇等虫类药治疗慢性顽固性湿疹。他认为慢性湿疹久病入络者多有局部皮肤肥厚、苔藓样变等表现，此为血瘀之象，而虫类药的最大特点是其性窜透，有搜邪剔风之功效，诚如唐容川所言："动物之功利尤甚于植物，以动物之本性能行，而又具有攻性。"可使药效直达病所。因此禤老在辨证用药的基础上，对于血瘀之象轻者常配伍苏木、莪术等活血祛瘀；血瘀之象严重或病情顽固难愈者，常配伍乌梢蛇、蜈蚣、僵蚕等虫类药活血搜风通络，其中以乌梢蛇性平无毒，故临床中更为常用，《证类本草》中认为其："主诸风瘙瘾疹，疥癣，皮肤不仁，顽痹诸风。"但是值得一提的是，禤老临床中对于虫类药的应用极为慎重，他认为虫类药物多为动物蛋白，具有较强的抗原性。现代研究也表明，乌梢蛇中含有氨基酸、蛋白质、微量元素及脂肪酸等多种成分，而湿疹患者发病期间往往对于外来抗原物质具有高度敏感性，若应用不当可能会加重病情，因此禤老主张从小剂量起，逐渐少量递增，使患者有一个脱敏的过程，同时方中常佐以苏叶，既可祛风，又解虫毒，往往能取得良好疗效，且大大降低了不良反应发生的可能。

第四节　特应性皮炎

（一）疾病认识

特应性皮炎（AD）是一种慢性、复发性、瘙痒性皮肤病，长期反复发作的瘙痒、湿疹样皮炎是其主要临床表现，本病多见于儿童，也可以发生于成人，常见于有特应性疾病［哮喘（和）或过敏性鼻炎］个人或家族史的患者。现代医学认为该病与遗传、机体免疫功能异常、皮肤屏障异常、皮肤常驻微生物菌群改变有关。

中医学中没有特应性皮炎这一病名，但历代医案不乏类似症状描述，并根据不同发病年龄、皮疹特点及发病机制有相应不同的病名。《外科大成》载"四弯风……生于腿弯脚弯，一月一发，痒不可忍，形如风，搔破成疮"；《诸病源候论》有言："小儿面上癣，皮如甲错起，干燥，谓之乳癣。"《医宗金鉴》记载："粟疮痒证属火生，风邪乘皮起形，风为火化能作痒，通圣苦参及消风。注：凡诸疮作痒，皆属心火。火邪内郁，表虚之人，感受风邪，袭入皮肤，风遇火化作痒，致起疮疡形如粟粒，其色红，搔之愈痒，久而不瘥，亦能消耗血液，肤如蛇皮。初服防风通圣散加枳壳、蝉蜕，血燥遇晚痒甚，夜不寐者，宜服消风散，外敷二味拔毒散。若年深日久，肤如蛇皮者，宜常服皂角苦参丸，外用猪脂油二两，苦杏仁一两捣泥，抹之自效。"一般婴幼儿者相当于中医的"奶癣""胎癞疮"；儿童期特应性皮炎相当于"四弯风"；成年期特应性皮炎相当于"粟疮"。

岭南皮科流派医家认为本病病因可归于先天禀赋不足、胎毒遗热、后天饮食不调，导致脾虚失运、心火过盛，或内生湿热，或外感风湿热邪；病久可耗伤元气，气血生化乏源，肌肤失养。

（二）辨证思路

国医大师禤国维教授认为脾虚湿蕴这一病机贯穿于特应性皮炎的整个发展过程中，病机实质为本虚标实，正如《育婴家秘》中提出："小儿脾常不足，非大人可比。幼小无知，口腹是贪，父母娇爱，纵其所欲，是以脾胃之病，视大人犹多也，故脾胃虚弱，百病生矣。"《幼科概论》云："湿由脾气虚弱，不能运化以行水，水性凝滞不动，日久腐化，转侵脾土，以成种种湿症之象也。其症象面色暗白，皮肤粗糙不润……四肢、身体、面部等处，生有癣及湿疮，是脾湿外出，湿气散化象。"可见，脾乃后天之本，脾伤则易造成其他脏腑濡养不足，从而百病由生。特应性皮炎的发病以儿童为主，这与其脾土不足的生理特点是密不可分的。脾虚水湿运化失健，泛溢肌肤，故而发病，因此脾土不足在该病的发病中占主导地位，且脾虚湿蕴贯穿于特应性皮炎发病的整个过程。在该病的辨证论治过程中应始终把握"健脾渗湿"这个中心环节，治疗以健脾渗湿法为基本法则。

"诸痛痒疮，皆属于心""诸湿肿满，皆属于脾"，广东省名中医陈达灿教授认为特应性皮炎多由禀赋不耐，胎毒遗热，外感淫邪，饮食失调，致心火过盛，脾虚失运而发病。禀赋不耐是特应性皮炎发病的根本原因，脾胃虚弱和心火偏旺是特应性皮炎发病的核心机制，其中婴儿期以心火为主，因胎毒遗热，郁而化火，火郁肌肤而致。儿童期特应性皮炎以心火脾虚交织互见为主，因心火扰神，脾虚失运，湿热蕴结肌肤而致。青少年和成人期特应性皮炎，因病久心火耗伤元气，脾虚气血生化乏源，血虚风燥，肌肤失养而致。

（三）治疗方案

1.内治法

（1）心脾积热型

症状：脸部红斑、丘疹、脱屑或头皮黄色痂皮，伴糜烂渗液，有时蔓延到躯干和四肢，哭闹不安，可伴有大便干结，小便短赤。指纹呈紫色，达气关，或脉数。

辨证：心脾积热。

治法：清心导赤。

处方：三心导赤饮加减（《徐宜厚皮肤病临床经验辑要》）。

连翘 3g，栀子 3g，莲子心 3g，灯心草 3 扎，玄参 3g，生地黄 5g，车前子 5g，蝉蜕 3g，茯苓 5g，甘草 3g。

加减：面部红斑明显者，酌加黄芩、白茅根、水牛角；瘙痒明显者，酌加白鲜皮；大便干结者，酌加火麻仁、莱菔子；哭闹不安者，加钩藤、牡蛎。药物用量可参照年龄和体重酌情增减。

分析：本型常见于婴儿期。心藏神，心火炽盛扰乱神明，故可见患儿哭闹不安；热盛伤津，则大便干结、小便短赤；湿热蕴结可见局部皮肤红斑、糜烂渗液或黄色痂皮，或脱屑。方中连翘、栀子、莲子心、灯心草清心除烦；灯心草兼有利小便之功，车前子清热利水，助灯心草导湿热之邪下行；生地黄、玄参清热凉血，养阴生津；茯苓宁心，兼可健脾渗湿；蝉蜕轻灵宣达，引诸药直至肤腠；甘草清热解毒，调和诸药。

（2）心火脾虚型

症状：面部、颈部、肘窝、腘窝或躯干等部位反复发作红斑、水肿，或丘疱疹、水疱，或有渗液，瘙痒明显，烦躁不安，眠差，纳呆。舌尖红，脉偏数。

辨证：心火亢盛，脾虚湿盛。

治法：清心培土。

处方：培土清心方。

茯苓 10g，白术 10g，薏苡仁 15g，山药 15g，连翘 10g，灯心草 5 扎，淡竹叶 10g，钩藤 10g，防风 10g，牡蛎（先煎）15g，甘草 3g。

加减：皮损鲜红者，酌加羚羊角骨或水牛角、栀子、牡丹皮；瘙痒明显者，酌加苦参、白鲜皮、地肤子；眠差者，酌加龙骨、珍珠母、合欢皮。药物用量可参照年龄和体重酌情增减。

分析：本型常见于儿童反复发作的急性期。"诸痛痒疮，皆属于心"，心火偏盛，故可见剧烈瘙痒、烦躁不安；"诸湿肿满，皆属于脾"，脾虚湿盛，则见局部反复水肿或见丘疱疹、水疱或局部伴有渗液。心火偏盛和脾胃虚弱的临床表现相互交织得到了充分的体现，构成其核心病机。急性期以心火偏亢为主，脾虚湿困为次，连翘、灯心草清心养阴除烦；淡竹叶导热下行，令湿热之邪从小便而解；茯苓、白术、薏苡仁、山药健脾渗湿；钩藤平肝祛风，以形而治痒；

防风祛风止痒；生牡蛎潜阳养阴，重镇安神；甘草健脾和中，调和诸药。

（3）脾虚湿蕴型

症状：四肢或其他部位散在丘疹、丘疱疹、水疱，疲倦乏力，食欲不振，大便溏稀。舌质淡，苔白腻，脉缓或指纹色淡。

辨证：脾虚湿蕴。

治法：健脾渗湿。

处方：小儿化湿汤（《朱仁康临床经验集》）。

苍术 10g，茯苓 10g，炒麦芽 10g，陈皮 3g，泽泻 10g，滑石 10g，炒白术 10g，炒薏苡仁 10g，甘草 3g。

加减：皮损渗出者，酌加萆薢、茵陈、马齿苋；纳差者，酌加鸡内金、谷芽、山药；腹泻者，酌加伏龙肝、炒黄连。药物用量可参照年龄和体重酌情增减。

分析：本型常见于婴儿和儿童反复发作的稳定期。脾胃虚弱，故食欲不振；脾不运化水液，湿邪内停，故皮肤丘疱疹、渗液，伴大便溏泄；脾主肌肉四肢，脾虚气弱，故见疲倦乏力。治以健脾祛湿为主，方中炒白术、苍术、茯苓、陈皮、炒麦芽、炒薏苡仁健脾助运，泽泻、六一散（滑石、甘草）淡渗利湿。

（4）血虚风燥型

症状：皮肤干燥，肘窝、腘窝常见苔藓样变，躯干、四肢可见结节性痒疹，继发抓痕，瘙痒剧烈，面色苍白，形体偏瘦，眠差，大便偏干。舌质偏淡，脉弦细。

辨证：血虚风燥。

治法：养血祛风。

处方：当归饮子。

黄芪 10g，生地 10g，熟地 10g，白芍 10g，当归 10g，川芎 5g，何首乌 10g，白蒺藜 10g，荆芥 10g，防风 10g。

加减：皮肤干燥明显者，酌加沙参、麦冬、石斛；情绪急躁者，酌加钩藤、牡蛎；眠差者，酌加龙骨、珍珠末、百合。药物用量可参照年龄和体重酌情增减。

分析：本型常见于青少年和成人期反复发作的稳定期。脾胃虚弱贯穿于特应性皮炎发病的始终，"脾胃为气血生化之源"，脾胃虚弱，气血生化乏源可致气血亏虚，肌肤失养，皮肤肥厚粗糙、干燥脱屑且呈苔藓样变；阴血亏虚，虚风内生，气血不足，卫外不固，风邪外袭，内外之风邪往来则痒；面色苍白，形体偏瘦，眠差，大便偏干，舌质偏淡，脉弦细，亦为血虚风燥之症。当归饮子出自《重订严氏济生方》，此方体现营血调养，"治风先治血"的理念，方中熟地、白芍、当归、川芎、何首乌滋阴养血润燥；黄芪配伍当归补气生血；生地清热凉血；荆芥、防风、白蒺藜祛风止痒。诸药合用，既可养血调血滋阴，又可鼓动气血以濡养肌表，同时可兼祛内外风邪以止痒。

2. 外治法

（1）湿敷法　本法主要针对红肿、糜烂、渗出的皮损。

方剂一：黄柏、生地榆、马齿苋、野菊花。

方剂二：金银花、黄精、甘草。其中金银花：甘草 =2：1。

上方加水 2000ml，水煎至 1500ml，待冷却后取适量外洗和间歇性开放性冷湿敷。湿敷间隔期可外搽 5%~10% 甘草油、紫草油或青黛油。

（2）外洗法

①针对红斑、丘疹、无渗液的皮损：选用金银花、黄精、甘草，水煎外洗，其中金银花：黄精 =1：1。

②针对干燥、脱屑、肥厚苔藓样皮损：可采用上方治疗。或者选用 5%~10% 黄连软膏、5% 硫黄软膏、复方蛇脂软膏或其他润肤膏外搽。充分的基础润肤治疗是必要的，如果能耐受，每天至少外用 2 次润肤剂。

（3）推拿疗法　本法适用于 12 岁以下的特应性皮炎患儿，可指导患儿父母为其进行推拿治疗。在涂抹润肤剂后，辅以按摩手法。发作期可清天河水，揉中脘，沿两侧膀胱经抚背；缓解期可补脾经，摩腹，捏脊，揉按足三里。疹红，渗液明显者，加强清天河水；皮肤干燥者，揉按三阴交；瘙痒明显者，揉按曲池、风池、三阴交；夜眠差者，用猿猴摘桃（双手食指与拇指从耳垂部位逐步向上，如猿猴摘桃状，重复摘的动作，摘至耳尖）；便溏者，补脾经，揉脐，加强摩腹；便干者，揉天枢。每日 1 次，每次 20~30 分钟。操作过程中应注意保暖；皮肤有明显炎症的部位忌推拿。

（4）针刺疗法

①心脾积热型

体针：合谷、内关、曲池、阴陵泉、三阴交。大便秘结，加支沟；哭闹不安，加神门。

耳穴：心、脾、小肠、神门、内分泌。

②心火脾虚型

体针：合谷、内关、曲池、阴陵泉、三阴交。眠差，加安眠；烦躁不安，加太冲；瘙痒明显，加风池。

耳穴：心、脾、肺、神门、内分泌。

③脾虚湿蕴型

体针：百会、曲池、阴陵泉、足三里。食欲不振，加中脘；大便溏烂，加天枢、上巨虚。

耳穴：脾、胃、肺、大肠、内分泌。

④血虚风燥型

体针：列缺、血海、三阴交、风池。大便干结，加支沟、天枢。

耳穴：脾、肺、肾、内分泌。

（5）刺络拔罐　本疗法适用于急性发作期者，或表现为瘙痒剧烈、皮疹鲜红的特应性皮炎患者，多用于成人特应性皮炎患者，一般不用于婴幼儿和儿童患者。一般辨证选取背部俞穴，如肺俞、心俞、膈俞、胆俞、三焦俞；腰部以上加大椎穴，腰部以下加委中穴。久病体弱、贫血者慎用；孕妇和有自发性出血倾向者禁用。刺络拔罐后当天不要洗澡，防止皮肤感染。

（6）艾灸疗法　特应性皮炎是一个反复发作的疾病，对于病情缓解期或脾虚湿蕴型患者，可采用艾灸疗法以巩固治疗，预防疾病的复发，临床常选用神阙、足三里进行艾灸，可以起到健运脾胃、补益气血、温补元阳、调节五脏六腑阴阳、扶正固本、减少复发的作用。具体操作：点燃艾条对准穴位，距离皮肤 2~3cm，以患者感到温热为宜，然后做上下或回旋熏灸。也可以采用温灸器灸。每日施灸 15~30 分钟，以皮肤泛红为度。

（四）典型案例

案 1　谢某，男，4 岁，2018 年 9 月 29 日初诊。

患儿全身反复多形皮疹伴瘙痒 3 年余。出生后 2 个月先于颜面部出现红斑，随后皮疹扩散到躯干、四肢，瘙痒剧烈，于外院诊治，在外院诊为"特应性皮炎"，予内服抗过敏药物，外用糖皮质激素等药物治疗后疗效不佳，病情反复发作。刻下症：颜面、躯干、四肢皮肤红斑、丘疹伴瘙痒，部分呈苔癣样变。胃纳可，二便调，眠差。舌尖红，苔白，脉细。既往有过敏性皮炎。

西医诊断：特应性皮炎。

中医诊断：四弯风。

中医辨证：脾虚心火证。

治法：培土清心。

处方：

太子参 15g	茯苓 10g	薏苡仁 20g	白术 10g
山药 15g	连翘 10g	淡竹叶 10g	钩藤 10g

生地 10g　　　　　鸡内金 10g　　　　独脚金 10g　　　　甘草 3g

7 剂，水煎服，每日 1 剂。

外洗方：

金银花 15g　　　　野菊花 15g　　　　海金沙 15g　　　　黄精 15g

甘草 15g　　　　　薄荷（后下）15g

7 剂，水煎外洗，每日 1 次。

注意事项：外用润肤保湿剂，保持皮肤湿润；忌食海鲜、生冷甜腻之品；穿着纯棉衣物；保持适宜的室内温度、湿度等，避免促发因素。

二诊（10 月 13 日）：皮肤红斑较前略有减轻，皮肤干燥明显，瘙痒、睡眠改善不显。上方去钩藤，加羚羊角骨（先煎）10g，灯心草 0.4g 清心、凉血消斑，加北沙参 10g 养阴润肤，7 剂，水煎服。外治同上。

三诊（10 月 20 日）：近日皮疹较前增多，睡眠差，烦躁，舌红，舌尖明显，苔白。上方去太子参、北沙参，加白茅根 15g，龙齿（先煎）30g，加大灯心草用量为 0.4g，14 剂，水煎服。外治同上。

四诊（11 月 3 日）：病情明显好转，红斑颜色明显变淡，颜面皮疹大部分消退，纳差。上方去羚羊角骨，加太子参 20g，五指毛桃 10g，薏苡仁调整为 30g，7 剂，水煎服。外治同上。

五诊（11 月 10 日）：病情稳定，舌苔微黄腻。上方去生地，加布渣叶 15g 清热利湿，7 剂，水煎服。外治同上。

六诊（11 月 17 日）：皮疹反复，仍有瘙痒，舌尖红，苔薄白，上方去灯心草，加羚羊角骨（先煎）10g，7 剂，水煎服。外治同上。

七诊（11 月 24 日）：皮疹全部消退，仍干燥，胃纳佳，上方去鸡内金，加北沙参 15g，薄盖灵芝 15g，7 剂后病情好转。外治同上。

随访半年未见复发。

案例分析：临床采用培土清心法治疗特应性皮炎时特别需要掌握好清心药物和健脾药物之间的比例。脾虚心火为婴幼儿特应性皮炎发病的核心病机，急性发作期心火偏盛，慢性缓解期脾虚主导，发作期和缓解期没有截然的界限，因此在治疗过程中需要根据病情，使用培土及清心的药物。如本例患者在治疗过程中出现皮疹增多、烦躁，此时以心火偏盛为主，在既往的处方中减少培土药物，去太子参，加用白茅根及加大灯心草的用量，提高清心药物的比例，病情控制后，去清心之羚羊角骨，加太子参加强健脾之功。正因为对特应性皮炎病因病机的准确把握，用药进退有度，才使得患者病情得以明显改善。

在急性发作期的治疗过程中，陈达灿教授喜用羚羊角骨、金银花二药，二药均归心经，急性发作期，皮肤出现片状红斑，采用卫气营血辨证，当属热入营分，采用金银花配伍连翘，一方面清营分之热，另一方面有助于透热转气，即叶天士所谓的"入营犹可透热转气"之意。特别是有红肿渗液，热毒较甚时选用金银花清热解毒。《医学衷中参西录》记载：羚羊角既可以清里，也可以透表。因此，在急性发作期出现红斑时与金银花、连翘协同"透热转气"，羚羊角骨虽为寒性，但与其他寒冷之品不同，对胃肠影响较小；此外，羚羊角骨可以定心神，与龙齿共奏清心安神之功。

案2 张某，女，3岁，2018年8月29日初诊。

患儿全身干燥，反复红斑、丘疹伴瘙痒2年余。出生后7个月先于颜面部出现红斑，随后皮疹扩散至四肢屈侧、颈部、眼睑、胸部、手背等处，局部皮肤干燥脱屑，部分皮损可见抓痕，瘙痒剧烈，多次于外院诊治，诊为"特应性皮炎"，予内服抗过敏药物，外用糖皮质激素等药物治疗后疗效不佳，病情反复发作。刻下症：四肢屈侧、颈部、眼睑处红斑、丘疹伴瘙痒，局部皮肤干燥脱屑。部分皮损可见抓痕，瘙痒剧烈，胃纳可，大便干结，小便调，眠差。舌淡红有齿痕，苔薄，脉细。既往有过敏性鼻炎。

西医诊断：特应性皮炎。

中医诊断：四弯风。

中医辨证：脾虚湿蕴证。

治法：益气健脾，祛湿止痒。

处方：

北沙参 10g	茯苓 10g	白术 10g	粉葛 10g
防风 10g	布渣叶 15g	灯心草 3 扎	甘草 5g
生地黄 10g	白鲜皮 10g	紫苏叶 10g	蝉蜕 10g
徐长卿 5g	火麻仁 10g	玄参 10g	

7剂，水煎服，每日1剂。

其他治疗：①口服赛庚啶片（每次1mg，每日2次）、润燥止痒胶囊（每次2粒，每日3次）。②消炎止痒霜（广东省中医院院内制剂）、复方蛇脂软膏和肤必润软膏各2支混合，适量外擦。

注意事项：①嘱患者注意保持皮肤清洁。忌热水和肥皂等刺激性因素。②尽量避免穿化纤类衣物，应穿着纯棉衣物。③饮食禁忌：少食辛辣刺激性发物及易引起过敏食物，如公鸡、鲤鱼、鲮鱼、虾蟹、牛羊肉、榴莲、芒果、菠萝、鹅肉、鸭肉、竹笋等。④外用润肤保湿剂，保持皮肤湿润。⑤保持适宜的室内温度、湿度等。

二诊（9月6日）：四肢屈侧、颈部、眼睑红斑、丘疹较前稍减退，局部干燥脱屑，瘙痒较前稍减轻。舌淡红有齿痕，苔薄，脉细。大便稍干但较前减轻，小便调，纳眠差，但较前改善。中药守前方，余治疗同前。共治疗14天。

三诊（9月20日）：红斑、丘疹颜色变淡，瘙痒稍缓解，纳眠差，舌尖红有齿痕，苔薄，脉细。前方加龙骨、牡蛎各15g重镇安神，并予口服健脾开胃饮（广东省中医院院内制剂，每次5ml，每日2次，口服），共治疗14天。

四诊（10月8日）：红斑、丘疹颜色明显变淡，仍觉瘙痒，皮损以四肢屈侧及四肢为甚。舌淡有齿痕，苔薄，脉弦。二便调，纳眠尚可。前方去火麻仁。其他处方同前，共治疗28天。

五诊（11月6日）：皮疹基本全部消退，仍干燥，局部可见色素沉着，纳眠佳。上方去龙骨、牡蛎、灯心草，加麦冬15g。7剂后病情好转，随访半年未见复发。

案例分析：特应性皮炎是由于先天禀赋不耐，脾虚不足，外加感受风、湿、热诸邪，相搏于皮肤而发病。一般初起和急性发作者多以风湿热困阻为主，病久和缓解期多为脾虚湿恋或阴虚血燥。亦有医家认为，特应性皮炎发病除脾虚之外，也与母体遗热于胎儿和后天饮食失调，造成食滞胃热有关，认为脾虚胃热、食滞不化为此病之本，风湿热邪是本病之标。禤国维教授认为脾胃虚弱，气血生化乏源，心失所养，心火亢盛，燔灼血脉，血热生风是四弯风的主要病机。本案以脾虚为病机核心，脾胃为升降之枢纽，脾胃不健，则心火下降无力，故健脾祛湿为本案治法重点。且禤老认为随着特应性皮炎患儿年龄的增长，其病机的演变规律常表现为湿渐轻，脾虚渐重，在临证过程中应根据其病机特点及演变特点灵活运用健脾、渗湿法。

（五）临证经验

陈教授认为特应性皮炎多由禀赋不耐，胎毒遗热，外感淫邪，饮食失调，致心火过盛，脾虚失运而发病。《黄帝内经》曰："诸痛痒疮，皆属于心。""诸湿肿满，皆属于脾。"《疡科心得集》进一步阐述："心主血，脾主肉，血热而肉湿，湿热相合，浸淫不休，溃败肌肤，而诸疮生矣。"患儿先天禀赋不耐，脾胃虚弱，则肌肤失养，干燥不润；小儿"心常有余"，心火炎上，与湿邪搏结，蕴结肌肤，则疮疹发作，瘙痒不休。特应性皮炎的发作期和缓解期往往没有截然的界限，心火偏盛和脾胃虚弱在病程中往往相互交织，虚实互见。培土清心法是基于心脾两脏的生理、病理特点及临床表现提出的，并据此创立了培土清心方，基本方由太子参、山药、薏苡仁、连翘、灯心草、淡竹叶、钩藤、生牡蛎、甘草组成。可根据临床症状加减。本方立方以心脾为要，治皮肤病不拘泥湿与毒，运用五行生克之义，用药既有四君子汤之中正平和、健脾培土之义，又有导赤散之清心导赤、泄邪从下之功。方中遣以太子参培土渗湿，补益脾胃；而连翘为疮家圣药，可清心火，又解热毒，正如叶天士谓连翘"辛凉，翘出众草，能升能清，最利幼科，能解小儿六经郁热"，清心解表之中，有清心透表之力。参、翘二药共奏培土清心之功，为君。淡竹叶、灯心草清心除烦导赤，轻清而能祛实，甘淡而不伤正；薏苡仁、山药平补脾胃，健脾除湿，助君调理心脾，共为臣药。钩藤善清少阴、少阳之火，平肝祛风，以形而治痒；生牡蛎潜阳养阴，重镇安神，同属佐药。甘草调和诸药为使。全方紧扣病机，轻灵平正，清而不伤正，养而不留邪，共奏培土清心、祛风止痒之功。培土清心法强调平衡协调，处方用药平淡轻灵，特别适宜儿童特应性皮炎。

心火脾虚证是儿童患者中最常见的证型。小儿为稚阴稚阳之体，临床需根据小儿生理及病理特点用药，力求清而不伤正，养而不留邪，慎用黄柏、黄连苦寒燥湿之品。脾虚贯穿于特应性皮炎的始终，病情缓解时需要侧重于健脾益气，对于食滞不化者常酌以消导之品，如鸡内金、炒麦芽、独脚金。小儿肝常有余，宜凉肝平肝，常用钩藤、牡蛎之清凉潜镇之品。特别是对于瘙痒而言，不可见到瘙痒即用祛风药，临床需详辨寒热虚实之所在，平调寒热虚实为止痒之要。

此外，血虚风燥证是成年特应性皮炎患者或部分病情日久患者的常见证型，亦有部分成年患者因久病伤肾，精血不足，生风化燥，治疗时可佐以培补肾精之品，常选菟丝子、熟地黄、巴戟天、淫羊藿，取阴阳互济，平调肾中阴阳之意。

（六）零金碎玉

以禤老、陈达灿教授为代表的岭南医家在应用中药治疗特应性皮炎方面造诣颇深，在岭南特色药物的运用上经验尤为丰富，依据多年临证经验形成了独特的用药思维，即在辨证的基础上灵活选用岭南特色药物，在临床上取得了极佳的疗效。以下列举在治疗本病时常用的岭南特色药及其特点。

1. 布渣叶

布渣叶也称为破布叶，味淡、微酸，性平。功效：清热消滞，利湿退黄，化痰。对于脾胃湿热所致的特应性皮炎，布渣叶可以起到清利脾胃清热的作用，临床上在健运脾胃的同时配合使用布渣叶，疗效显著。

2. 独脚金

独脚金味甘、淡，性凉。功效：清热，消积。独脚金对食欲减退具有良好疗效。尤其适用于有脾虚湿困者，如纳差，甚至厌食、腹胀、便溏等不适的特应性皮炎患者，可配合"二金"——独脚金、鸡内金的使用，使得脾胃得以健运，食积得以消化。对于儿童皮炎湿疹类皮肤病慢性期伴有纳差、食积等症状时尤为适用，用药适当，则疗效非凡，陈教授对独脚金用量成人一般为10~15g，儿童为5~10g。

3. 有瓜石斛

有瓜石斛味甘淡，性微寒。功效：益胃生津，滋阴清热，润肺，止咳。陈教授认为特应性皮炎作为一种慢性皮肤病，迁延不愈，出现皮肤干燥、脱屑、苔藓样变等表现，故常在益气健脾的基础上配伍有瓜石斛等滋养胃阴之品，具有气阴双补的作用，对于脾胃气阴不足的特应性皮炎具有良好疗效。

4. 飞扬草

飞扬草具有清热解毒，利湿止痒的功效。岭南医家常使用以飞扬草为主药的飞扬洗剂外洗治疗特应性皮炎，具有祛风清热止痒的良好效果。

第五节　荨麻疹

（一）疾病认识

荨麻疹是一种皮肤出现风团的瘙痒性、过敏性皮肤病。其特征：皮肤上出现瘙痒性风团，发无定处，时隐时现，退后无痕迹，但反复发生新的皮疹，可迁延数日至数月，且伴有剧痒。严重者可伴有发热、腹痛、腹泻、气促等症状。

荨麻疹一般分为急性、慢性和特殊类型。急性荨麻疹的病程小于6周，常有感染、药物、食物、接触过敏等相关病因；慢性荨麻疹病程超过6周，反复发作，常难以找到病因，有约50%的患者在5年内病情减轻，约20%患者病程可长达20年以上。其中又有皮肤划痕症、寒冷性荨麻疹、胆碱能性荨麻疹、日光性荨麻疹、压迫性荨麻疹、自身免疫性荨麻疹等特殊类型。

慢性荨麻疹易诊难治，严重影响患者的生活质量，病因复杂难治，西药治疗常以抗组胺药治疗为主，疗程长，大部分患者服药有效，停药复发。其中一些特殊类型的荨麻疹如自身免疫性荨麻疹等，即使多种抗组胺药物联用亦难以控制病情，需要口服免疫抑制剂进行治疗。长期服药存在一定的副作用，是困扰医生和患者的棘手难题。

本病归属于中医"瘾疹"范畴。中医认为本病是由于先天禀赋不耐，或平素体虚，卫表不固，风寒或风热之邪外袭，客于肌表，使营卫失调而发病；或饮食不节，胃肠积热，复感外邪，郁于肌表而发；也可因久病体虚，气血不足，血虚化燥生风，复感外邪而发。一般急性荨麻疹多属实证，治以祛风、清热、散寒、凉血、解毒或以清肠胃湿热积滞为主；慢性荨麻疹多属虚证，治以益气固表、养血祛风为主。

（二）辨证思路

根据荨麻疹的病因病机，岭南医家对本病中医治疗总的法则是扶正祛邪。在治疗方法上内外合治，标本兼顾，才能达到较好的治疗效果。荨麻疹中医治疗方法众多，临床需根据患者体质、伴随症状及舌脉，选用适宜的治疗方法。

以禤国维教授为代表的岭南皮肤病流派传人采用中西医结合疗法治疗本病，在急性期合并感染或过敏性休克等危急症状时，以抗生素、肾上腺素、糖皮质激素及抗过敏为主，中药为辅，待病情控制后或慢性期以中药为主，这样的中西医结合疗法可显著提高治愈率和缓解率，减少其并发症，比单纯西药或单纯中药治疗有明显的优越性。

（三）治疗方案

1.风热相搏型

症状：风团呈红色，相互融合成片，状如地图，扪之有灼热感，自觉瘙痒难忍，遇热则剧，得冷则缓，伴有微热恶风，口干咽痛，心烦口渴。舌质红，苔薄黄，脉浮数。

辨证：风热相搏。

治法：疏风清热，退热止痒。

处方：银翘散加减。

连翘15g，金银花15g，苦桔梗6g，薄荷6g，竹叶5g，生甘草5g，荆芥穗5g，淡豆豉5g，牛蒡子6g，鲜苇根（汤煎）6g。

加减：若伴咳嗽痰黄加桑白皮、北杏以清肺化痰；大便干结加冬瓜仁以滑肠通便；心烦者加山栀子清心除烦；咽痛者加板蓝根、山豆根以清热解毒，利咽止痛。

分析：邪在卫分，卫气被郁，风热袭表，故皮疹颜色鲜红、灼热感、遇热加重；热邪伤津，故口干口渴；风热毒邪侵袭肺系，则微热恶风、咽痛。方中连翘、银花辛凉解表，清热解毒。薄荷、牛蒡子可以疏散风热，清利头目，且能解毒利咽。荆芥穗、淡豆豉有发散解表之功。竹叶清热除烦，清上焦之热，且可生津。芦根功在清热生津。桔梗可宣肺止咳。甘草调和诸药。

2. 风寒外束型

症状：风团色泽淡红，或者色如瓷白，风吹或接触冷水后，风团和痒感加重，得暖则减，伴恶风畏寒，口不渴。舌质淡红，苔薄白，脉浮紧。

辨证：风寒外束。

治法：疏风散寒，调和营卫。

处方：桂枝麻黄各半汤加减。

桂枝 15g，芍药 15g，生姜 10g，炙甘草 6g，麻黄 6g，杏仁 6g，大枣 12 枚。

加减：若阳虚，遇寒加重者，去荆芥加淫羊藿、白术、黄芪以健脾阳补脾气；手足冰冷者，加当归、鹿角胶以温阳通络；易出汗，着风即起者，去麻黄，加浮小麦、麻黄根以敛汗。

分析：风寒束表，肺气失宣，卫气抗邪，正邪相争，则恶寒、恶风；风寒蕴于肌肤，故风团颜色淡红，得暖则减；舌淡红、苔薄白、脉浮紧为风寒束表的表现。方中桂枝、麻黄合用，以发卫气之闭，宣营阴之郁，使表邪从汗出而解。生姜助麻黄、桂枝以解表散邪，兼和中气。杏仁助麻黄以宣降肺气。芍药与桂枝合用，使桂枝、麻黄发汗解表而不伤营阴。甘草、大枣、芍药相合，助正充荣以抗邪；甘草调和诸药。

3. 肠胃湿热型

症状：风团色泽鲜红，风团出现与饮食不节有关，多伴腹痛、腹泻或呕吐、胸闷，大便稀烂不畅。舌红苔黄腻，脉数或滑数。

辨证：肠胃湿热。

治法：清肠利湿，祛风止痒。

处方：保和丸合萆薢渗湿汤加减。

山楂 15g，神曲 10g，半夏 15g，茯苓 15g，陈皮 5g，莱菔子 5g，萆薢 15g，赤芍 10g，薏苡仁 30g，牡丹皮 15g。

加减：若有虫积者加乌梅肉、槟榔以杀虫止痒；便秘者加大黄、厚朴以行气通腑。

分析：此型相当于西医胃肠型荨麻疹，肠胃湿热，故见腹痛腹泻、大便稀烂不畅；舌红苔黄腻、脉滑均为湿热内蕴之象。方中重用山楂，消一切食积，尤善消肉食油腻之积。神曲善消酒食陈腐之积，莱菔子善消谷面痰气之积。半夏、陈皮行气化滞，和胃止呕；食积内停，易生湿化热，故配茯苓健脾祛湿，和中止泻；萆薢利水，分清化浊。苡仁利水渗湿，再配以清热凉血、活血化瘀的牡丹皮和赤芍，以加强清利湿热的效力。

中成药：湿毒清胶囊、一清胶囊，注射用中药制剂：双黄连注射液。

4. 卫外不固型

症状：皮疹多为针帽至蚕豆大，相互融合成片的风团较少，但往往在汗出着风，或者表虚恶风后诱发成批皮损，自觉瘙痒不止，发作不休，伴恶风自汗。舌质淡红，苔薄白或少苔，脉沉细。

辨证：卫外不固。

治法：固表御风。

处方：玉屏风散加减。

黄芪15g，白术15g，防风15g，蝉蜕10g，露蜂房10g，地龙15g，乌梢蛇10g，紫苏叶10g，荆芥15g，五味子10g，乌梅10g，蒺藜15g，当归10g，生地黄15g。

加减：自汗不止者，加浮小麦、牡蛎以敛阴固涩止汗；恶风恶寒者，加桂枝、麻黄以祛风散寒。

分析："卫气者，所以温分肉，充皮肤，肥腠理，司开合者也。"卫气虚弱，不得温分肉、充皮肤，则腠理疏松而见恶风、汗出。舌淡红，苔薄白，脉沉细皆为正气虚乏之象。方中以黄芪、白术益气固表，防风祛风散邪，三药合用，补益正气的同时驱逐邪气；蝉蜕、荆芥、露蜂房、地龙、乌梢蛇祛风，开腠理以透解郁滞肌肤之邪并助防风疏风止痒；紫苏叶解鱼虾之毒；五味子、乌梅敛肺；蒺藜祛外风而平肝；当归补血活血，酌加生地黄助当归补血养阴。

5. 阴虚血燥型

症状：皮疹色淡不鲜，反复发作，迁延日久不愈，且多于午后或夜间发作。伴心悸、盗汗、手足心热、心烦易怒、口干。舌红少苔或舌质淡，脉沉细。

辨证：阴虚血燥。

治法：养血祛风，润燥止痒。

处方：当归饮子合六味地黄丸加减。

山萸肉15g，怀山药15g，茯苓15g，熟地20g，丹皮15g，泽泻20g，乌梅10g，五味子15g，白芍15g，川芎15g，当归10g，首乌15g，夜交藤20g，防风15g，荆芥15g，白蒺藜15g，黄芪20g，甘草5g。

加减：伴心烦、心悸者，加麦冬、太子参以益气养阴，清热除烦；伴盗汗者加浮小麦以固涩止汗；夜寐梦多者加酸枣仁以宁心安神；瘙痒甚者加白蒺藜、徐长卿祛风止痒。

分析：此型为病程反复发作，日久不愈，耗伤阴血，阴虚血燥。心烦、盗汗、手足心热、口干均为阴血不足，虚火上炎之象。方用熟地滋肾益精，以填真阴；山茱萸养肝涩精；山药补脾固精；泽泻清泻肾火，防熟地滋腻；茯苓淡渗泻脾，助山药健运；丹皮清泻肝火，制山萸之温。白芍、熟地、当归、川芎养血活血，防风、荆芥、白蒺藜祛风止痒，黄芪益气固表，夜交藤养血安神，五味子、乌梅敛肺，甘草调和诸药。

（四）典型案例

陈某，女，25岁，2012年10月16日初诊。

因"全身起红斑风团伴瘙痒2年，加重2天"就诊。患者全身反复起红斑、风团，伴瘙痒。曾间断治疗，但反复发作。2天前因进食海鲜后双手指关节起红斑、风团，瘙痒剧烈，渐延及全身，遇冷加重，24小时后方消退，遂到我科门诊就诊。现全身散见淡红斑、风团，此起彼伏，皮肤划痕症阳性。伴瘙痒，间见抓痕，恶寒，遇冷则皮疹加重，眠一般，二便调。舌淡苔白，脉细。

西医诊断：荨麻疹。

中医诊断：瘾疹。

中医辨证：卫气不固。

治法：益气固表祛风，佐以化湿清热。

处方：玉屏风散加减。

黄芪 15g	白术 15g	防风 15g	苏叶 15g
徐长卿 15g	丹皮 15g	牡蛎（先煎）30g	生地 15g
苦参 15g	地肤子 15g	蝉蜕 10g	甘草 10g。

水煎服，共7剂。

二诊：皮疹消退，偶有新起皮疹，口干，恶寒较前减轻，舌脉同前，去苦参之苦寒，改五味子养阴，黄芪加量以益气固表祛风。处方：

黄芪 30g	白术 15g	防风 15g	苏叶 15g
徐长卿 15g	丹皮 15g	牡蛎（先煎）30g	生地 15g
五味子 15g	地肤子 15g	蝉蜕 10g	甘草 10g。

水煎内服，共7剂。

三诊：皮疹无发作，观其脉证仍与玉屏风之方义相合，遂嘱续服1个月，以资巩固。

嘱患者注意保持皮肤清洁，忌热水及肥皂等刺激性因素。尽量避免穿纤维类衣物。忌辛辣刺激食物及易引起过敏食物如公鸡、鲤鱼、鲮鱼、虾、蟹、牛羊肉、榴莲、芒果、菠萝、鹅肉、鸭肉、竹笋等。

案例分析：褚老认为荨麻疹的发病与素体禀赋不耐，加之风、湿、热诸邪侵犯皮肤有关。一般急性发作以风、湿、热蕴肌肤为主，此患者慢性病程，皮疹淡红不鲜、遇冷加重，舌淡红、苔白、脉细皆是卫气不固，外感风邪的表现。本虚为肺卫肌表不固，风邪乘虚而入所致；标实急性发作，局部皮疹提示有湿热蕴于肌表。治以益气固表祛风，佐以化湿清热，方选玉屏风散加味，黄芪、白术益气固表，以治其本；苏叶、防风、徐长卿祛风止痒以治其标；丹皮、生地凉血祛风；蝉蜕、地肤子祛风清热，利湿止痒；牡蛎以潜镇止痒，可防宣透太过。全方扶正以驱邪，使卫气充而营卫和，风邪解而难以再犯，故患者皮损消退、瘙痒缓解，未见复发。

（五）临证经验

荨麻疹皮肤病证型比较复杂，尤其是慢性荨麻疹，多存在本虚标实。顽固难治者不外乎虚、瘀、湿、痰。褚老认为，慢性荨麻疹患者正气相对虚弱且体质各异，或内有食滞邪热，复感风寒风热之邪；或平素体弱，阴血不足，致皮疹反复发作，经久不愈。患者气血被耗，内不得疏泄、外不得透达，郁于皮肤腠理之间，邪正交争而发风团，即"邪之所凑，其气必虚"，其中表虚不固较为常见。总的来说，慢性荨麻疹表现为免疫系统的紊乱，本病治疗的关键在于调节机体免疫系统，使其恢复为互相联系、制约的动态平衡状态。从中医学角度看，也就是平调阴阳，即借助药物或其他治疗手段使紊乱的阴阳恢复平衡。具体处方时应扶正祛邪、补虚泻实。

褚教授常以玉屏风散为主方化裁，临证习用黄芪、白术、防风、蝉蜕、露蜂房、地龙、乌梢蛇、紫苏叶、荆芥、五味子、乌梅、蒺藜、当归、生地黄等药。方中以黄芪益气固表，白术益气健脾并助黄芪益气固表，防风祛风散邪固表而不留邪，三药合用，补益正气的同时驱逐邪气，使"正气存内，邪不可干"。蝉蜕、荆芥、露蜂房、地龙、乌梢蛇祛风，开腠理以透解郁滞肌肤之邪并助防风疏风止痒；紫苏叶解鱼虾之毒；五味子、乌梅敛肺；蒺藜祛外风而平肝。同时，辨证辅以生地、当归、川芎等补血活血，以期达到"治风先治血，血行风自灭"的目的。全方补中有散，散中寓补，寒热温凉并用，祛邪于扶正之中，并根据患者体质偏颇进行药量、药味加减，在平调阴阳的大前提下有所侧重。

对一些胆碱能性、寒冷性、日光性、压力性荨麻疹及皮肤划痕症等特殊类型的患者，褚教授认为，常规处方往往疗效欠佳，需要重视辨证加减。如胆碱能性荨麻疹，主要表现为在受热汗出或情绪激动后出现小风团，周围红晕明显，同时伴有心烦、脸红、恶心、腹痛、流涎、口干口苦等不适，脉象多滑数。多因邪气郁阻毛窍，经气不能外泄透达所致，治宜宣肺开窍，偏寒者宜用麻黄、桂枝以宣通肺卫开皮痹；偏热者宜用地肤子、黄芩、柴胡以清热祛风。血热明显者加用赤芍、牡丹皮。寒冷性荨麻疹多为接触冷风、冷水或冷物后，在接触部位产生风团或斑块状水肿，可伴有手麻、唇麻、胸闷、心悸、晕厥甚至休克等，脉多弦紧。多为偏风寒束表，治宜温阳散寒益气，重用桂枝、黄芪温阳通脉。同时，禤教授强调"以平为期"，主张用性味平和或性味相制的药对组方，慎用附子、干姜等刚烈之品，以达到"平调阴阳"的目的。

（六）零金碎玉

禤国维教授对荨麻疹的治疗经验丰富，充分发挥中医中药扶正祛邪的优势，能有效控制病情的发展。这里介绍他治疗本病时使用对药的临床经验。

1. 苦参与地肤子

苦参清热燥湿，祛风杀虫；地肤子清热利湿，祛风止痒。现代药理研究显示苦参碱有免疫抑制作用，可降低过敏介质的释放，对皮肤过敏反应均有明显抑制作用；地肤子可抑制过敏反应，并且对皮肤真菌有抑制作用。二者配合可加强清热利湿、疏风止痒之功，内服和外洗治疗湿疹效果佳。不足之处是苦参味苦口感稍差，对儿童或一些长期服用中药的患者需酌减用量，且注意中病即止，避免长期使用。

2. 紫苏叶与防风

紫苏叶辛温偏燥，具有疏风、发表散寒、行气宽中、解鱼蟹毒之功，且能改善胃肠道功能。防风辛、甘、微温，不燥偏润，浮而升，为祛风圣药，具有祛风解表止痒之功效。两药相配增强发散功效，对食鱼蟹后引发过敏症者，可视为是中鱼蟹毒的一种表现，用紫苏叶可解鱼蟹之毒。现代药理研究表明，紫苏叶和防风相配可增强免疫功能及抗过敏作用。常用治四时表证、疮疡初起、瘾疹、皮肤瘙痒症等，对海鲜过敏者效好。

3. 黄芪与防风

防风遍行于周身，祛风于肌腠之间，为风中之润剂。黄芪补益脾肺，补三焦而实卫，为玄府御风之关键，且无汗能发，有汗能止，为补剂中之风药。《脾胃论》云："防风能制黄芪，黄芪得防风其功愈大，乃相畏相使也。"黄芪与防风合用，相畏配对，黄芪得防风不虑其固邪，防风得黄芪不虑其散表，实为散中寓补，补中寓攻。具实卫散风、祛邪固卫之能，有相得益彰之妙，不同于一般的扶正固表。常用于治疗慢性荨麻疹表虚不固者。

第六节　系统性红斑狼疮

（一）疾病认识

系统性红斑狼疮是一种全身性自身免疫病，可侵犯结缔组织、血管、内脏、皮肤等多种器官。近年来本病有日渐增多的趋势，其中我国系统性红斑狼疮的患病率为（10~100）/10万人，大多数为育龄期妇女，是一种严重危害人民健康尤其是育龄妇女身心健康的疾病。

中医古籍称本病为"鬼脸疮""红蝴蝶""日晒疮""马缨丹"等，或视临床表现称为"温毒发斑""痹证""鼓证"等。中医认为本病总由先天禀赋不足，肝肾亏虚，虚火上炎所致。因肝主藏血，肾主藏精，精血不足，易致阴虚火旺，虚火上炎，兼因腠理不密，外邪入侵，两热相搏，热毒入里，瘀阻脉络，内伤及脏腑，外阻于肌肤所致。热毒内传脏腑则发为系统性红斑狼疮，热毒炽盛，燔灼营血，阻隔经络，则可见高热、肌肉瘦削、关节疼痛；邪热渐退，阴虚火旺，则又多表现为低热、疲乏、唇干舌红、盗汗；肝气郁结，久而化火，而致气血凝滞；病久可致气血两虚而致心阳不足；疾病后期每多阴损及阳，阴阳失调，累及脏腑，以致脾肾阳虚，水湿泛滥，膀胱气化失权而见便溏溲少、四肢清冷、下肢甚至全身浮肿等症；热毒炽盛之证可以相继或反复出现，甚或热毒内陷，热盛动风。本病多虚实夹杂，常因劳累、外感、情志失调、创伤、日照、药毒、产后等引发。

（二）辨证思路

系统性红斑狼疮是弥漫性自身免疫疾病，以多器官、多系统损害为特点，临床宜辨病与辨证相结合，首先运用现代医学检验手段，对本病进行确诊，评估病情，明确主要脏器的损害程度，特别是病变局部表现与整体情况的侧重，然后辨证分型施治。辨证须立足于系统性红斑狼疮的基本病机，明辨虚实、主次，标本兼顾；分期辨治，针对病程不同阶段的具体情况投方用药，方可取得满意疗效。

（三）治疗方案

1.内治法

（1）风热上攻型

症状：多见于盘状红斑狼疮初起。斑疹色红或淡红，境界清楚，日晒加重，伴瘙痒或烧灼感，伴咽干口苦，烦躁易怒，小便黄，大便硬。舌质红，苔黄，脉弦或滑数。

辨证：风热上攻。

治法：祛风清热解毒。

处方：银翘散加减（《温病条辨》）。

连翘30g，金银花30g，苦桔梗18g，薄荷18g，竹叶12g，生甘草15g，芥穗12g，淡豆豉15g，牛蒡子18g。

加减：若小便黄赤者可加灯心草、白茅根、车前草以清热通淋；大便硬结者可加大黄、芒硝等以清热通腑；斑疹色红赤者可加水牛角、牡丹皮以清热凉血；烦躁甚者可加柴胡、郁金以疏肝理气。

分析：邪在卫分，卫气被郁，风热袭表，故见斑疹色红或淡红，日晒加重，伴瘙痒或烧灼感；邪热伤津，故咽干口苦，小便黄，大便硬；舌质红，苔黄，脉弦或滑数均为风热之象。方中连翘、金银花辛凉解表，清热解毒。薄荷、牛蒡子可以疏散风热，清利头目，且能解毒利咽。荆芥穗、淡豆豉有发散解表之功。竹叶清热除烦，清上焦之热。且可生津。桔梗可宣肺、利咽。甘草调和诸药。

（2）热毒炽盛型

症状：多见于系统性红斑狼疮中、重度活动期。突然高热，持续不退，蝶形红斑或水肿性红斑，甚至大疱或血疱，全身无力，关节酸痛，烦躁不眠，精神恍惚，甚至神昏谵语，吐血、衄血，大便干结，小便黄赤。苔黄而干或舌光如镜，舌质红绛，脉弦紧而数。

辨证：热毒炽盛。

治法：清热解毒凉血。

处方：犀角地黄汤加减（《外台秘要》）。

水牛角30g，生地黄24g，芍药12g，牡丹皮9g，石膏30g，知母15g，黄连6g，黄芩12g，连翘15g，竹叶10g，甘草6g。

加减：鼻衄、齿衄者加白茅根、鲜芦根以凉血清热止血；肝风内动者加钩藤、柴胡以平肝息风；神昏谵语者加安宫牛黄丸以清热开窍醒神。

分析：蝶形红斑或水肿性红斑，甚至大疱或血疱，因腠理不密，外邪入侵，两热相搏，热毒入里，瘀阻脉络，内伤及脏腑，外阻于肌肤，上泛头面而生；热毒内传脏腑则发为系统性红斑狼疮；热毒炽盛，燔灼营血，阻隔经络则可见高热，关节酸痛，吐血、衄血；热毒扰乱心神，可见烦躁不眠，精神恍惚，甚至神昏谵语；邪热伤津，故大便干结，小便黄赤，苔黄而干或舌光如镜，舌质红绛，脉弦紧而数。生地凉血滋阴生津，一助水牛角清热凉血止血，一恢复已失之阴血；赤芍、丹皮清热凉血、活血散瘀；石膏、知母取白虎汤之清热；连翘、竹叶共清气分之热；黄连、黄芩清热解毒；甘草调和诸药。

（3）阴虚火旺型

症状：多见于局限型盘状红斑狼疮、系统性红斑狼疮中、轻度活动期和缓解期。斑疹暗淡，边界清楚，日晒加重，伴有低热，关节痛，足跟痛，五心烦热，午后颧红，口干舌燥，自汗盗汗，月经量少。舌尖红，苔薄黄，脉细数。

辨证：阴虚火旺。

治法：滋阴补肾，凉血清热。

处方：二至丸（《医方集解》）合六味地黄丸（《小儿药证直诀》）加减。

女贞子10g，墨旱莲10g，生地24g，山茱萸12g，山药12g，泽泻9g，茯苓10g，牡丹皮12g，青蒿10g，知母10g，地骨皮10g，甘草10g，益母草10g。

加减：自汗甚者加五味子、防风、牡蛎以固表敛汗；月经量少甚则闭经者可酌加阿胶、大枣、黄芪以补气生血。

分析：邪热渐退，阴虚火旺，则表现为低热，五心烦热，午后颧红，自汗盗汗；阴虚日久化热伤津，热毒外溢肌肤，则见斑疹暗淡，口干舌燥；肾阴不足，肾主骨，肾虚可见关节痛，足跟痛；月经量少，舌质尖红，苔薄黄，脉细数均为阴虚火旺之证。女贞子、墨旱莲、山茱萸滋阴补肾；生地、泽泻、丹皮、青蒿、地骨皮、知母滋阴清热；茯苓、山药健脾，补后天以益先天；甘草、益母草清热解毒调经。

（4）气滞血瘀型

症状：多见于盘状红斑狼疮、亚急性皮肤型红斑狼疮、系统性红斑狼疮的肝脏损害。皮损日久，时轻时重，疹色暗红带紫，或有周围色素沉着、瘀斑、紫癜，中央肌肤萎缩，毛细血管扩张，伴胁肋疼痛，肌肉关节疼痛，恶心，嗳气，胸膈痞满，妇人月经量少、夹有血块。舌质暗红有瘀斑，苔薄，脉沉涩。

辨证：气滞血瘀。

治法：疏肝理气，活血祛瘀。

处方：逍遥散（《太平惠民和剂局方》）合血府逐瘀汤（《医林改错》）加减。

柴胡9g，当归12g，生白芍9g，白术9g，茯苓9g，甘草6g，薄荷6g，炮姜3g，桃仁12g，红花9g，生地9g，川芎5g，赤芍6g，牛膝9g，桔梗5g，枳壳6g，甘草3g，益母草15g，鸡血藤15g。

加减：疹色深暗者加莪术，重用丹参以活血祛瘀；毛细血管扩张明显者加川芎、田七粉、水蛭以行血活血；经量少，甚则闭经者加三棱、莪术、虻虫以祛瘀生新。

分析：肝气郁结，久而化火，而致气血凝滞，可见疹色暗红带紫，或有周围色素沉着、瘀斑、紫癜，中央肌肤萎缩；气滞血瘀则不痛，不痛则痛，可见胁肋疼痛，肌肉关节疼痛；胃气郁滞，则可见恶心、嗳气、胸膈痞满；妇人月经量少、夹有血块，舌质暗红有瘀斑，苔薄，脉沉涩均为气滞血瘀之象。以逍遥散疏肝理气，养血健脾，活血化瘀，行气止痛，并加鸡血藤、益母草增强养血活血之力。

（5）脾肾阳虚型

症状：多见于系统性红斑狼疮中度活动期肾损害。神倦形寒，面色苍白或无华，脘闷纳呆，头晕耳鸣，肢冷或下肢浮肿或面目浮肿，大便溏薄，小便清长，皮肤红斑不明显或有色素沉着。苔多薄润或有灰褐苔，舌质淡胖，舌边常有齿痕，脉多濡细或沉细。

辨证：脾肾阳虚。

治法：温补脾肾，壮阳利水。

处方：附桂八味丸（《附桂八味丸》）合真武汤（《伤寒论》）加减。

熟地 30g，山茱萸 12g，山药 12g，茯苓 12g，附子（先煎）5g，肉桂 5g，巴戟天 15g，淫羊藿 15g，党参 12g，山药 15g，白芍 9g，白术 6~9g，生姜 9g。

加减：下肢水肿不消者加猪苓、土茯苓、玉米须以利水消肿；耳鸣、目眩者加枸杞子、茺蔚子、沙苑子以益肾聪耳。

分析：病久可致气血两虚而致心阳不足；疾病后期每多阴损及阳，阴阳失调，累及脏腑，以致脾肾阳虚，水湿泛滥，膀胱气化失权而见神倦形寒，面色苍白或无华，脘闷纳呆，头晕耳鸣，肢冷或下肢浮肿或面目浮肿，大便溏薄，小便清长；皮肤红斑不明显或有色素沉着，苔多薄润或有灰褐苔，舌质淡胖，舌边常有齿痕，脉多濡细或沉细均为脾肾阳虚的表现。以附桂八味丸温肾阳，真武汤温阳利水，加巴戟天、淫羊藿加强温肾阳之力，党参、山药加强健脾之力。

2. 外治法

（1）外用药　红斑狼疮出现皮损者可选用生肌白玉膏加甘草粉20%调匀外涂，或生肌玉红膏外涂；皮疹呈泛发，色泽呈暗红或鲜红，鳞屑较多时，选用清凉膏、20%青蒿膏、白玉膏外涂，每日2次或3次。

（2）针灸　取穴分为两组。甲组取风池，间使，华佗夹脊之胸3、胸7、胸11，足三里；乙组取大椎，合谷，华佗夹脊之胸5、胸9、腰1，复溜。每周针刺3次。上述两组穴位交替使用，10次为1个疗程，一般连续3个疗程。

（3）耳针疗法　针刺心、肺、神门、肾上腺、脑穴，留针1~3h，每隔3天1次，10~15次为1个疗程。

（4）挑治疗法　取大抒（双）、风门（双）、肺俞（双）穴，用20%普鲁卡因溶液皮丘局部麻醉，用三棱针刺破皮肤0.2cm，继用直圆针挑起肌筋膜，左右摆动，以加强刺激，每次挑1对穴位。间隔30~40天再挑，1~4次为1个疗程。

（5）保留灌肠　生大黄12g，熟附片10g，牡蛎30g，加水500~800ml，小火煎至200ml。每日晚上，用灌肠注射器将药汁一次性推入直肠内，保留30~60min后，再排出体外。适用于尿毒症早期，有加速体内血液中非蛋白氮排泄的作用。

（四）典型案例

案1　刘某，男，41岁，2003年12月8日初诊。

患者面颊部出现红色斑片5个月。外院确诊为系统性红斑狼疮，每日口服强的松40mg，病情有缓解，但时有低热，心烦乏力，手足心热，视物不清，脱发，要求中医治疗。诊查：面色暗红，神疲，颜面部可见边界不清的浸润红斑，双侧近、远端关节均肿胀，指尖瘦削，关节处可见火山口样溃疡。舌红，无苔，脉细数。抗核抗体（ANA）1：640，尿蛋白（++），血沉66mm/h，血红蛋白63g/L。

西医诊断：系统性红斑狼疮。

中医诊断：红蝴蝶疮。

中医辨证：肝肾阴虚。

治法：滋阴补肾。

处方：知柏地黄丸加减。

熟地黄15g	怀山药15g	茯苓15g	黄柏15g
牡丹皮15g	积雪草15g	墨旱莲15g	泽泻12g
知母12g	徐长卿12g	山茱萸9g	甘草10g
鸡血藤30g			

其他治疗：同时每日服用强的松20mg和适量火把花根片。

二诊：服上方1个月，症状明显减轻，低热消退，自觉精神转佳，手指关节溃疡控制，呈愈合趋势，去积雪草、徐长卿，加女贞子、菟丝子各15g，白术10g继续治疗，并逐渐减激素至每日10mg。

三诊：半个月后病情明显好转，ANA 1：80，血红蛋白97g/L，血沉11mm/h，不适症状基本消失。嘱其每日口服强的松5mg，继续服中药1个月，随访半年未见复发。

案例分析：中医对红斑狼疮无明确记载，根据其临床表现多归属于"红蝴蝶疮""鬼脸疮"等范畴。其发病主要由先天禀赋不足，肝肾亏损而成。对于本病的治疗，褟老主张在急性发作期以激素为主，迅速控制病情，保护重要脏器，同时辅以清热解毒、凉血护阴之中药。病情控制后，由于病变的破坏和消耗，加之大剂量激素引起的副作用，患者会出现神疲乏力、心烦低热、自汗盗汗、舌红少苔等症状，中医认为是病邪、药物伤及津液，而致气血两伤、阴阳失调之故。此时运用中药扶正祛邪，益气养阴，调和阴阳，既可减少激素的副作用，又可稳定病情，恢复患者体质。如本例用六味地黄丸滋阴补肾，肾阴得充，上济于心，虚火得降；方中知母、黄柏共助降火；积雪草清热解毒，止痛宁疮，助溃疡愈合；徐长卿祛风解毒、活血止痛，助面部皮疹及四肢关节疼痛消退；墨旱莲、女贞子、菟丝子滋肾；白术健脾；鸡血藤活血通络；甘草补脾益气，调和诸药。

案2 王某，女，42岁，2001年9月19日初诊。

患者3年前面颊出现红色斑片，关节肿痛。曾在外院做病检确诊为系统性红斑狼疮，每天口服强的松40mg等，病情稍有缓解，但时轻时重，要求中医诊治。诊见：时有低热（37.5℃左右），心烦乏力，手足心热，视物不清，脱发；检查：面色暗红，神疲，颜面部可见边界不清的浸润红斑，双侧近、远端指关节均肿胀。舌红、无苔，脉细数。化验：抗核抗体（ANA）1∶640，尿蛋白（++）、有管型，血沉（ESR）56mm/h，血红蛋白（Hb）60g/L。

西医诊断：系统性红斑狼疮。

中医诊断：红蝴蝶疮。

中医辨证：肝肾阴虚。

治法：滋阴补肾。

处方：知柏地黄丸加味。

熟地黄15g	山药15g	牡丹皮15g	茯苓15g
墨旱莲15g	泽泻12g	徐长卿12g	知母12g
山萸肉9g	鸡血藤30g	甘草10g	

每天1剂，水煎服，复渣再煎，分2次服。

其他治疗：同时每天服强的松20mg和适量火把花根片。

二诊：服上方1个月，症状明显减轻，低热消退，去徐长卿，加女贞子、菟丝子各15g，白术10g继续治疗，并逐渐减激素至每日10mg。

三诊：1个月后病情明显好转，复查ANA 1∶80，Hb 94g/L，ESR 15mm/h，

不适症状基本消失。嘱每日口服强的松 5mg，继续服中药 1 个月，随访半年未见复发。治疗期间常服地黄枣仁粥（地黄 30g，酸枣仁 30g，大米 10g，将酸枣仁加水研碎，取汁 100ml，生地黄加水煎取汁 100ml，大米煮粥，待粥将熟时加入酸枣仁汁、生地黄汁，煮至粥熟即成），每日 1 次。

案例分析：本例久病不愈，反复发作，耗液伤阴，属肝肾阴虚，故以滋阴补肝肾之法，用知柏地黄丸加减。方中六味地黄丸滋阴补肾，肾阴得充，上济于心，虚火得降；知母、黄柏共助降火；徐长卿祛风解毒、活血止痛，助面部皮疹及四肢关节痛消退；墨旱莲、女贞子、菟丝子益肾；白术健脾；鸡血藤活血通络；甘草补脾益气助诸药。地黄枣仁粥有养阴退热的作用。

案 3 患者，女，45 岁，2018 年 2 月 6 日初诊。

患者因"面部蝶形红斑、关节疼痛 3 月余"就诊。外院确诊为系统性红斑狼疮，现服醋酸泼尼松每次 35mg，硫酸羟氯喹每次 0.2g，每日 2 次。诊见：面颊、鼻梁蝶形红斑，日晒后加重，双上肢指关节及双膝关节酸痛，时有低热，疲倦乏力，口干无口苦，自觉心烦，月经量偏少，纳可，眠差，小便调，大便偏干。舌红，苔薄黄，脉弦细。

西医诊断：系统性红斑狼疮。

中医诊断：红蝴蝶疮。

中医辨证：阴虚内热。

治法：滋阴清热补肾。

处方：
生地 20g	熟地 15g	牡丹皮 15g	茯神 20g
白芍 15g	泽泻 10g	薄树芝 15g	葳蕤仁 15g
秦艽 15g	青蒿（后下）5g	益母草 15g	甘草 5g

共 28 剂，每日 1 剂，分 2 次饭前温服。嘱避免日晒，注意休息，放松身心，西药同前。

二诊：面部红斑较前变淡，关节疼痛减轻，疲倦乏力好转，无明显口干，无发热，纳可，眠一般，二便调。舌稍红，苔薄微黄，脉弦细。上方加百合 20g，激素减至每日 20mg，停用硫酸羟氯喹。予以中药 21 剂，水煎服。

三诊：面部淡红斑，关节无明显疼痛不适，睡眠改善，纳可，二便调。上方续服 21 剂，激素减量至每日 10mg。

案例分析：褟教授认为，红蝴蝶疮总由先天禀赋不足，肾阴亏虚、虚火上炎所致。在肾阴虚的基础上，常见毒瘀标实之象。肾阴亏虚，气血阴阳失调，腠理不密，复加日光暴晒，光热之毒侵犯皮肤，发为面部红斑；气血运行不畅，经络瘀滞而致关节疼痛不适；虚热伤阴，出现低热、身倦乏力、口干、大便干等气阴不足之证；虚热干扰心神，出现心烦、眠差。舌红，苔薄黄，脉弦细为阴虚内热之象。中医药治疗可有助于激素逐渐减量，故予滋阴清热补肾治疗。方中生地、熟地、牡丹皮、茯神、泽泻、白芍源自六味地黄汤，取其滋补肾阴之效；蕤仁具有滋水涵木之效，功效与山萸肉类似，但味甘不酸，常代替山萸肉组方；薄树芝具有扶正固本、滋补强壮的功效；秦艽与青蒿配伍，可退虚热，秦艽尚能祛风湿除痹，改善关节疼痛；益母草祛瘀泄热调经；甘草调和诸药。二诊时患者睡眠改善不佳，予百合清心安神。上方一则扶正补肾虚，二则祛邪解瘀毒，紧扣狼疮虚实夹杂的证候，然后结合患者具体情况酌情用药，故可收到较好疗效。

（五）临证经验

长期的临床实践证明，中西医结合治疗系统性红斑狼疮确有一定的优势，可明显减少激素等药物的副作用，提高系统性红斑狼疮患者的生存质量。禤国维教授在这方面有丰富的临证经验，具体介绍如下。

1.病机以肾虚为本，辨证宜与辨病相结合

禤教授认为本病发病无论外感、内伤，或饮食、劳欲、情志所诱，诸多因素必本于机体正气亏虚，肾元不足。肾为先天之本，水火之宅，亦为一身阴阳之根本，肾虚不足，百病由是而生。先天禀赋不足，肾阴虚损，热毒内炽，是导致本病的主要原因。《景岳全书·虚损》曾云："肾水亏，则肝失所滋而血燥生；肾水亏，则水不归源而脾痰起；肾水亏，则心肾不交而神色败；肾水亏，则盗伤肺气而喘嗽频；……故曰：虚邪之至，害必归肾；五脏之伤，穷必归肾。"肾虚时五脏六腑皆不足，邪毒易侵犯各脏。血属阴，气属阳，阴阳不调，则血流不畅，故易造成气血失运而致经络阻滞，形成经脉滞涩；水亏火旺，津液不足，肤失濡养，腠理不密，遇日光照射邪毒化火，迫血妄行则发生红斑。或因久病失养，耗伤气阴致使虚火内生、内燥出现。这与当今研究认为本病是遗传因素与环境因素相互影响而发病的认识也是一致的。

本病虽以肾虚为本，但常见诸多毒瘀标实之象，人体是一个有机的整体。本病因禀赋不足，或七情内伤，或劳累过度，以致阴阳失衡，气血失和，经络受阻。风火寒湿之邪极易乘虚入侵，兼因腠理不密，日光暴晒，外受热毒，热毒入里，瘀阻脉络，而内伤脏腑，外阻肌肤。热毒炽盛，燔灼营血，可引起急性发作，疾病后期又多阴损及阳，累及心、肝、脾、肺、肾，表现为上实下虚，上热下寒，水火不济，阴阳失调的复杂证候，故实为本虚标实之证。观之临床，系统性红斑狼疮早期表现往往不典型，有时仅以一项症状、体征或个别实验指

标异常为主要依据，常不能确诊或误诊为其他疾病，从而不能及早正确治疗而致误治或恶化。而毒瘀痹阻的标实之象，或多或少，或隐或现，或以此为主，或以之兼夹，本虚标实，变化多端，局部致皮肤、肌肉、关节受累，甚则心、肝、脾、肺、肾五脏六腑俱损，临床表现复杂，病情反复迁延，故临床辨证须明辨虚实、主次，要抓主要矛盾，宜辨病与辨证相结合。首先运用现代医学检验手段，对本病进行确诊，然后再运用中医四诊八纲进行辨证分型施治。针对病程不同阶段的具体情况投方用药，将中医辨证论治原则与临床实践紧密结合，方可取得满意疗效。

2. 补肾阴，标本兼治

本病虽病情多变、病机复杂，但总属真阴不足、阴虚血虚为本，虚虚实实之中，肾阴亏虚而瘀毒内蕴是贯穿病程之主线，补肾滋阴应为其治疗前提。该病慢性活动期，患者以阴虚内热最为常见，可贯穿在整个病程和各个证候中，包括早期、轻症病例，有浆膜炎、血细胞减少、肾脏等内脏损害病例，以及相对稳定和恢复期、缓解期病例。病程中阴虚内热常与血热、瘀热互结且较易为外邪所诱发而急性发作；急性发作病例，以气营热盛为主，等邪热退后，病势向阴虚内热转化。其中狼疮性肾炎的中晚期伴有低蛋白血症、肾性高血压、肾功能不全者，常由阴虚内热转为气阴两虚、脾肾两虚、阴阳两虚。治疗应以养阴固本贯穿始终。养阴的含义有补阴、清热、生津、润燥 4 个方面，常选用生地黄、麦冬、玄参、石斛、炙龟甲、玉竹、炙鳖甲、枸杞子、南沙参、北沙参、太子参、芦根、知母等滋肾补阴，养血柔肝之品以固其本，喜用六味地黄丸、杞菊地黄丸、左归丸、大补阴丸、增液汤、沙参麦冬汤等方。临证常以六味地黄加青蒿、薄盖灵芝、生地黄、益母草等为基本方，随证加减治疗系统性红斑狼疮，在临床上取得满意效果。方中生地味甘、微寒，气薄味厚，沉而降，归心、肝、肾经，具有滋阴清热，凉血补血之功。熟地味甘、性温，能补血滋阴，益精填髓。四物、六味以之为君，其性沉降静守，能平躁动上升之虚火。益母草活血化瘀、调经、利水，传统常用于妇科经产诸疾，近来亦用于肾脏疾病的治疗，对于利尿消肿、改善肾功能有效。应用六味地黄汤加味，以阴配阳，诸药配伍，补虚泻实，标本兼顾，补而不滞，泻而不虚。正所谓："疏其血气，令其调达，以致和平。"当然系统性红斑狼疮的临床表现错综复杂，除肾虚瘀毒外，尚有毒热炽盛、脾肾阳虚、风湿热痹等其他证型，在推崇养阴大法的同时，也可依据临床不同症状，配清热、活血、祛风、益气、补肾、养血、利水、安神诸法，灵活运用。

3. 防治结合，中西并举

目前激素和免疫抑制剂等是治疗系统性红斑狼疮的有效方法，但长期大剂量应用有一定的副作用，有时甚至大于其治疗作用。系统性红斑狼疮常累及多个脏器系统，病情重、发展快、预后差，有时会出现危急证候，临床应用西药的抢救措施是很有必要的，辨证施治是中医药治疗的一大特点，是中医药治疗的精华，可明显减少激素的副作用，提高系统性红斑狼疮患者的生存质量，但并不能完全取代激素等西药，临床实践中实事求是，重实际疗效，提倡中西医结合治疗。值得注意的是，近年在本病的中西医结合治疗领域中，要注意雷公藤的毒性，不可忽视它对肝、肾、骨髓以及免疫系统的远期不可逆的毒性损害。本病肝肾损害初期表现隐蔽，尤其是慢性肾功能不全，一般仅用尿蛋白和血肌酐、尿素氮作为检测指标，实际上是不可靠的，应该将内生肌酐清除率、尿微量蛋白等作为判断的可靠指标。对本病不单纯是治疗问题，而应是治中有防，防中有治，必须强调防治结合，尤其强调各内脏损害的早期发现、早期治疗。主张在疾病初期，病情活动期，有高热、关节痛、斑疹等，以激素治疗为主，迅速给药，保护重要脏器，同时采用清热解毒、凉血护阴的中药。病情控制后，由于炎症病变的破坏与消耗，机体抵抗力降低，加之大剂量应用激素，引起机体的代谢和内分泌紊乱，水、电解质平衡失调。从中医角度看是毒热耗伤阴血，体内气血两伤，产生如神倦乏力、心烦不眠、五心烦热、低热缠绵、自汗盗汗、舌红少苔等症状，辨证为肾阴血阴亏耗，气阴两伤，阴阳失调。治宜扶正驱邪、养阴益气，调和阴阳。此时应以中药为主，调节整体阴阳气血及脏腑功能，增强免疫力。在患者早期而症状较轻、病情较稳定时，多单纯应用中药或以中药为主进行治疗系统性红斑狼疮，避免或减轻激素的副作用。另一方面在病情允许激素减量时，不宜骤然减撤，同时在减激素的过程中重视发挥中医药的作用。

（六）零金碎玉

禤国维教授对系统性红斑狼疮的研究造诣颇深，尤擅于将中医药与西医学有机结合治疗系统性红斑狼疮，充分发挥两者的作用和功效。禤老常选用一些具有激素及免疫调节或抑制作用的中药来治疗红斑狼疮及有关结缔组织病，例如人参、黄芪、党参、甘草、肉桂、鹿茸、冬虫夏草、杜仲、沙参、白芍、豨莶草、薄盖灵芝、青蒿、白花蛇舌草、穿心莲、延胡索、法半夏、雷公藤及火把花根等。根据中药药理学可大致将其分为免疫调节类中药（薄盖灵芝、黄芪、甘草、杜仲、冬虫夏草）和免疫抑制类中药（沙参、白芍、青蒿、山萸肉、昆明山海棠）。针对病程不同阶段的具体情况选择药物，往往能取得良好的效果。

其中尤具特色的药物是薄盖灵芝。褚老在长期临床实践中发现，在组方中加用薄盖灵芝往往能加强疗效。本药味甘清香、平、无毒，安神、补肾、强精，对肿瘤、红斑狼疮、营养不良、肌炎有效，可提高人体免疫力，并有解毒的作用。薄盖灵芝是灵芝科的一种药用真菌，其粗蛋白、粗脂肪、粗纤维、总糖、还原糖和灰分等含量约为灵芝、紫芝子实体含量的 2 倍，其脂肪酸构成以油酸、亚麻酸等不饱和脂肪酸为主。实验研究表明，薄盖灵芝能增强巨噬细胞活化而分泌白介素 -1（IL-1），或抑制 T、B 淋巴细胞增殖反应，调节免疫。

第七节　银屑病

（一）疾病认识

从西医上来说，银屑病是一种慢性复发性红斑鳞屑性皮肤病，病程较长，有易复发倾向，是国内外医学界的研究热点，然截至目前，对于银屑病的病因和发病机制尚无准确定论，但有研究发现，其与基因遗传、菌群感染、内分泌功能、免疫系统、神经系统等多方面有关联。

翻阅文献，历代中医学家将银屑病称为"白疕""干癣""松皮癣""白壳"等。而中医学上的"牛皮癣"一疾，实指西医学上的神经性皮炎。"疕"一词可追溯到公元前 14 世纪的殷墟甲骨文中。《五十二病方》中也有"身疕"的记载，在这时，疕是泛指疮疡而言。一直到《证治准绳》述"蛇风"，把白疕作为一个症状来阐述。到清代《外科大成》谓"白疕，肤如疹疥，色白而痒，搔起白疕，俗呼蛇风"，始成病名。《外科证治全书》述："白疕，一名疕风。皮肤燥痒，起如疹疥而色白，搔之屑起，渐至肢体枯燥坼裂，血出痛楚，十指间皮厚而莫能搔痒。"现代医家多认为"白疕"即指银屑病，并提出"疕"取其字形结构，为病字头加一匕首，形容疾病的顽固性如匕首扎入皮肤。

银屑病临床表现以红斑、鳞屑为主，全身均可发病，以头皮、四肢伸侧较为常见，多在冬季加重，其皮损程度随病程扩大范围，时伴有瘙痒感，极大地影响了患者生活质量和社交工作等方面，继而使患者产生心理精神障碍。其带来的负面影响不止于皮损，患者还可能同时并发心血管疾病、代谢综合征、淋巴癌等高危疾病。

（二）辨证思路

因历代对本病的记载篇幅较少，后人以症分析，结合目前银屑病的分期统计证候，判其进行期为血热证，静止期为血燥证、血瘀证和血虚风燥证，退行期为血燥证、血虚风燥证。

辨证不离"从血论治"，根据具体症状，予以清热凉血、清热解毒、清热燥湿、凉血止血等各类药物组方。以禤国维教授为代表的岭南皮科流派医家考虑岭南气候的影响，在以乌梅、莪术、土茯苓等药为主组成的皮肤解毒汤中辅以甘草顾护脾胃。强调疾病以中药为主，西药为辅，减少或不使用激素治疗。临床效果表明，中西医结合疗法对银屑病的控制有明显效果。

（三）治疗方案

1. 内治法

（1）血热毒瘀型

症状：多见于银屑病进行期，表现为皮损鲜红，浸润明显，皮疹不断增多，瘙痒较剧，露滴现象明显，有同形反应，常伴有口干渴，大便干结，小便短赤。舌红苔黄，脉滑数。

辨证：毒热炽盛，血热血燥。

治法：解毒凉血活血，佐以养阴。

处方：乌梅20g，土茯苓20g，紫草15g，莪术10g，水牛角（先煎）30g，生地黄15g，牡丹皮15g，赤芍15g，泽兰15g，肿节风15g，白花蛇舌草15g，石上柏15g，甘草10g。

加减：瘙痒重加鱼腥草、白鲜皮利湿止痒；红皮病型加沙参、玄参养血活血；关节炎型加入地金牛、威灵仙祛风湿，通经络。

分析：此型多见于银屑病初起之时，患者或因起居不慎，外感热邪，或因饮食失节，过食肥甘厚味，以致湿热内生，或七情悖逆，五志化火，火热之邪入血，遂成血热血燥之势，久不解而生瘀生毒。方中紫草凉血、透解血分热毒，土茯苓祛湿、专祛肌肤筋骨间湿毒，莪术破血化瘀、专祛瘀毒，乌梅润燥生津，"利筋脉，去痹"，亦善"消酒毒""解鱼毒"，四者合用具有解毒化瘀、利湿清热之功，故为君药；生地滋阴凉血，水牛角、牡丹皮、赤芍凉血活血，共为臣药；泽兰、白花蛇舌草、石上柏、肿节风加强皮肤解毒汤解毒化瘀、利湿清热之力，共为佐药；甘草调和诸药，为使药。

（2）血虚毒瘀型

症状：表现为皮疹淡红或暗红，鳞屑较多，无或仅有少许新发皮疹，自觉瘙痒。常伴皮肤干燥，口干舌燥，月经不调。舌淡红，苔少，脉弦细。

辨证：血虚风燥，热毒成瘀。

治法：养血调经，解毒化瘀。

处方：乌梅20g，土茯苓20g，紫草15g，莪术10g，当归10g，川芎6g，生地15g，熟地黄15g，白芍15g，赤芍15g，泽兰15g，肿节风15g，甘草10g。

加减：风甚时加入防风、桑叶、金银花等祛风止痒；热象明显时，去川芎或当归，加水牛角、丹皮等凉血活血；女性冲任不调者加女贞子、益母草、菟丝子等调和冲任。

分析：此型多见于银屑病静止期或退行期，热毒日久，灼伤营阴，气血不畅，瘀毒凝滞，故多见皮疹肥厚，颜色暗红，鳞屑晦暗，病情顽固，久治不愈。方中生地滋阴凉血填精为主药，当归补血养阴、和营养血，赤芍清热凉血，川芎活血行滞，四物相合，加上熟地滋阴补血，补中有通，补而不滞，养血润燥，且能活血通络，故为君药，使营血恢复而周流无阻，肌肤得养而病自愈。紫草凉血解毒，莪术破血散结，共为臣药。泽兰、肿节风、土茯苓解毒消肿，乌梅生津润燥，共为佐药。甘草补虚，调和诸药，为使药。

（3）脾虚毒瘀型

症状：多见于银屑病静止期，体质较差者。表现为皮疹淡红，鳞屑不多，偶有新发皮疹。常伴有面色无华，乏力，纳差，便溏。舌淡苔白而润，边有齿痕，脉缓。

辨证：脾虚，热毒成瘀。

治法：健脾，解毒化瘀。

处方：乌梅15g，土茯苓20g，紫草10g，莪术10g，太子参20g，茯苓15g，白术15g，山药15g，薏苡仁20g，白扁豆20g，泽兰15g，肿节风15g，甘草10g。

加减：血瘀偏甚，常加桃仁、红花、三棱等活血化瘀，或配合成药脉络舒通颗粒以清热活血通络。若兼夹湿热时，加入苦参、白鲜皮、徐长卿等清热利湿止痒。

分析：此型为患者素体脾虚或迭经中西医治疗损伤脾胃。方中太子参、茯苓、白术益气健脾渗湿，为君药；土茯苓祛湿毒，紫草凉血、解热毒，莪术破血化瘀、祛瘀毒，乌梅润燥生津，四者合用具有解毒化瘀、利湿清热之功，共为臣药；配伍山药佐君药以健脾益气，兼能止泻，白扁豆、薏苡仁则助以健脾渗湿，加泽兰、肿节风加强解毒消肿之功，共为佐药；甘草健脾和中，调和诸药，为使药。

2. 外治法

（1）外用药

① 10%金粟兰酊，并配合具有祛风止痒之效的消炎止痒霜等外用。

②5% 硫黄霜或恩肤霜，头皮多外搽乐肤液或用颠倒散外洗。

③复方青黛膏适用于点滴状和斑块状银屑病，2 次 / 天，外用，疗程 4 周。

④复方青黛油膏，1 次 / 天，外用，适用于斑块状银屑病，疗程 12 周。不良反应：可能会出现瘙痒。

（2）火罐疗法　留罐法适用于点滴状、斑块状银屑病及关节病型银屑病；闪罐法适用于斑块状银屑病；走罐法适用于点滴状及斑块状银屑病静止期、退行期；刺络拔罐适用点滴状、斑块状银屑病静止期及退行期和关节病型银屑病。

（3）针刺疗法　补益气血、祛风散寒、除湿止痒、活血化瘀。适用于点滴状、斑块状银屑病静止期及退行期，关节病型银屑病。主穴：合谷、曲池、血海、三阴交等；配穴：瘙痒且皮损多发生在四肢者加风市，多发于头皮者加风池，多发于躯干者加风门，病情反复难愈加肺俞、膈俞、足三里等。

（4）穴位埋线疗法　清热解毒、健脾祛湿、活血通络、调和气血。适用各种类型的银屑病。常用穴位：肺俞、心俞、肝俞、脾俞、肾俞、足三里、血海等穴，每次以 2~4 个穴位为宜。

（5）火针疗法　适用于点滴状、斑块状银屑病静止期及退行期和关节病型银屑病。长期口服阿司匹林等抗凝药者、血液系统疾病及凝血机制障碍者禁用。常用穴位：阿是穴。

（6）三棱针疗法　适用于点滴状、斑块状银屑病进行期及静止期，脓疱型银屑病，红皮病型银屑病。常用穴位：耳尖、大椎、陶道、肝俞、脾俞，每日选 1~2 个穴。斑块状银屑病，可选局部皮损阿是穴点刺。

（7）耳针疗法　适用各种类型的银屑病。常用穴位：肺、大肠、脾、胃、肾、内分泌、肝、神门或敏感点。

（四）典型案例

黄某，女，47 岁，2012 年 4 月 11 日初诊。

因头部、躯干、四肢散在红斑鳞屑伴瘙痒 10 年来诊。患者 10 年前无明显诱因出现头部、躯干、四肢散发红斑鳞屑，伴瘙痒。当地医院诊断为银屑病。给予激素药膏外搽，当时病情已逐渐控制，但仍反复发作，冬重夏轻，一直未愈。现慕名前来求治。头部、躯干、四肢散发红斑、鳞屑，头皮呈束状发。纳眠可，大便秘结，月经周期紊乱，时提前或推后，夹血块色暗，无痛经。舌红苔黄腻，脉弦。

西医诊断：银屑病。

中医诊断：白疕。

中医辨证：血热瘀滞。

治法：清热凉血，祛瘀解毒。

处方：自拟皮肤解毒汤加减。

赤芍 15g	紫草 15g	肿节风 20g	土茯苓 20g
莪术 15g	甘草 10g	白花蛇舌草 15g	石上柏 15g
徐长卿 15g	泽兰 15g	北沙参 15g	生地 15g
延胡索 15g	当归 10g	川芎 10g。	

7剂，水煎服。

其他治疗：同时配合内服银屑灵片活血解毒消疹；头皮用茶菊脂溢性洗液外洗以润肤止痒；其他处皮疹外擦消炎止痒霜、艾洛松软膏以解毒、润肤、消炎。

二诊（4月18日）：皮疹暂时无变化，纳眠可，稍便秘。舌红苔黄腻，脉弦。故守前方，紫草和生地各加至20g，以清热凉血通便，再服14剂。

三诊（5月2日）：病情好转，鳞屑减少，红斑颜色变淡、质地变薄，纳一般，眠差，二便调。舌淡红苔黄腻，脉弦。守方继续治疗，再服14剂。

四诊（5月16日）：原皮疹明显减退。但最近感冒后右下肢可见少许新发红斑，指甲边缘少许鳞屑，纳一般，眠改善，大便干。舌淡红，苔黄厚腻，脉弦。前方加牛蒡子15g以疏散风热，清热解毒。14剂。

后又继续复诊数次，连服中药，至2012年9月26日，红斑鳞屑亦基本消退，瘙痒不明显。精神、食纳可，二便调，舌淡红苔白，脉弦。前方再调整巩固治疗。处方：

赤芍 15g	紫草 20g	肿节风 20g	土茯苓 20g
莪术 15g	甘草 10g	石上柏 15g	白花蛇舌草 15g
徐长卿 15g	泽兰 15g	北沙参 20g	生地黄 20g
延胡索 15g			

案例分析：中医认为白疕多由素体肌肤燥热，复为外邪所袭，致局部气血运行失畅，或风寒所伤，营卫失调，郁久化燥，肌肤失养，或七情所伤，气机受阻，气血壅滞成瘀，或热蕴日久，化火炎肤所致。本案患者头部、躯干、四肢散在红斑鳞屑伴瘙痒，呈束状发，纳眠可，大便秘结，舌红苔黄腻，脉弦以及月经周期紊乱等俱是血热瘀滞之象，故辨证为血热瘀滞，治以凉血清热，祛瘀解毒为法。禤老常用自拟皮肤解毒汤加味。方中以红条紫草、土茯苓、生地清热凉血解毒，赤芍、莪术、肿节风、当归、川芎活血化瘀，配合石上柏、蛇舌草等有抗癌抗增生作用的中药，并以延胡索、当归、川芎活血散瘀理气治疗月经周期紊乱。药对病机，故效果明显。

（五）临证经验

褟教授认为白疕多由于素体阳热偏盛，若风、热、寒、湿、燥及七情内伤、饮食失节等各种致病因素作用机体后，极易从阳化热，热蕴体内，郁而化毒，以致热毒壅盛；热毒不解，燔灼营阴，津血受热毒煎熬而运行不畅，日久必致血瘀，若病情迁延，又可耗伤阴液，而致血虚风燥。故银屑病有热、毒、瘀、燥的病机特点，治以养血润燥、凉血解毒、化瘀通络。本病之所以顽固难治，关键在于毒瘀凝滞肌肤，愈久愈深，坚不可破，故见皮疹基底浸润，颜色紫暗，鳞屑肥厚，状若牛皮。治疗上若仅仅以养血润燥，或凉血清热，尚嫌不足。必须寻找到能解其毒瘀、破其坚瘤的有效方药，方能取得较好的近期及远期疗效。

褟教授经临床探索，根据以上的病因病机创制了皮肤解毒汤。此方由《续名家方选》中的从革解毒汤化裁而出。从革解毒汤药味组成为"银花、土茯苓各二钱，川芎一钱，莪术、黄连各七分，甘草二分"，为"治疔疮始终之要方……凡疔疮，不用他方，不加他药，奏效之奇剂也"。褟教授分析："金曰从革"，从革乃肺主皮毛之义，故从革解毒汤即皮肤解毒汤也。经临床反复实践，精简化裁出"皮肤解毒汤"。其核心药味为乌梅、土茯苓、莪术、紫草四味，具有解毒化瘀、利湿清热之功。其中乌梅性味酸涩温，功能润燥生津，又治"偏枯不仁，死肌……恶肉""利筋脉，去痹"，亦善"消酒毒""解鱼毒"；土茯苓性味甘淡平，可健脾胃、祛风湿、利关节，治恶疮痈肿；紫草同莪术皆有活血之效，然紫草性味甘咸而寒，有清热凉血、解毒透疹消斑的功效；莪术性味苦辛而温，可破血化瘀，专祛瘀毒。现代药理研究证实，土茯苓、乌梅具有抑菌、抗炎、抗过敏作用。紫草在体外对多种细菌有抑制作用，能增加抗组胺引起的实验动物血管通透性和抑制皮下棉球肉芽肿增生性炎症。莪术可促进鼠尾鳞片表皮颗粒层形成。提示本方治疗银屑病确有一定的药理学依据。

褟教授临床常以此方加减治疗各类银屑病，均取得良好疗效。若热毒炽盛，常加白花蛇舌草、石上柏、肿节风、半枝莲等清热解毒。药理研究证实，此类清热解毒药物均有较好的抗肿瘤、阻止细胞有丝分裂的作用，对银屑病的表皮细胞过度增殖有一定的抑制效果。若风热偏盛，常加防风、金银花、桑叶等疏风清热止痒；血热偏盛，常选用水牛角、牡丹皮、赤芍等凉血活血；血瘀偏甚，常加桃仁、红花、三棱、泽兰等活血化瘀；血虚风燥明显者，则选用沙参、麦冬、丹参、鸡血藤等养血活血润燥；若兼夹湿热时，加入苦参、白鲜皮、徐长卿等清热利湿止痒；女性冲任不调者加女贞子、益母草、菟丝子等调和冲任。

对于患病日久者，褟教授认为一定要注意患者的体质强弱，不可一味用清热解毒、凉血祛风之品，以免攻伐太过，要注意养阴或益气健脾。禤教授在治病时往往是先解除致病毒邪，使邪去正安，但需适可而止，祛邪之余兼顾扶正，方能恢复机体阴阳平衡的状态，即使邪去而阴阳自和，正如禤教授常谓"阴平阳秘，精神乃治，解毒驱邪，以和为期"。

（六）零金碎玉

禤国维教授学验俱丰，擅长治疗中医外科疾病，尤其是皮肤性病科疑难杂症，如银屑病等，其用药处方很有特色，擅用药对，疗效显著。现撮其一二，以飨读者。

1. 徐长卿与牡丹皮

徐长卿祛风止痒、活血，牡丹皮清热凉血、活血散瘀。二药合用可增强活血祛风止痒的功效。现代药理研究表明：徐长卿和牡丹皮均含有丹皮酚，其丹皮酚对Ⅰ、Ⅲ、Ⅳ型变态反应均有显著抑制作用，它并不显著影响特异性抗体的形成，但可选择性抑制补体经典途径的溶血性，还可调节细胞免疫功能。常用治各种风燥血热（血瘀）之神经功能障碍、红斑丘疹银屑和角化性及变态反应性皮肤病。

2. 五味子与乌梅

乌梅生津止渴，涩肠止泻，具有敛阴作用。五味子酸能收敛，苦能清热，咸能滋阴，性温，但温而不燥，具有敛肺滋阴、生津敛汗、宁心安神之功效。乌梅归肝、脾、大肠经，走下焦。五味子入心经。二药合用，上下作用，加强敛阴之效，防止虚火过旺而致的瘙痒，常用治各种过敏性疾患，且用于动辄腹泻、汗出患者尤佳。

3. 当归与白芍

当归甘补温通，辛香而走散，补血而有调气活血之功。白芍味苦、酸，性微寒，有养血敛阴、柔肝之功，能土中泻木，制肝气之恣横。当归补血偏于温阳，其性主动主走；白芍补血偏于养阴，其性静而主守。二药配伍，寒温同用，动静结合，共奏养阴补血、和肝理脾、活血化瘀之功，常用治血虚血瘀之皮肤病，如银屑病、白癜风等。

第八节　天疱疮

（一）疾病认识

天疱疮是一种由免疫功能紊乱引起的严重的大疱性皮肤病。其特征为皮肤上有松弛性水疱或大疱，尼氏征（＋），可伴有黏膜损害，全身症状严重，甚至危及生命。此病可发生于任何年龄，但常以中老年患者居多。临床一般分为四个类型，即寻常型、增殖型、落叶型、红斑型。

中医古籍称本病为"蜘蛛疮""火赤疮""天疱疮"等。《外科大成》中记载："天疱疮者，初来白色燎浆水疱，小如芡实，大如棋子，延及遍身，疼痛难忍。"

中医学认为本病总由心火脾湿内蕴，外感风热毒邪，阻于皮肤而成。心火旺盛者，热邪燔灼营血，则以热毒炽盛为主；脾虚不运者，则心火内蕴与脾经湿热交阻，阴水盛，阳火衰，而以湿邪蕴积为甚。日久湿火化燥，灼津耗气，胃液亏损，故病之后期，多致气阴两虚，阴伤胃败。如《证治准绳》曰："天疱疮即丹毒之类，而有疱者，由天行少阳相火为病，故名天疱。为风热客于皮肤间，外不得泄，怫热血液结而成疱。"《外科正宗》曰："天疱疮乃心火妄动，脾湿随之，有身体上下不同，寒热天时微异。上体者多于风热，宜凉血散风；下体者湿热多于风热，宜渗湿为先。"

（二）辨证思路

岭南医家认为本病主要是由于先天禀赋不耐，心火妄动，脾虚失运，湿浊内停，郁久化热，心火脾湿交蒸，兼以风热、暑湿之邪外袭，侵入肺经，不得疏泄，熏蒸不解，外越肌肤而发，急性期多以热毒炽盛或湿热交阻多见。天疱疮患者病情反复，湿热之邪渐去，灼津耗气，易转为阴伤气衰证。

岭南皮科流派医家采用中西医结合疗法治疗本病，认为在急性暴发期时激素仍是首选药物，而且需要足量，应用宜早，以控制病情。此时配合中药的目的是稍减激素用量，减轻激素副作用；在稳定期，患者由于长期大量使用激素，亦引起了很多药源性损害，有时这种损害的危险甚至大于疾病本身，中药可以用来减少激素用量和使激素减量速度加快，减少和避免激素引起的并发症和副作用。

（三）治疗方案

1. 热毒炽盛型

症状：急性期，起病急骤，水疱成批出现，焮红糜烂，灼热，或有血疱，或有渗血，红肿疼痛。伴有寒战高热、口渴欲饮、烦躁不安、大便干结、小便黄赤，舌质红绛，苔黄躁，脉弦细而数。实验室检查：天疱疮抗体可阳性。

辨证：热毒炽盛。

治法：凉血清热，利湿解毒。

处方：生地 30g，赤芍 15g，丹皮 15g，金银花 15g，连翘 15g，山栀 15g，黄芩 15g，黄柏 15g，生石膏 20g，白鲜皮 10g，地肤子 10g，土茯苓 10g，甘草 6g。

加减：神志不清者，加安宫牛黄丸或紫雪丹以醒神开窍；腹胀呕吐者，加陈皮 10g，厚朴 10g 以行气消胀；大便溏泄者，加怀山药 20g，银花炭 15g 以健脾止泻，去生大黄、金银花。

分析：此型多见于急性期或加重反复期。伏气外达，热出于营血，毒热炽盛故高热；热伤脉络，故见皮肤红斑、水疱、糜烂。方中生地凉血清热，赤芍、丹皮既能凉血，又能散瘀；金银花、连翘、山栀清热解毒；黄芩、黄柏、土茯苓、地肤子清热利湿；生石膏凉血解毒；甘草调和诸药。诸药合用，共奏清热凉血、利湿解毒之功。

2. 湿热交阻型

症状：病程发展，脾气渐亏虚或平素机体脾虚，湿热内生，症见红斑、水疱散在，成批发作偏少，糜烂流汁较多，或已结痂，病情稳定，或有增殖，稍有蔓延，或伴有胸闷纳呆，腹部胀满，大便溏薄。舌质红，苔薄黄而腻，脉濡滑数。实验室检查可见白蛋白降低、生化指标可见异常。

辨证：湿热交阻。

治法：清火健脾，利湿解毒。

处方：黄连 10g，苍术 10g，白术 10g，猪苓 10g，茯苓 10g，赤小豆 10g，茵陈 10g，芡实 10g，蒲公英 15g，车前子 15g，怀山药 20g，生甘草 6g。

加减：胸闷纳呆者，加陈皮 15g，鸡内金 20g 以健脾除滞；渗液多者加滑石 10g，泽泻 10g 以清热利湿；红斑明显者，加丹皮 15g，生山栀 15g 以凉血消斑；继发感染者加蚤休 15g，半枝莲 15g 以清热解毒。

分析：此型多见于亚急性期，心火内蕴与脾经湿热交阻，阴水盛，阳火衰。因湿热内阻、脾失健运，故见胸闷纳呆、腹部胀满、大便稀薄。方中黄连苦寒，利湿解毒；白术、猪苓、茯苓、芡实健脾化湿；茵陈、赤小豆清热利湿；怀山药健脾；蒲公英、车前子清热解毒；生甘草调和诸药。诸药合用共奏健脾除湿、清火解毒之效。

3. 阴伤胃败型

症状：此时疾病处于缓解期，水疱已结痂，或仍有少量水疱发出，神疲乏力，口渴欲饮，腹饥但饮食不多，咽干口燥。舌质红绛，苔光剥，脉沉细无力。实验室检查可见生化指标异常，血钙降低。

辨证：阴伤胃败。

治法：益气养阴，和胃解毒。

处方：生黄芪25g，太子参15g，生地15g，玄参15g，玉竹15g，沙参15g，赤芍10g，金银花10g，地骨皮10g，生甘草6g。

加减：倦怠乏力，气短懒言者，用西洋参6~9g，另炖服。

分析：此型多为疾病后期，病情稳定，由于病程日久，耗伤阴津，机体失于濡养，故有神疲乏力，口渴欲饮，腹饥但饮食不多，咽干口燥。方中生黄芪、太子参益气养阴，为气阴双补之品；玄参、玉竹、沙参养阴和胃；生地、赤芍滋阴凉血解毒；金银花、地骨皮清热解毒；生甘草调和诸药。全方共奏益气养阴、和胃解毒之功。

（四）典型案例

林某，女，30岁，2016年10月26日初诊。

患者1年前全身出现散在红斑、水疱，当地医院行皮肤病理活检，诊断为"天疱疮"，予以激素冲击治疗，治疗后皮疹改善，目前口服醋酸泼尼松片（10mg，qd），但仍时有新发皮疹，特来我院门诊寻求中医治疗。症见：躯干散在暗红斑、水疱，破壁松弛，部分水疱破裂、结痂，尼氏征阳性。神疲乏力，咽干口燥，胃纳可，眠尚可，二便调。舌尖红苔白，脉弦细。

西医诊断：天疱疮（稳定期）。

中医诊断：蜘蛛疮。

中医辨证：气阴两虚。

治法：益气养阴，和胃解毒。

处方：

山萸肉15g	熟地黄15g	牡丹皮15g	山药15g
茯苓20g	泽泻10g	鸡血藤15g	青蒿（后下）15g
地骨皮15g	薄树芝15g	甘草5g	薏苡仁20g

同时予醋酸泼尼松片，10mg，口服，每天1次。

二诊：上方7剂后躯干皮疹颜色变淡，水疱干涸，部分痂皮脱落，已无新发皮疹。神疲乏力明显改善，少许咽干口燥，胃纳可，眠差，二便调。舌尖红苔白，脉弦细。证属气阴两虚。病程日久，阴气继续耗伤，上方加白芍15g以加强养阴作用；阴液亏虚，阴不入阳，失眠，故加珍珠母（先煎）30g，以重镇安神。同时继续予醋酸泼尼松片10mg，口服，每天1次。

三诊：调治半月余，躯干已无水疱，痂皮基本脱落，局部可见淡红斑，部分遗留少许色素沉着。未见新起，神疲乏力明显改善，少许咽干口燥，胃纳可，眠尚可，二便调。舌尖红，苔白，脉弦细。辨证论治同前。首诊方加防风15g，白芍 15g，广陈皮 20g。

随症加减 2 月余，症状明显减轻。

案例分析：本病的治疗，糖皮质激素为首选药物，配合中药辨证内服可协助疾病治疗，并可降低糖皮质激素使用量。本例患者病程日久，加之长期服用糖皮质激素，致气阴两虚。禤老运用六味地黄丸加减辨证治疗。本方为宋代钱乙所创，初期专为小儿所创，适用范围窄，其后，易水学派将之发挥，如张元素在《医学启源》指出："肾，水也，若补其肾，熟地黄、黄柏是也。如无他证，钱氏地黄丸主之。"薛己在《医贯·主客辨疑》中提出"阴气衰于下，则阳往凑之，故令人足下热也。热甚则循三阴而上逆，谓之热厥，宜六味地黄丸主之"，称其为"天一生水之剂，无有不可用者"，扩大了六味地黄丸的应用范围。方中熟地黄，入肝肾经，滋阴补肾，填精益髓，为壮水滋阴之要药。山萸肉，酸涩性微温，补养肝肾，并能涩精，使肾气得充，精气得秘，肝肾得养；山药，性甘平，补益脾阴，亦能固精，使土旺生金，金旺生水。薄树芝，补肺益肾健脾，安神定志，扶正培本。泽泻利湿泄浊，并防熟地黄之滋腻恋邪；牡丹皮清泄相火，并制山萸肉之温涩；茯苓淡渗脾湿，并助山药之健运。薏苡仁利水消肿，健脾渗湿；青蒿清透虚热，凉血除蒸；鸡血藤活血补血；陈皮理气健脾、燥湿；地骨皮清热凉血，活血止痛；防风祛风除湿；白芍平肝养血止痛；珍珠母疏肝解郁，平肝潜阳；甘草调和诸药。全方补中有泻，泻中寓补，补不留邪，泻不伤正，补泻兼施，共奏益气养阴、和胃解毒之效。在药物治疗的同时，叮嘱患者改变生活方式，穿着宽松衣物，避免熬夜，避免食用辛辣刺激食物，保持心情愉悦以减少疾病反复。

现代药理研究表明，六味地黄丸可对中枢神经系统的多种神经递质、生长因子、神经肽、细胞膜上的受体及各种酶、激素等产生影响，且具有增强肌体免疫力、抗疲劳、抗衰老、调节大脑中枢神经、促进新陈代谢、促进神经干细胞的增殖等作用。

（五）临证经验

禤国维教授在临证中运用中西医结合方法治疗本病获有良效，总结规律如下：

按照本病的疾病特点，本病可分为急性期与稳定期。本病多发病急骤，中医学对天疱疮急性期的病因病机做了阐述，如《外科正宗》曰："天疱疮，乃心火妄动，脾湿随之，有身体上下不同，寒热天时微异。上体者多于风热，宜凉血散风；下体者湿热多于风热，宜渗湿为先。"又如《证治准绳》曰："天疱疮即丹毒之类，而有疱者，由天行少阳相火为病，故名天疱。为风热客于皮肤间，外不得泄，怫热血液结而成疱。"褟老认为本病主要是由于先天禀赋不耐，心火妄动，脾虚失运，湿浊内停，郁久化热，心火脾湿交蒸，兼以风热、暑湿之邪外袭，侵入肺经，不得疏泄，熏蒸不解，外越肌肤而发，急性期多以热毒炽盛或湿热交阻多见。其中若症见水疱焮红糜烂，伴有口渴欲饮、烦躁不安者多属于热毒炽盛，治宜凉血清热，利湿解毒，予犀角地黄汤加减。若症见糜烂流汁较多，伴有胸闷纳呆，腹部胀满者多属于湿热交阻，治以祛邪为主，重在清热除湿解毒，兼顾脾虚。可予清脾除湿饮加减，方中栀子、茵陈、苍术清热燥湿；白术、茯苓、甘草健脾化湿；野菊花、黄芩清热解毒；生地、麦冬、丹皮凉血滋阴。湿热重者，加薏苡仁、萆薢清热祛湿，胃阴虚者加沙参、石斛养阴生津。薛己在《外科枢要·论天疱疮》提到："天疱疮属元气不足，邪气所乘……受症在肝肾二经。"褟老认为，病程日久，湿热灼津耗气，故阴虚夹湿热多见，临床症状主要为水疱时起时伏，皮疹以鳞屑、结痂为主，口渴不欲饮，烦躁少眠，消瘦乏力，咽干唇燥，懒言，舌质淡或有裂纹，少苔，脉沉细。此时，脾虚湿蕴较多，故宜祛湿健脾、清热养阴并重，以清脾除湿饮与六味地黄汤合用。肝肾阴虚而热盛者，加麩仁、知母、地骨皮、青蒿清热，麦冬、北沙参、白芍养阴；肝阳不潜者，加珍珠母重镇安神；风热重者，加防风、蒲公英、苦参祛风清热；湿热重者，加茵陈、薏苡仁、粉萆薢以清热祛湿。

同时天疱疮患者病情反复，湿热之邪渐去，灼津耗气，易转为阴伤气衰证，临床以水疱时起时伏，糜烂经久不愈，渗液不多，伴体衰消瘦，午后潮热，口渴不欲饮，气短懒言，舌光质淡，脉沉细无力为主要症状。且患者多因长期激素治疗，伤阴耗气，故治以养阴生津、益气扶正，以六味地黄汤为主方。方中熟地滋肾阴，益精髓是为君药。山茱萸酸温滋肾益肝，山药滋肾补脾，泽泻配熟地而泄肾降浊，丹皮配山茱萸以泄肝火，茯苓配山药而泄脾湿，防止滋补之品产生滞腻之弊。气阴两虚甚者，加灵芝补养气血；阴虚甚者，加白芍、北沙参、麦冬养阴，同时配青蒿、地骨皮清虚火；心神不安者，加酸枣仁、茯苓以安神。

天疱疮直到目前仍是一种病死率较高的大疱性危重皮肤病，随着皮质激素和免疫抑制剂的配合使用，病死率已明显下降，说明这些药物对治疗该类疾病仍是不可或缺的。褟老认为在急性暴发期时激素仍是首选药物，而且需要足量，应用宜早，以控制病情。此时配合中药的目的是稍减少激素用量，减轻激素副作用。在稳定期，患者由于长期大量使用激素，亦引起了很多药源性损害，有时这种损害的危险甚至大于疾病本身，中药可以用来减少激素用量和使激素减量速度加快，减少和避免激素引起的并发症和副作用。

另外禤老认为在中药辨证内服的基础上，根据天疱疮不同时期的病情特点，可选择不同的外治法。如根据皮疹特点，选择相应的外用药，具体如下：渗液和结痂时，可用中药湿敷或浸泡法除之；糜烂面渗液明显者，可使用清热解毒中药外洗，配合紫草油外擦；皮疹糜烂面已无渗液者使用糠酸莫米松配合中药膏外擦；脓疱者用剪刀剪除疱壁，大疱者可用针管抽吸或针刺放液，注意尽量保持疱壁完整，外涂紫草油。同时可选用其他中医特色疗法治疗本病，如针刺疗法、穴位注射、耳针。

天疱疮由于多采用皮质类固醇激素治疗（有的并用免疫抑制剂），同时大疱破溃后糜烂面较广泛，容易引起继发感染。因此，预防和治疗继发感染是一个突出的问题。宜加强护理，采取消毒隔离措施，局部要加强护理，可按烫伤患者的消毒隔离措施。必要时选用敏感抗生素及清热解毒扶正的中药。此外，支持疗法对本病的治疗也甚为重要。

（六）零金碎玉

禤国维教授分期论治天疱疮，临床上颇有良效，充分发挥了中医药优势，减轻了糖皮质激素、免疫抑制剂的不良反应和并发症，此处介绍他治疗本病时使用对药的临床经验及特点。

1. 金银花、连翘

（1）单味功用　金银花，味甘，性寒，入肺、心、胃经，能清热解毒、疏散风热。连翘，味苦，性凉，入肺、心、小肠经，亦能清热解毒、消肿散结。

（2）伍用经验　金银花甘寒而富有芳香，芳香透达且具祛邪的功效，尽甘寒清热之效果而不伤及脾胃，主要以花蕾入药。连翘亦性味芳香，配合金银花，相须为使，在治疗天疱疮热毒炽盛证型中，清热解毒之力倍增。

2. 苍术、白术

（1）单味功用　苍术，味辛、苦，性温，入脾、胃、肝经，能燥湿健脾、祛风散寒、明目。白术，味甘、苦，性温，入脾、胃经，燥湿健脾、祛风散寒、明目。

（2）伍用经验　苍术和白术均有燥湿健脾之效，但苍术重在运脾祛湿，兼能祛风散寒，白术长于健脾，多用于脾虚夹湿。两药合用，苍术走而不守，白术守而不走，一散一补，一辛一甘，则湿气得除，中焦得健。

3. 沙参、麦冬

（1）单味功用　沙参，味甘、微苦，性凉，入肺、脾、肝经，能养阴清肺、祛痰止咳。麦冬，味甘、微苦，性微寒，入肺、心、胃经，能养阴生津。

（2）伍用经验　麦冬、沙参均为甘寒清润之品，养阴润燥功效相似，但麦冬较沙参性寒，在养阴的同时，麦冬善入肺经侧重于润，沙参入肝经侧重于清。两药配伍，既可清热，又可润肺。

4. 女贞子、墨旱莲

（1）单味功用　女贞子，味甘、苦，性平，入肝、肾经，能滋养肝肾、强健筋骨、乌须黑发。墨旱莲，味甘、酸，性寒，入肝、肾经，能益肾养血、凉血止血、乌须黑发。

（2）伍用经验　二药同用可组成一代名方"二至丸"，该方源于清代汪昂的《医方集解》，因女贞子冬至时采摘，墨旱莲夏至时采摘而得名。两者合用，具有清上补下作用，且药味平和。女贞子滋肝肾之阴，补而不腻不燥；墨旱莲补益肝肾，养阴而不腻滞，二者调和阴阳。

第九节　痤疮

（一）疾病认识

中医称痤疮为粉刺，是一种与性腺内分泌功能失调有关的毛囊、皮脂腺慢性炎症性皮肤病。本病好发于颜面部位，临床上以面部的粉刺、丘疹、脓疱或结节、囊肿为特征，易反复发作。由于本病所生丘疹如刺可挤出白色碎米样粉汁，故中医谓之"粉刺"。历代中医对本病均有描述，最早在《黄帝内经》中就有"诸痛痒疮，皆属于心""汗出见湿，乃生痤痱"的记载。明代《外科正宗》曰："肺风、粉刺、酒渣鼻三名同种，粉刺属肺、酒渣鼻属脾，总皆血热郁滞不散所致。"清代《医宗金鉴·外科心法要诀》认为"此证由肺经血热而成。每发于面鼻，起碎疙瘩，形如黍屑，色赤肿痛，破出白粉汁。宜内服枇杷清肺饮，外敷颠倒散。"痤疮为岭南地区常见的皮肤疾患，由于受自然环境、气候条件、民族习俗等地域差异的影响，以禤国维教授为代表的岭南皮科流派对痤疮的病因、病机、证候鉴别、辨证论治等都有别于其他地区的医家，在治疗痤疮方面积累了丰富的诊治经验，对临床具有重要的指导价值。认为本病的发生与地理、气候、体质因素有关，主要是由于素体肾之阴阳平衡失调，肾阴不足，相火天癸过旺；加之后天饮食生活失理，肺胃火热上蒸头面，血热郁滞而成。其致病因素包括禀赋、地域、生活、情志以及体质等因素。受岭南地域特点影响，其致病因素亦表现出一定的特异性。

1. 先天禀赋和地域因素

肾阴不足：肾为先天之本，藏精，主人之生长发育与生殖。其中由肾产生的天癸是直接影响人生长发育与生殖功能的物质，如《素问·上古天真论》说："女子七岁，肾气盛，齿更发长；二七而天癸至，任脉通，太冲脉盛，月事以时下，故有子；……七七，任脉虚，太冲脉衰少，天癸竭，地道不通，故形坏而无子也。丈夫八岁，肾气实，发长齿更；二八，肾气盛，天癸至，精气溢泻，阴阳和，故能有子；……七八，肝气衰，筋不能动，天癸竭，精少，肾脏衰，形体皆极……"若素体肾阴不足，肾之阴阳平衡失调，会导致女子二七和男子二八时相火亢盛，天癸过旺，阴虚内热而脸生粉刺。因而肾阴不足，肾之阴阳平衡失调，天癸相火过旺，阴虚内热是痤疮发生的最主要原因。从地域上讲，广东地处岭南，长年有夏无冬，气候温热潮湿，温热则易伤阴，湿热则易蕴毒；且广东人夜生活丰富，熬夜晚睡，更易耗伤肾阴以致相火过旺。天癸平衡失调可导致肝肾阴虚，相火妄动，虚火上炎，水不涵木，郁邪、热邪、湿邪乃生，均可引起痤疮的发生或加重。故禤国维教授提出肺胃血热仅为其标，其主要病机是肾阴不足，冲任失调，相火妄动。

2. 生活习惯不当加之情志内伤

今之痤疮患者，除了常见的青少年外，下可起于八九岁的儿童，上可达40余岁之中年人。青少年生机勃勃，阳气旺盛，若素体肾阴不足，则易致肾之阴阳平衡失调，女子二七、男子二八时即可出现相火亢盛，天癸过旺，过早发育，而生粉刺。加之青少年多喜食煎炸、香口之品，或常勤读夜寐，学习压力大，更易耗伤肾阴。而今妇女之痤疮者，多为职业女性，常伴月经不调，病情轻重亦与月经来潮有关，且往往有神倦、寐差、焦虑、月经量少等肾阴不足之象，这与其生活节奏快，工作压力大，长期精神紧张、睡眠不足以致内分泌失调有关，中医认为肝肾同源，肾阴不足，肝失疏泄，肝经郁热，可使女子冲任不调。冲为血海，任主胞胎，冲任不调，则血海不能按时满盈，以致女子月事紊乱和月经前后脸部粉刺增多加重。加之现代人饮食常过食辛辣肥甘，情绪波动、心境不平等均可致五志过度，郁久化火，皆可暗耗阴精，肾水亏而心肾不交，导致相火妄动。

3. 体质因素

岭南人长期处于炎热潮湿的地理环境中，又因现代人饮食习惯的改变，多偏嗜肥甘厚味，长期湿热的气候环境和生活习俗影响人的脾胃运化功能，湿困脾胃而酿成湿热体质。湿热体质感受湿热之邪，遂成湿热之病候。地理环境与饮食习惯决定了岭南人的体质多以湿热为主。岭南人对狗情有独钟，不但普遍养狗，而且四季吃狗肉，尤以夏季为盛。狗肉性刚燥，既伤阴，又燥扰阳气；岭南人喜食鱼虾螺蚬等多湿阴柔之品，尤喜生食，贪饮生冷冻物，故易损肠胃；岭南地区居民养成了"下午茶""夜茶"（如潮汕有名的工夫茶）的习惯，久之则加重了脾胃的负担，进而损伤脾胃，使脾胃运化功能失调。岭南人喜喝清热解毒、祛湿消暑的凉茶，长期大量使用此类苦寒药物，易致气阴两虚的体质，故岭南地区人群体质以气阴两虚和湿热质居多。

（二）辨证思路

痤疮的发病除与肺胃血热有关外，其根本原因在于素体肾阴不足，肾之阴阳平衡失调和天癸相火过旺。由于肾阴不足，相火过旺，导致肺胃血热，上熏面部而发痤疮。主要致病机制是肾阴不足、冲任失调、相火妄动。另外女性痤疮的发病不但是肾阴不足，阴虚血热，而且与肝经郁热有很大关系。肝肾同源，肾属水，肝属木，正常生理情况下，肝肾之阴息息相通，相互制约，协调人体阴阳的平衡。女子的经、孕、产、乳都与肝、肾两脏密切相关。如肾阴不足，相火过旺，一方面虚火上炎灼肺，引起肺热血热；另一方面肾阴不足，"水不涵木"，可导致肝阴不足，肝经郁热。正常生理情况下，妇女的排卵和月经来潮都有赖于肝的疏泄和藏血功能，若肝经郁热，肝失疏泄，气机不畅，情志失调，以致月经紊乱，湿、热、痰、瘀乃生，更易发为痤疮。月经前阴血下聚于胞宫，阳热虚火浮越于上而致经前痤疮皮损增多加重。根据痤疮的病因病机，岭南皮科流派的总法则是：滋阴泻火，清肝凉血，清肺解毒，调理冲任。在治疗方法上应内治和外治相结合，标本兼顾，才能达到较好的治疗效果。根据痤疮发病时间的长短、皮疹形态等表现的不同，一般可分为阴虚内热、瘀热痰结、冲任不调3个证型。其中阴虚内热是痤疮的基本证型，瘀热痰结、冲任不调均是由阴虚内热证演变而成。

（三）治疗方案

1. 内治法

（1）阴虚内热型

症状：面部皮疹以红色或粉刺丘疹为主，或伴有小脓疱、小结节。口干、心烦、失眠多梦、大便干结、小便短赤。舌红少苔或薄黄苔，脉数或细数。

治法：滋阴泻火，清肺凉血。

方药：消痤汤。

女贞子20g，墨旱莲20g，知母12g，黄柏12g，鱼腥草20g，蒲公英15g，连翘 15g，生地黄 15g，丹参 25g，甘草 5g。

加减：大便秘结不通，加大黄 10g，枳实 12g 通腑泄热；大便稀烂不畅，舌苔黄腻厚浊，去生地黄，加土茯苓 15g，茵陈蒿 20g 利湿清热解毒；失眠多梦严重者，加合欢皮 15g，茯苓 20g 宁心安神；口干口苦明显，肺胃火热盛，加生石膏 20g，地骨皮 15g，清泻肺胃之火。

分析：女贞子、墨旱莲滋肾阴，知母、黄柏泻肾火，一补一泻，调整肾之阴阳平衡；鱼腥草、蒲公英、连翘，清肺解毒，散结消肿；生地黄、丹参，凉血化瘀清热；甘草解毒清热，并能调和诸药。

中成药：知柏地黄丸。

（2）瘀热痰结型

症状：面部皮损以红色或暗红色结节、囊肿和凹凸不平的瘢痕为主，或伴有小脓疱、丘疹粉刺和色素沉着。舌红或暗红有瘀点，苔薄黄，脉弦滑或细弦。

治法：养阴清热，化瘀散结。

方药：桃红四物汤合消痤汤加减。

生地黄 20g，红花 5g，赤芍 15g，丹参 30g，女贞子 20g，墨旱莲 20g，鱼腥草 15g，蒲公英 15g，郁金 15g，甘草 5g。

加减：囊肿脓血多者，加皂角刺 12g，穿山甲 10g，白芷 10g，消肿排脓；结节严重伴疼痛，加玄参 20g，浙贝母 12g，清热解毒散结；瘢痕明显者，重用丹参至 50g 以加强活血化瘀之功。

分析：生地黄、女贞子、墨旱莲，养阴清热；丹参、红花、郁金，化瘀消痰散结；鱼腥草、蒲公英，清热解毒消肿；甘草解毒清热，调和诸药。

中成药：众生丸。

（3）冲任不调型

症状：本证见于女子，面部痤疮皮损的发生和轻重与月经周期有明显关系。月经前面部皮疹明显增多、加重，月经后皮疹减少、减轻。或伴有月经不调，月经量少，经前心烦易怒，乳房胀痛不止。舌红苔薄黄，脉弦细数。

治法：养阴清热，调理冲任。

方药：柴胡疏肝汤合消痤汤加减。

柴胡 12g，郁金 15g，白芍 15g，女贞子 20g，墨旱莲 20g，鱼腥草 15g，蒲公英 15g，丹参 15g，山楂 20g，甘草 5g。

加减：月经后期、乳房胀、小腹隐痛，加香附 15g，王不留行 12g，通经止痛；月经先期或月经量多，去丹参，加益母草 25g，香附 15g，调经清热。

分析：柴胡、郁金、白芍，疏肝清热，调理冲任；女贞子、墨旱莲，滋养肾阴，平和天癸；鱼腥草、蒲公英，清肺解毒；丹参、山楂，凉血化瘀；甘草调和诸药。

中成药：逍遥丸。

2. 外治法

（1）外用药

①用痤灵酊外搽皮损，每天 2~3 次。冬天可改用痤灵霜。

②用三黄洗剂外搽皮损，每天 2~3 次。

③严重痤疮有较大红色结节和囊肿者用四黄膏外敷局部，继发的暗红瘢痕可用金粟兰酊外搽。

④中药面膜：用消痤散加少许蜂蜜调成糊状，均匀涂敷在面部有痤疮皮损部位，保留 30 分钟，每天或隔天 1 次。红肿热毒明显者于消痤散中加入苦瓜汁调敷，色素沉着明显者于消痤散中加入西红柿汁调敷。

（2）清粉刺　较多黑头或白头粉刺者面部用 75% 乙醇消毒后，先以粉刺针沿毛孔口将粉刺穿破，然后用粉刺挤压器将粉刺内容物挤出。

（3）针刺疗法　局部取下关、颊车、攒竹穴；全身取足三里、手三里、曲池、三阴交、丰隆穴，留针半小时。

（4）刺血疗法　用三棱针消毒后在耳垂前或耳垂后，或耳部的内分泌穴、皮质下穴速刺出血，隔天 1 次，10 次为 1 个疗程。

（5）穴位注射　用丹参注射液或鱼腥草注射液 2ml，分别选取双手三里穴（或双足三里、双曲池、双血海）各注射 1ml，隔天或 3 日 1 次，10 次为 1 个疗程。

（6）耳穴法　主穴选取肺、内分泌、皮质下，将中药王不留行籽置于小块胶布中央，然后贴在穴位上，嘱患者每天按压穴位数次，每次压 10 分钟，10 日为 1 个疗程。

（7）耳穴埋针法　主穴取肺、内分泌、皮质下，用皮内针埋入，每天按压数次，每次压 10 分钟。

（8）自血疗法　对一些反复发作结节囊肿聚合性痤疮可用自身静脉血 4ml 抽出后即刻行肌内注射，隔天 1 次，10 次为 1 个疗程。

（四）典型案例

案 1　杨某，女，24 岁，2009 年 6 月 1 日初诊。

患者因面部痤疮病史 12 年，加重 1 年来诊。患者自发育以来面部不定时出现散在的丘疹、粉刺，未经特殊治疗，2007 年服消炎药后面部皮疹加重，一直难以控制，特别是经前加重，外院治疗未见明显好转，特来我院门诊寻求中医治疗。刻下症：面部散在粉刺、丘疹，见有小脓疱，以额头为多，伴面油增多，月经前加重，难以入睡，胃纳可，大便偏硬。舌红苔薄白，脉细。

西医诊断：痤疮。

中医诊断：肺风粉刺。

中医辨证：肾阴不足、相火过旺。

治则：滋阴降火。

处方：消痤汤加减。

丹参 20g	蔓荆子 15g	生地 20g	土茯苓 20g
桑椹子 20g	女贞子 20g	墨旱莲 15g	侧柏叶 15g
布渣叶 15g	益母草 15g	桑白皮 15g	甘草 10g
桑叶 10g	白花蛇舌草 15g		

其他治疗：消痤灵口服液，10ml，每日 3 次，口服；三黄洗剂 100ml 加甲硝唑 10 片，混合外用。

二诊（6 月 15 日）：面部粉刺、脓疱减少，经前丘疹稍反复，丘疹颜色变淡，面油减少。旧皮损好转，经前少许新发，面油减少，纳眠好转。舌淡红苔白腻，脉弦滑。上方去蛇舌草，加薏苡仁 20g。

其他治疗：多西环素片，0.1g，每天 2 次，口服；消痤灵口服液，20ml，每天 2 次，口服；丹参针，双侧足三里穴位注射，每周 1 次。

三诊（7 月 13 日）：面部皮疹消散，丘疹变平，本次月经前无明显加重，遗留色素沉着，未见新起。纳眠可，二便调。舌淡红，苔黄，脉弦。处方：

丹参（后下）20g	蔓荆子 15g	生地 20g	土茯苓 20g
桑椹子 20g	女贞子 20g	墨旱莲 15g	侧柏叶 15g
布渣叶 15g	桑白皮 15g	甘草 10g	桑叶 10g

案例分析：中医传统认为该病是由肺胃血热上熏头面所致，女性多见经前丘疹反复加重，如《外科正宗》曰："粉刺属肺，皆由血热郁滞所致。"《医宗金鉴》曰："此证由肺经血热而成。"目前治疗痤疮主要运用清肺热、泻胃火、凉血解毒等法。治疗后病情稳定的时候，经前无加重是表现之一。褟老在多年的临床中发现，痤疮患者除了有肺胃血热的表现外，也不乏肾阴不足、冲任失调或相火妄动者。褟老提出的肾阴不足、冲任失调、相火妄动、熏蒸头面的痤疮发病机制，对临床确有指导意义。如本案患者平素肝肾不足，经期加重为疏泄不畅的表现；面部散在粉刺、丘疹、小脓疱，面油增多为肾阴不足，相火过旺，上熏头面所致；大便偏硬为阴液不足，大肠干涩之征；舌红，苔薄白，脉弦细

为肾阴不足，相火过旺之证。证属肾阴不足、相火过旺，故治以滋阴降火，方用褟老经验方消痤汤加减，药以女贞子、墨旱莲、桑椹子滋肾阴，调整肾之阴阳；桑白皮清泻肺热；生地黄、丹参、侧柏叶凉血化瘀清热；蛇舌草加强清热之力；土茯苓、布渣叶、桑叶除湿解毒、去油脂；蔓荆子祛头面之风；甘草解毒清热，并调和诸药，共奏滋肾阴、降相火而调整内环境，清血热、解毒散结，从而达到标本兼治的目的。

案2（范瑞强医案） 伍某，男，23岁，2014年8月初诊。

患者面部丘疹、粉刺、脓疱8年，加重伴结节、囊肿2年。患者约于2006年开始面部出现粉刺、丘疹、脓疱，面部、头发油腻，近2年皮疹逐渐蔓延至胸背部，面部出现散在结节、囊肿，时觉疼痛，在多家医院予中西药治疗，病情时好时坏，反复发作。现症见：面部、前胸、后背泛发粉刺、炎症性丘疹、脓疱，面部伴有数个较大结节、囊肿，伴压痛，遗留凹陷性瘢痕、色素沉着斑，面部、头发油腻。口干口苦，纳可，睡眠一般，大便干结、质硬，小便短赤。舌红，苔黄厚腻，脉弦。

西医诊断：寻常痤疮（囊肿型）。

中医诊断：肺风粉刺。

中医辨证：瘀热痰结。

治则：清热解毒，活血化瘀散结。

处方：桃红四物汤合消痤汤加减。

桃仁10g	红花5g	生地黄15g	赤芍15g
丹参20g	女贞子15g	墨旱莲15g	蒲公英15g
黄芩15g	土茯苓30g	浙贝母15g	郁金15g
甘草5g			

7剂，水煎服。

其他疗法：①痤灵酊外涂，每日2次。②消肿四黄膏，夜间外敷结节、囊肿处。③丹参注射液2ml，分别选择双侧足三里，各注射1ml，每周1次。④配合粉刺清除术，较大囊肿者行火针治疗。

二诊：用上药7天后，部分脓疱、丘疹消退，仍有散在结节，部分囊肿破溃收敛，面部油腻、口干口苦减轻，睡眠一般，大便干，小便黄。舌红，苔黄腻，脉弦。

处方：①内服中药在原方基础上，加白花蛇舌草15g，连翘15g，绵茵陈15g，丹参加量至30g。②外治方案同前。③继续行粉刺清除术、火针、丹参注射液穴位注射治疗，并于双耳尖行三棱针刺血疗法。

三诊：用上药 14 天后，结节、囊肿明显缩小，部分消退，剩余少量粉刺、丘疹，无新发脓疱，面部油腻改善，轻微口干，无口苦，纳眠尚可，大便明显好转，大便成形、每日一行，小便调。舌红，苔薄黄，脉弦。

处方：①在前方基础上去浙贝母、黄芩、土茯苓、红花、白花蛇舌草，加牡丹皮 15g，柴胡 10g，白芍 15g，陈皮 10g，丹参减至 15g。②继续外用痤灵酊、消肿四黄膏。③配合双侧足三里注射丹参注射液。

加减用药约 6 周，患者结节、囊肿已消失，偶有少量新起粉刺，无丘疹、脓疱，面部轻度油腻，纳眠可，二便调。舌稍红，苔薄黄，脉弦。

案例分析：范瑞强教授初诊根据患者四诊资料辨证，予清热解毒、活血化痰散结法，以攻邪为主。二诊根据患者皮疹情况仍较严重，大便干结，舌苔黄厚腻，提示热毒痰瘀之邪仍甚，故继续加强清热解毒、活血散结之功；三诊之后，皮疹较前明显改善，症状好转，二便调，提示实邪减轻，疾病缓解期酌减苦寒攻窜之品，并在清除余邪基础上配合健脾理气之品，以防攻伐过度，损伤正气。

（五）临证经验

禤国维教授通过大量临床治疗观察发现，痤疮的发病除与肺胃血热有关外，其根本原因在于素体肾阴不足，肾之阴阳平衡失调和天癸相火过旺。由于肾阴不足，相火过旺，导致肺胃血热，上熏面部而发痤疮。今之痤疮患者，除青少年外，30 岁以上患者亦不少见，尤其女性患者，更有明显增加之象。禤国维教授认为，这是由于现代社会发展已进入快车道，生活环境、生活方式都已发生了巨大变化，如由于学习紧张、工作压力大、长期熬夜、睡眠不足、生活不规律、饮食不节制而诱发或使病情加重。青少年生机勃勃，阳气旺盛，若素体肾阴不足，则易致肾之阴阳平衡失调，会导致女子二七、男子二八时相火亢盛，天癸过旺，过早发育，而生粉刺。况且青少年患者，多喜食煎炸香口之品，又常勤读废寝，更易耗伤肾阴，致肾阴不足，相火过旺；而妇女中患痤疮者，多为职业女性，常伴月经不调，病情轻重亦与月经来潮有关，且往往有神倦、夜寐差、焦虑、经量少等肾阴不足之象，这与现代生活节奏紧张、工作压力大而导致内分泌失调有关。

因而禤国维教授提出痤疮（粉刺）的主要致病机制是肾阴不足、冲任失调、相火妄动，故治疗采取滋阴育肾、清热解毒、凉血活血之法，以知柏地黄丸和二至丸加减组成消痤汤（基本药物：知母、黄柏、女贞子、生地黄、鱼腥草、墨旱莲、蒲公英、连翘、丹参、甘草）治疗痤疮，取得总有效率 93% 的较好疗效。

现代研究已知，长期紧张、压力的影响下可刺激肾上腺分泌肾上腺素来应付压力所需，而肾上腺释放肾上腺素的同时亦可制造雄激素，而雄激素会刺激皮脂腺分泌皮脂，而痤疮是一种毛囊皮脂腺的慢性炎症，发病主要与性腺、内分泌功能失调、皮脂腺分泌过多、毛囊内微生物感染和全血黏度增多等因素有关。皮脂当属中医"精"的范畴，属肾所藏。肾阴不足，相火过旺，虚火上扰，迫"精"外溢肌肤、皮毛，则皮脂增多、热蕴肌肤、皮毛则生痤疮。而从有关实验研究分析，滋阴育肾的中药可以调节人体的内分泌功能，减少皮脂腺分泌；清热解毒、凉血活血的中药有抑菌消炎和改善血液黏度作用。

范瑞强教授在禤国维教授的基础上有所发展，认为女性痤疮的发病不但是肾阴不足，阴虚血热，而且与肝经郁热有很大关系。肾为先天之本，藏精，主人之生长发育与生殖。其中由肾产生的天癸是直接影响人生长发育与生殖功能的物质。若素体肾阴不足，肾之阴阳平衡失调，会导致女子二七和男子二八时相火亢盛，天癸过旺，阴虚内热而面生粉刺。因而肾阴不足，肾之阴阳平衡失调，天癸相火过旺，阴虚内热是痤疮发生的最主要原因。另外中医认为肝肾同源，肾属水，肝属木，正常生理情况下，肝肾之阴息息相通，相互制约，协调人体阴阳的平衡。女子的经、孕、产、乳都与肝、肾两脏密切相关。如肾阴不足，相火过旺，一方面虚火上炎灼肺，引起肺热血热；另一方面肾阴不足，水不涵木，可导致肝阴不足，肝经郁热。正常生理情况下，女性的排卵和月经来潮都有赖于肝的疏泄和藏血功能，若肝经郁热，肝失疏泄，气机不畅，情志失调，以致月经紊乱，湿、热、痰、瘀乃生，更易发为痤疮。月经前阴血下聚于胞宫，阳热虚火浮越于上而致经前痤疮皮损增多加重。范教授用滋阴清肝调冲任的方法，自拟滋阴清肝消痤方（女贞子、墨旱莲、柴胡、郁金、丹参、鱼腥草、益母草、生地、甘草）加减治疗女性痤疮，在临床上取得了良好的疗效。

（六）零金碎玉

禤国维教授临床用药，常常出人意料之外，而又在情理之中；颇有新意巧思，实乃出典籍古义；强调辨证论治，又常衷中参西，发前人所未发。故观其处方用药，具生动活泼，意趣盎然之妙。以下略举数例，以窥斑豹。

1. 丹参

常用丹参治疗痤疮，但煎煮时间不宜过长，因为丹参中的有效成分丹参酮在高温下易被破坏，现代药理研究表明丹参酮具有抗雄性激素、抑制皮脂腺分泌及抑制痤疮丙酸杆菌的作用。

此外，我们常用丹参穴位注射疗法，适用于肺胃血热型、阴虚内热型、肝郁型、血热夹瘀型痤疮，可选用双侧足三里、曲池或血海等穴位。现代药理学研究认为丹参能改善血液循环、抗氧化、清除自由基、调节免疫、抑菌消炎。而足三里有强壮作用，为保健要穴，对内分泌-免疫网络有调节作用；曲池为手阳明大肠经合穴，是经气会合于脏腑的部位，用于治疗六腑病症；血海属足太阴脾经，主血分病，意为脾经所生气血聚集于此，气血充斥如海之巨大，《胜玉歌》曰"热疮臁内年年发，血海寻来可治之"，说明血海能主治血证类皮肤病。曲池与血海相配具有健脾除湿、养血活血之功效，与痤疮肺胃血热病机相契合。

2. 白花蛇舌草

俗语云：一方水土养一方人。而一方草药亦能疗一方病。白花蛇舌草是禤国维教授治疗痤疮常用的道地药材，其性寒无毒、味苦甘，归心、肝、脾、大肠经，有清热、解毒、利湿之功效，主治疔肿疮疡。国医大师禤国维治疗既有湿邪内阻，又兼热毒内盛的中度以上的痤疮喜用蛇舌草，尤其是结节、囊肿、瘢痕较多者，可在清热祛湿的基础上配合白花蛇舌草以祛湿清热、凉血解毒。现代药理研究表明，白花蛇舌草具有抗菌抗炎作用，对金黄色葡萄球菌等有抑制作用，增强机体的防御能力而达到抗炎的目的。

3. 布渣叶

布渣叶为岭南地方草药，《生草药性备要》中载："味酸，性平，无毒，解一切蛊胀，清黄气，消热毒。作茶饮，去食积。又名布渣。"另一部岭南本草专著《本草求原》指出，布渣叶"即破布叶，酸甘，平。解一切蛊胀药毒，清热，消食积，黄疸。作茶饮佳"。其后的《岭南草药志》《陆川本草》及两广地区的中草药手册对此均有记载。禤国维教授指出，广东地处岭南之地，长年湿热温蒸，很容易出现面部痤疮、牙龈肿痛、喉咙干痛等"热气""上火"表现。自古以来，岭南地区的民间常用布渣叶煎茶作夏季饮料，有很好的解"热气"作用。考其功用，即在于能清热利湿、消食导滞，禤教授常用于痤疮的治疗。

4. 桑叶

桑叶，味甘、苦，性寒，归肺、肝经，具有疏散风热、清肺润燥、平抑肝阳、清肝明目、凉血止血的功效，且桑叶质轻易达头面部作为引经药。现代药理研究表明，桑叶中的黄酮类、生物碱类、多糖类等化学成分具有抗炎、抗氧化、抗衰老、控制油脂分泌等广泛药理作用，故禤教授常用于痤疮的治疗。

第十节　脂溢性皮炎

（一）疾病认识

脂溢性皮炎是发生在皮脂溢出基础上的一种慢性炎症，以鲜红色或黄红色斑片，表面覆有油腻性鳞屑或痂皮为临床特征。一般好发于皮脂腺较多的部位，以头、面、胸及背部多见。西医认为本病病因不明，可能与免疫、遗传、内分泌、神经和环境因素等有关。近年来研究认为，脂溢性皮炎的发生与糠秕马拉色菌的定植与感染有关。

本病属中医学"白屑风""面游风"范畴。中医认为本病多由脾胃内生之湿热，熏蒸肌肤，或外感风热郁于肌肤所致。日久热邪伤阴，则出现血燥生风。岭南皮科流派医家认为皮脂在中医上属精、血，为肝肾之所藏，肝肾阴虚，虚火上扰，肝血不藏，肾精不藏，迫精血外溢肌肤和毛发，则皮脂分泌活跃而致脂溢性皮炎。肝肾同源，肝阴虚则化火下灼肾阴，肾阴更虚，故此病病程缠绵。

（二）辨证思路

第一步：抓核心病机，灵活运用清热除湿，滋阴润燥法治疗。

脂溢性皮炎急性发作时，以风湿热盛证候多见，多见头面部皮肤红斑、油腻、渗液、结痂，此时应先祛风止痒、清热利湿治其标。常用泻黄汤和消风散加减。急性期症状消失后，则以扶正为主，一般以滋阴降火法治疗为主，常用二至丸合知柏地黄汤加减。

第二步：适当运用通下法以提高疗效。

因为肺主皮毛，肺与大肠相表里，皮肤腠理的湿热瘀滞之邪亦可经通下法排出。故施治时可以适当应用给邪以出路的治疗方法。若患者大便干结可适量加入大黄、厚朴等通下之品，或者加入白芍、玄参、火麻仁等润燥通便之品。给邪以出路的思路验之于临床，往往能提高疗效，一般患者均能耐受，不至于泄泻不止。倘若有泄泻而不能耐受者，则须停用通下法，加入白术、山药调养脾胃。

第三步：酌情运用疏肝安神法以调理患者的情绪。

此外，根据发病原因看，脂溢性皮炎患者多精神紧张，急躁易怒，而且此病易反复发作，治疗周期长，患者易出现焦虑和悲观情绪，多有入睡难、梦多、易醒等睡眠障碍。因此，除了心理调节，坚持治疗外，还应顾及患者情绪，在辨证论治的基础上酌加疏肝理气药（柴胡、郁金、佛手、玫瑰花）和安神药（酸枣仁、磁石、远志、合欢皮），能够提高疗效。

（三）治疗方案

1.内治法

（1）肠胃湿热型

症状：头面、胸背及腋窝等处见大片红斑，覆有较多油腻性鳞屑，或少量渗出后结痂成黄色厚痂皮，自觉瘙痒，咽干，口不渴，便溏，纳呆。舌质红，苔黄腻，脉弦滑。

治法：清热利湿。

方药：泻黄散加减。

藿香10g，葛根15g，黄芩10g，土茯苓10g，生薏仁10g，茵陈10g，泽泻10g，桑叶10g，菊花10g，车前子10g。

加减：干性鳞屑较多、瘙痒较重时，加何首乌、干地黄、徐长卿；滋水较多，并结痂成黄或脓疱，加炒龙胆草、炒黄柏、金银花、蒲公英；大便秘结，加酒大黄、炒枳壳；热重，加寒水石、白花蛇舌草；皮损若累及外阴、脐周、乳头等，加柴胡、焦山栀、龙胆草、郁金。

分析：藿香芳香利湿醒脾；葛根、黄芩清热燥湿；土茯苓、生薏仁、茵陈、泽泻利湿健脾清热；车前子利尿，使热从下行；桑叶、菊花疏散风热。

中成药：利湿颗粒。

（2）血热风燥型

症状：头皮、额头等处可见浅红斑或红斑，散在少量红丘疹，覆有灰白色糠皮状鳞屑，皮肤粗糙，自觉轻度瘙痒。舌质红，苔薄，脉数。

治法：凉血清热，消风止痒。

方药：消风散加减。

荆芥6g，防风6g，蝉蜕6g，生地15g，生石膏15g，当归10g，苍术10g，牛蒡子10g，升麻10g，红花10g，苦参各10g。

加减：瘙痒较重，加白僵蚕、荆芥；皮肤粗糙鳞屑多，加何首乌、胡麻仁。

分析：防风、蝉蜕消风止痒；生地、生石膏凉血清热；当归、红花养血活血；苍术、苦参燥湿止痒；牛蒡子疏散风热而解毒；升麻发表透疹。

中成药：乌蛇止痒丸。

（3）阴虚内热型

症状：面部皮疹以暗红斑为主，覆有少量灰白色糠皮状鳞屑，或伴有丘疹、小脓疱，伴口干、心烦、失眠多梦、大便干结、小便短赤。舌红少苔或薄黄苔，脉数或细数。

治法：滋阴清热。

方药：消痤汤加减。

女贞子20g，墨旱莲20g，知母12g，黄柏12g，地骨皮20g，牡丹皮15g，生地黄15g，丹参25g，甘草5g。

加减：大便秘结不通，加大黄10g，玄参10g润燥通腑泄热，以大便通畅为度；失眠多梦者，加合欢皮15g，龙齿15g，牡蛎15g以宁心安神，重镇潜阳。

分析：女贞子、墨旱莲，滋肾阴；知母、黄柏，泄肾火，调理阴阳；地骨皮、牡丹皮、生地黄清退虚热；丹参凉血化瘀清热；甘草解毒清热，并能调和诸药。

中成药：知柏地黄丸。

2. 外治法

（1）外用药

①海艾汤：海艾、菊花、藁本、蔓荆子、荆芥、防风、薄荷、藿香、甘松各6g，以上药物两煎混合过滤后用小毛巾浸洗，揉搓头部，每日或隔日1次，每次15~20分钟。

②皮损红肿明显者可选用金银花、野菊花、龙胆草各30~60g，加水适量，煎取药汁，湿敷。适用于滋水较多或伴感染阶段。

③苍耳子、苦参各30g，白鲜皮、明矾各10g，水煎取汁，湿敷或外洗，每天1~2次，适用于血热风燥证。

④金粟兰酊外用，涂于皮损，可反复轻轻摩擦，每天2次。

（2）针刺 白屑风的好发部位多属督脉、足太阳膀胱经、足少阳胆经，可选用风池、完骨、上星、百会及夹脊穴。面部皮损加合谷、迎香、太阳；耳部皮损加耳门。施泻法，留针15分钟，每天1次，10次为1个疗程。

（3）耳针 在肾上腺、内分泌、神门、皮质下及皮损相应部位取穴。埋针或用王不留行籽压贴穴位，每天自行按揉3~4次。湿热证者加耳尖、脾、胃、大肠穴。

（4）穴位注射 用丹参注射液2ml，分别选取双手三里穴（或双足三里、双曲池、双血海）各注射1ml，隔天或3日1次，10次为1个疗程。

3. 养护调摄

（1）忌辛辣刺激之物，如烟酒、辣椒、咖啡、浓茶，少吃油腻甜食，多吃杂粮和新鲜蔬菜、水果。

（2）生活规律，按时作息，避免精神过度紧张。每晚 11：00 前尽量休息，饮食不可过于油腻或温燥。

（3）保持大便通畅。

（4）不用刺激性强的肥皂和洗涤用品。

（四）典型案例

案 1（禤国维医案） 陈某，女，23 岁，2009 年 3 月 16 日初诊。

患者因面部起油腻红斑、脱屑伴瘙痒 1 年余来诊。患者约 1 年前面部油腻起红斑，伴瘙痒，搔抓后脱屑，逐渐加重，曾到外院就诊，诊断为"脂溢性皮炎"，具体治疗不详，症状稍有缓解，过后反复，随后到我院皮肤科门诊诊治，诊断同上，给予抗过敏治疗及中药调理，效果欠佳，遂求治于禤老。刻下症：面部油腻，起红斑，瘙痒，散见脱屑，纳可，眠差多梦，大便 2 日一行，小便可，舌红，苔薄黄，脉细数。

西医诊断：脂溢性皮炎。

中医诊断：面油风。

中医辨证：肾阴不足，相火上熏。

治则：滋阴降火。

处方：脂溢性皮炎方加减。

丹参（后下）20g	蔓荆子 15g	生地 20g	土茯苓 20g
桑椹子 20g	女贞子 20g	墨旱莲 15g	侧柏叶 15g
布渣叶 15g	桑白皮 15g	甘草 10g	白鲜皮 15g
鱼腥草 15g	徐长卿 15g		

其他治疗：咪唑斯汀片，10mg，每日 1 次，口服；祛风止痒片，5 片，每日 3 次，口服。

二诊（3 月 26 日）：服药后面部油腻变少，红斑部分消退，脱屑减少，瘙痒减轻，睡眠好转，稍口干，大便一日一行，质稍干。舌红，苔薄黄，脉细数。

处方：

丹参（后下）20g	蔓荆子 15g	生地 20g	土茯苓 20g
桑椹子 20g	女贞子 20g	墨旱莲 15g	侧柏叶 15g
布渣叶 15g	桑白皮 15g	甘草 10g	白鲜皮 15g
鱼腥草 15g	徐长卿 15g	合欢皮 15g	芦根 15g
防风 15g			

其他治疗：咪唑斯汀片，10mg，每日 1 次，口服；利湿止痒片，5 片，每

日 3 次，口服。

三诊（4月6日）：面部红斑消退，油腻不明显，无瘙痒，无口干，纳眠可，二便调。舌淡红，苔薄黄，脉细。处方：

丹参（后下）20g	蔓荆子 15g	生地 20g	土茯苓 20g
桑椹子 20g	女贞子 20g	墨旱莲 15g	侧柏叶 15g
布渣叶 15g	桑白皮 15g	甘草 10g	白鲜皮 15g
鱼腥草 15g	徐长卿 15g	芦根 15g	防风 15g。

案例分析：中医认为面油风主要是饮食不节，风邪外侵，湿热内蕴或阴虚内热，肝肾亏损所致。本案患者属后者，面部红斑油腻为肾阴不足，相火过旺，上熏头面所致；虚火上扰，故眠差多梦；火旺津枯，故大便2日一行；舌红、苔薄黄、脉细数俱为阴虚火旺之诊。证属肾阴不足，相火上熏。治当以滋阴降火为法，褟老用脂溢性皮炎方，方中桑椹子、女贞子、墨旱莲、生地黄、桑白皮养阴清热泻火；丹参、侧柏叶、布渣叶凉血活血去脂；土茯苓、鱼腥草、白鲜皮解毒除湿，清热止痒；蔓荆子、徐长卿祛风止痒；合欢皮安神解郁；生甘草解毒清热，并能调和诸药。诸药合用，滋肾阴而调整内环境，清血热而去脂解毒，从而达到标本兼治之目的。

案 2（陈达灿医案） 黄某，女，30岁，2015年4月7日初诊。

患者面部红斑、油腻性鳞屑伴瘙痒1年余。患者近1年来，面部反复出现红斑、鳞屑伴瘙痒，面油较多，外院以抗过敏药物内服，面膜外用，效果不佳，今日前来就诊。刻下症：面部暗红斑，边界欠清，上覆少许油腻性鳞屑。纳眠可，大便烂，小便调，时有腰酸不适。舌淡，边有齿印，苔薄黄，脉沉细。

西医诊断：脂溢性皮炎。

中医诊断：面游风。

中医辨证：阴虚内热，脾虚湿蕴。

治则：滋阴清热，健脾利湿。

处方：二至丸合四君子汤加味。

女贞子 15g	墨旱莲 15g	太子参 20g	茯苓 20g
白术 15g	炒薏苡仁 20g	芡实 15g	砂仁（后下）5g
布渣叶 15g	白芍 15g	丹皮 15g	枇杷叶 10g

7剂，水煎服，每日1剂。

二诊（4月14日）：服药7剂，患者面部红斑较前明显色淡，瘙痒减轻，此次就诊诉腰酸不适较前有所减轻，纳眠可，大便实，小便调。舌淡，边有齿印，舌尖红，苔薄白，脉沉细。患者时有心烦，舌尖偏红，故去布渣叶、炒薏苡仁，加莲子（带心）、淡竹叶以清心火。

患者服用中药1个月后，症状明显改善，面部红斑已基本消退，无瘙痒、脱屑。

案例分析：本患者面部红斑、鳞屑，兼有大便烂、舌淡边有齿印，苔薄黄，为阴虚兼有脾虚湿蕴化热的表现，以二至丸合四君子汤为基本方，佐以布渣叶清热利湿，丹皮清热凉血活血，"诸痛痒疮，皆属于心"，故用莲子（带心）、淡竹叶清心健脾；枇杷叶疏头面风热，兼引药上行。诸药配伍，共奏滋阴清热，健脾利湿之功。

（五）临证经验

脂溢性皮炎一般无根治疗法。中西医结合，优势互补，可明显提高疗效。中西医结合有两种不同作用和意义：一种是用中药增强西药疗效之不足，另一种是用中药以减轻西药的不良反应，有机配合、相互补充。

脂溢性皮炎急性发作时，皮肤常常起油腻性红斑、严重者渗液结痂。此时应先以祛风止痒，清热利湿法治其标，以解除患者最痛苦的症状，常用泻黄汤和消风散加减。清热利湿之剂治标，但不可久用，久用则易耗津伤阴。当局部症状缓解后，则扶正祛邪兼顾。

急性期红斑、渗液等症状消失后，则以扶正为主，注重滋阴养血，增强体质，防止疾病复发。治本应以滋阴降火为主，佐以凉血祛风，常用女贞子、知母、生地、丹皮、墨旱莲等。现代药理研究发现，上述药物亦有雌激素样活性，具有调节内分泌，抑制皮脂腺分泌的作用。

西医治疗可酌情内服多西环素、维生素 B_6 等，必要时可短期服用雌激素如己烯雌酚或抗雄激素制剂如螺内酯等以发挥其内分泌调节作用。若油脂分泌旺盛可口服异维 A 酸胶丸，能抑制皮脂腺的活性，减少皮脂分泌，改善上皮细胞的异常角化。但育龄期女性慎用此药，近半年内要生育的女性禁用。若瘙痒甚则口服抗组胺药。

外用药物治疗以去脂、杀菌、消炎、止痒为治疗原则。对于脂溢性皮炎的治疗，在内服药物治疗的同时，配合外治方法，能迅速减轻症状，缩短病程，促进皮损愈合。面部皮损宜根据情况选用免疫调节剂、抗生素或抗真菌药如他克莫司软膏、吡美莫司乳膏、夫西地酸乳膏、莫匹罗星乳膏、酮康唑乳膏等。或选用外用中药软膏如复方蛇脂软膏、除湿止痒软膏等。应尽量避免使用糖皮质激素类外用制剂，以防损伤皮肤屏障功能，引起激素依赖性皮炎。对头皮油性皮肤、皮脂溢出较重者，清除皮脂，避免在毛囊内淤积引起毛囊炎症也是很重要的。常用药物有硫黄、二硫化硒、酮康唑等，可配置成洗剂，用以洗头。

临床常见许多患者因饮食不节或睡眠不规律而病情加重，或已治愈却因饮食起居不规律而又复发。因此饮食上要清淡，忌食辛辣刺激油腻之品，特别是晚餐，切记清淡，勿饱食。现在很多年轻人因精神压力大，情绪焦虑，导致失眠多梦，喜食宵夜，伤及脾胃，胃不和则卧不安，如此恶性循环，容易内生湿热，伤阴化燥，成为脂溢性皮炎反复不愈的诱因。

（六）零金碎玉

在岭南，湿邪为六淫之首。这是由岭南地区特有的自然地理环境和气候特点所决定的。岭南属于亚热带海洋性气候，长年受东南或偏南暖湿气流影响，多雨潮湿，空气湿度常年偏高。岭南湿邪（气）的形成除受海洋暖湿气流影响外，还受日照地表高温蒸发而来的湿气及过食冷饮伤及脾胃，湿从内生的影响。三因相合，致使岭南地区六淫致病是以"湿邪"为先。

布渣叶味微酸、性凉，归脾、胃经，有消食化滞、清热利湿等功效，常用于饮食积滞、感冒发热、湿热黄疸等病症。布渣叶是岭南特色药材，为破布树干燥的叶子。别名蓑衣子、破布叶、麻布叶、烂布渣、布包木、破布树、火布麻、山茶叶等。布渣叶化学成分较为复杂，目前研究发现其含有生物碱、黄酮类、三萜类、挥发油、有机酸、鞣质、酚类等成分，其中主要有效部位为黄酮类化合物，分别为异鼠李黄素、山柰黄素、槲皮黄素等，但不同部位成分含量也不相同。现代研究表明，布渣叶有良好的防治高脂血症作用。以布渣叶提取物作为活性成分的成纤维细胞助长剂，可用作皮肤美容剂、食品、饮料等添加剂，防止皮肤老化。布渣叶提取物的消炎、止痛、解热效果也较好。对于脾胃湿热所致的脂溢性皮炎，在临床上以健运脾胃药配合使用布渣叶，可增强祛脂作用，减少皮脂分泌，提高疗效。

桑叶味甘寒，归肺、肝经，有疏散风热、养阴清肺润燥、平肝明目之功，为治疗本病的要药。《本草经疏》云："桑叶，甘所以养阴，寒所以凉血，甘寒相合，故下气而益阴。"桑椹味甘酸寒，入肝、肾二经，为滋补肝肾、养阴息风之要药。故脂溢性皮炎早期可用桑叶疏风宣肺疏肝、清虚热、引药上行，后期可用桑椹补血、滋肝肾之阴。现代药理表明桑叶有淡化色斑的作用，可用于炎症后色素沉着。

1. 专病专方

方剂：脂溢性皮炎方。

药物组成：丹参（后下）20g，蔓荆子 15g，生地 20g，茯苓 15g，薄盖灵芝 15g，布渣叶、女贞子 20g，墨旱莲 15g，侧柏叶 15g，甘草 10g，白花蛇舌草 15g，石上柏 15g，绵茵陈 15g，防风 15g。

使用指征：适用于头面、胸背部油腻性红斑、脱屑伴瘙痒反复发作，常熬夜、睡眠晚，食欲可，大小便正常的脂溢性皮炎患者。

2. 问诊路径

第一，望皮疹后询问其自觉症状，如痒、痛、灼热、紧绷等感觉。

第二，询问患者的饮食习惯，提示其是否嗜好甜食、油炸食品以及荤素食物的搭配比例。

第三，询问患者的睡眠情况，提示其是否在晚上 11 点之前入睡。

第四，询问患者大便情况，提示其是否每天有定时大便的习惯。

第五，询问患者的工作环境，提示其是否长期在空调环境中工作。

第六，通过病史的了解，运用辨证方法判断病因病机。

第十一节　斑秃

（一）疾病认识

斑秃（AA）是一种突然发生的局限性脱发，局部皮肤正常，无自觉症状，是常见的非瘢痕性脱发。本病可发生于全身任何长毛的部位，若头发全部脱落称为全秃，全身毛发均脱落者称为普秃。本病可发生在任何年龄，尤其好发于儿童、青少年，不仅影响患者的容貌，也危害其身心健康，甚至对患者的学习、工作、生活、交际均可造成不容低估的负面影响。目前斑秃的病因尚不完全清楚，多数学者认为心理精神因素在斑秃的发病中起着非常重要的作用，也与神经精神性、遗传过敏性、自身免疫性等因素有关。

本病属于中医"油风"范畴，俗称"鬼剃头"。最早在《黄帝内经》中就有记载"血气虚则肾气弱，肾气弱则骨髓枯竭，故发白而脱落"。《素问·上古天真论》："丈夫八岁，肾气实，发长齿更……五八，肾气衰，发堕齿槁；六八，阳气衰竭于上，面焦，发鬓斑白……肾脏衰，形体皆极；八八，则齿发去。"阐明肾与毛发生理的重要关系。"肾主骨，其华在发，肝藏血，发为血之余……"肾藏精，肝肾互为子母，精血互生，当肝肾得养，精足血旺，则毛发生长旺盛；反之，如果肝不藏血，肾精耗伤，则毛发失其滋养，故发枯脱落，为斑秃患者普遍存在肝肾不足提供了理论依据。明代陈实功在《外科正宗》中提到"油风，乃血虚不能随气荣养肌肤，故毛发根空，脱落成片，皮肤光亮，痒如虫行，此皆风热乘虚攻注而然"，指出油风多属血虚风热。《诸病源候论》所载："若血盛则荣于须发，故须发美；若血气衰弱，经脉虚竭，不能荣润，故须发秃落……若血气盛则肾气强，肾气强则骨髓充满，故发黑；若血气虚则肾气弱，肾气弱则骨髓枯竭，故发变白也。"说明气血亏虚，毛发失荣，易致发落。《医林改错》曰："头发脱落，各医书皆言伤血，不知皮里肉外血瘀，阻塞血路，新血不能养发，故发脱落。"强调了瘀血阻滞亦是本病的发病机制之一。综上所述，肝肾不足是斑秃发病的核心病机；肝气郁结、瘀血阻滞、气血亏虚等，导致精血失于输布，毛发失荣，也是诱发并加重本病的重要原因。

（二）辨证思路

肾主骨，生髓充脑，其华在发，发的生长，赖血以养，故称"发为血之余"。但发的生机根源于肾。肾藏精，肾中精气充足，则血液化生有源，精化血，精血旺盛，则毛发粗壮而润泽，精血亏虚，则发枯至脱，故《素问·六节藏象论》谓"肺者，气之本，魄之处也，其华在毛，其充在皮……肾者，主蛰，封藏之本，精之处也，其华在发……"由于发为肾之外候，所以发之生长与脱落、润泽与枯槁，与肾精的盛衰有关。肾的精气亏损，则不能化生气血，也不能化髓长骨养脑；肾阴不足，阴不制阳，虚火内生，而不能涵养肝木，以致肝肾精血不足，则不能封藏龙雷之火，故相火往往虚亢而上越。肝为刚脏，肝木精液耗伤，又往往兼生风燥，风火相煽，毛根煎灼亦是毛发失落的重要原因。相火妄动，则头晕头痛、心烦、口干、眠差、头油多，风盛故头皮瘙痒、屑多，究其根本，仍是肝肾阴虚，相火过旺。此类患者往往伴有膝软、耳鸣、目眩、遗精滑泄、舌淡苔薄或苔剥、脉细或沉细等症状。

以禤国维教授为代表的岭南皮科流派医家采用中医药疗法治疗本病，主张调补肝肾，虚证以补、以摄为要，补可填虚，摄可密精，精血得补，更能助益毛发生长。以中药汤剂为主，以中药外用制剂及复方口服合剂为辅，配合具有中医特色的外治法，综合治疗本病取得较好的疗效，待病情控制后仍建议间歇治疗，以巩固疗效，减少复发。

（三）治疗方案

1. 血热生风型

症状：突然脱发成片，偶有头皮瘙痒或蚁走感，或伴有头部烘热、心烦易怒、急躁不安。舌质红、苔少，脉细数。个别患者还会相继发生眉毛、胡须脱落的现象。

辨证：血热生风，发失所养。

治法：凉血息风，养阴护发。

处方：四物汤合六味地黄汤。

生地黄15g，女贞子15g，桑椹子15g，牡丹皮10g，赤芍10g，白芍10g，山茱萸10g，玄参12g，菟丝子12g，当归15g，白蒺藜15g，珍珠母30g。

加减：失眠者，加酸枣仁12g，龙骨30g以平肝镇潜安神；风热偏盛，脱发迅猛者，加天麻10g，白附子10g以平肝疏风；瘙痒剧烈者，加白鲜皮12g，僵蚕9g，蔓荆子12g等以祛风止痒。

分析：此型以起病突然，伴头皮瘙痒为主，血热则耗伤阴血，毛发失养，故见脱发成片。风为阳邪，善行而数变，故见头皮瘙痒，急躁不安。方中生地黄、牡丹皮、赤芍、玄参清热凉血；女贞子、桑椹子、菟丝子、山茱肉滋补肾阴；当归、白芍柔肝和血；白蒺藜息风止痒；珍珠母重镇安神。

2. 肝郁血瘀型

症状：脱发前先有头痛、头皮刺痛或胸胁疼痛等自觉症状，继而出现斑片状脱发，甚者则发生全秃。常伴有夜多噩梦、失眠、烦躁易怒，或胸闷不畅，胸胁痛胀，喜叹息。舌质紫暗或有瘀斑，苔少，脉弦或沉涩。

辨证：肝气郁结，瘀血阻滞。

治法：疏肝解郁，活血化瘀。

处方：逍遥散合桃红四物汤加减。

柴胡12g，素馨花9g，丹参15g，赤芍12g，川芎6g，当归12g，桃仁9g，红花9g，青皮6g，鸡血藤30g，酸枣仁30g，甘草6g。

加减：夜寐难安，酌加夜交藤12g，合欢皮12g，珍珠母30g，磁石30g，百合10g以养心除烦；肝郁化火者加牡丹皮9g，栀子9g以清热凉血解郁；肝郁气滞较甚，胸胁疼痛者，加香附9g，陈皮9g，延胡索12g以疏肝解郁止痛。

分析：此型以脱发伴头皮刺痛或胸胁疼痛为主，肝气郁结，故见烦躁易怒或胸闷不畅；瘀血阻滞故见舌紫暗或有瘀斑，疼痛以胀痛或刺痛为主。方中柴胡、素馨花、青皮疏肝理气解郁；丹参、赤芍、川芎、当归、桃仁、红花活血化瘀，通经络、开毛窍；鸡血藤活血养血；酸枣仁养心安神；甘草调和诸药。

3. 肝肾不足型

症状：病程日久，平素头发枯黄或灰白，发病时头发呈大片均匀脱落，甚或全身毛发尽脱，或有脱发家族史。常伴膝软、头昏、耳鸣、目眩、遗精滑泄、失眠多梦、畏寒肢冷、舌淡苔薄或苔剥、脉细或沉细。

辨证：肝肾不足，相火过旺。

治法：滋补肝肾，填精生发。

处方：七宝美髯丹加减。

制何首乌 15g，枸杞子 15g，菟丝子 15g，当归 15g，女贞子 20g，黑芝麻 30g，怀牛膝 12g，黄精 12g，桑寄生 15g，怀山药 15g，茯苓 15g，山萸肉 15g，炙甘草 6g。

加减：偏阳虚者，加补骨脂、淫羊藿、巴戟天各 12g 以补肾壮阳；偏阴虚者，选加墨旱莲、知母、牡丹皮、积雪草各 12g 以清热凉血；兼有血瘀者，加侧柏叶、丹参各 12g 以活血化瘀；失眠多梦者，加五味子、益智仁、合欢皮、酸枣仁等各 12g，以宁心安神除烦；与情志有关者，可用代赭石 15g，郁金 10g 以重镇潜阳解郁。

分析：此型以慢性病程为主，由于肝肾不足，毛发失养，发作时头发呈大片均匀脱落，甚或全身毛发尽脱。肾气亏虚，肝血不足，故见腰膝酸软、头晕、耳鸣、遗精等。方中制何首乌、黑芝麻补肝肾、益精血、乌须发；女贞子、黄精、菟丝子、山萸肉、枸杞子、桑寄生养肝补肾、填精养血；当归补血养肝；牛膝补肝肾、坚筋骨，活血脉；茯苓、怀山药、炙甘草，健脾补中、宁心安神。

4. 气血两虚型

症状：病后、产后或久病脱发，脱发往往是渐进性加重，范围由小而大，数目由少而多，头皮光亮松软，在脱发区还能见到散在性参差不齐的残存头发，但轻轻触摸就会脱落，伴唇白、心悸、神疲乏力、气短懒言、头晕眼花、嗜睡或失眠。舌质淡红、苔薄白、脉细弱。

辨证：气血亏虚，发失所养。

治法：健脾益气，养血生发。

处方：人参养荣汤加减。

党参 15g，黄芪 15g，白术 12g，茯苓 12g，制何首乌 15g，黄精 15g，熟地黄 15g，当归 12g，大枣 12g，白芍 12g，五味子 9g，甘草 3g。

加减：血虚有热者，加牡丹皮 12g，生地黄 15g 以清热凉血；心悸、夜难入眠，加五味子 9g，酸枣仁 12g，柏子仁 12g 以养心安神。

分析：此型多见于产后或久病后，气血亏虚，发失所养，干枯易落。脾气虚弱，故见唇白、心悸、神疲乏力、气短懒言等。方中制何首乌养发生发；党参、黄芪、白术、茯苓、甘草健脾益气；熟地黄、当归、白芍、大枣、黄精补益精血；五味子涩精安神。

（四）典型案例

案1　陈某，女，14岁，2017年7月1日初诊。

患者因头部多发片状脱发4年来诊。4年前患者无明显诱因出现多处头部片状脱发，伴头油多，头皮瘙痒，多次至外院治疗效果不佳，未能控制脱发，脱发斑不断扩大、增多，遂来我院就诊。刻下症：头部见多个大小不一的脱发斑，脱发斑处头皮光滑，稍有凹陷，毛囊萎缩，无头油增多。拔发试验（＋）。精神萎靡，面色淡暗，胃纳可，睡眠欠佳，二便调。舌暗红，苔薄黄，脉细。

西医诊断：重症斑秃。

中医诊断：油风。

中医辨证：肝肾不足，相火过旺。

治法：滋养肝肾，清热养阴。

处方：六味地黄汤加减。

松针 20g	蒲公英 15g	熟地黄 15g	牡丹皮 15g
茯苓 15g	山萸肉 15g	泽泻 15g	山药 15g
何首乌 15g	牡蛎 30g	甘草 10g	菟丝子 15g
女贞子 20g	墨旱莲 15g	桑寄生 15g	

同时，滋阴祛脂口服液 20ml，每日3次，口服；祛脂生发酊1瓶，外擦；脂溢性外洗液 S，1瓶，外洗。

二诊（7月16日）：药后精神好转，头发基本脱光，头皮光滑，部分毛囊清晰可见，头油较多，脱发区触之稍粗糙，头皮瘙痒，睡眠欠佳，多梦，二便调。舌暗红，苔黄，脉细。前方去桑寄生，加薄盖灵芝以安神补虚，平调阴阳。同时继续配合口服中成药制剂及中药外用制剂。

三诊（8月15日）：精神可，头部脱发区可见少许白色毳毛长出，部分毛囊清晰可见，头油较前减少，头皮瘙痒，胃纳可，睡眠好转，二便调。舌暗，苔微黄，脉弦。前方去何首乌，加黄芪补益中气而生发，加薄盖灵芝安神补虚，覆盆子补益肝肾。

四诊（9月14日）：精神可，面色好转，部分脱发区长满毛发，头发干黄，新生毛发未见脱落，头油正常，头皮瘙痒消失，纳眠可，二便调。舌淡暗，苔微黄，脉弦。效不更方，前方续服。

五诊（10月13日）：精神可，脱发区基本长满毛发，头发干爽，新生头发未见脱落，余无不适，纳眠可。二便调。舌淡暗，苔微黄，脉弦。病情稳定，毛发长出，嘱续服前方，巩固疗效。

案例分析： 中医认为，油风多因素体血热，复感风邪，郁阻毛窍，影响毛发生长；或因嗜食肥甘厚腻、烟酒、辛辣致脾胃运化失调，湿热内生，上熏头面，侵蚀发根而致毛发脱落；禤老则认为素体禀赋不足，思虑过度，致精血亏虚，毛发失养而脱落也是导致头油风的一个重要原因。本案患儿十余岁发病，属先天肝肾不足，毛发失养，发为本病，加之患儿处于生长发育阶段，相火过旺，上炎颠顶，熏蒸毛发，致皮脂外泄。故治疗以滋养肝肾，养阴清热为法，以六味地黄汤为基本方加减治疗。方中松针、蒲公英具有生毛发的作用，蒲公英还具有清热利湿祛脂作用，黄芪、覆盆子益气固肾，薄盖灵芝平调机体阴阳，菟丝子、女贞子补益肝肾。

案2 李某，男，18岁，2016年4月3日初诊。

患者因头顶斑片状脱发3年来诊。3年前无明显诱因发现一斑片状脱发区，未曾治疗，后病情进展，渐出现数个铜币大小脱发区，在多家医院诊治，具体情况不详，效果欠佳，遂至我院就诊。刻下症：头顶数个铜币大小的脱发区，边界清楚，懒言乏力，纳眠欠佳，二便可。舌淡红，苔白，脉细弱。拔发试验（+）。

西医诊断：斑秃。

中医诊断：油风。

中医辨证：脾肾两虚。

治法：健脾补肾，填精益发。

处方：松针15g　　蒲公英15g　　熟地黄15g　　牡丹皮15g

茯苓15g　　党参15g　　白术15g　　甘草10g

山萸肉15g　　泽泻15g　　怀山药15g　　白蒺藜15g

牡蛎（先煎）30g　甘草10g　　菟丝子15g　　北芪15g

同时，固肾健脾口服液，20ml，每天3次；乌发生发酊，外擦，每天2次。

二诊（4月24日）：头顶数个铜币大小脱发区，未见扩大，毛囊情况稳定。未见新的脱发区，乏力、纳差改善，二便可。舌淡红，苔薄白，脉细弱。前方去白蒺藜、牡蛎，加薄盖灵芝补虚安神、平调阴阳，桑寄生益补肝肾。

三诊（5月14日）：头发无继续脱落，多个脱发区长出大量白色毳毛，自觉精神较前为好，睡眠可，二便调。舌淡红，苔薄白，脉弦细。药后好转，守方续服。

四诊（6月13日）：数个脱发区毳毛长至2cm，变粗、变黑。纳眠可，二便调。舌淡红，苔薄白，脉缓弱。经治疗患者原脱发区新生毛发，嘱继续服药，间歇治疗，巩固疗效。

案例分析：中医认为肾主骨，其华在发，肝藏血，发为血之余，肝肾精血不足，则发根不固而容易脱落，而脾胃为升降之枢纽，脾虚则精血无以上输。该患者头顶见数个脱发区，此为肝肾精血不能濡养毛发，懒言乏力，纳差则为脾虚之象，舌淡红、苔薄白、脉细弱俱为脾肾两虚之征。在滋肾填精益发的同时，当顾其脾，故方用六味地黄丸合四君子汤加减，并加桑寄生、菟丝子等补益肝肾，白蒺藜祛风，牡蛎潜阳，松针、蒲公英、北芪、首乌益发生发，薄盖灵芝平调机体阴阳，甘草调和诸药，使精血之源充足，故毛发恢复生长。此案当注意补肾与健脾的关系，治疗脱发，填精为必要之步骤，然填精之品难免滋腻伤脾，况且本案患者本已露脾虚之象，故填精的同时，应配合大量健脾之味，轴动则轮转。此外，禤教授建议在斑秃恢复期，采用间歇疗法，治愈后仍应间断服药数周，以巩固疗效，减少复发。

（五）临证经验

禤国维教授运用中医药治疗本病有独到见解，主张补肾，虚证以补、以摄为要，补可填虚，摄可密精，精血得补，更能助益毛发生长。

其治疗斑秃的基本方：松针15g，蒲公英20g，熟地黄15g，牡丹皮15g，茯苓15g，山茱萸15g，泽泻15g，山药15g，白蒺藜15g，牡蛎（先煎）30g，甘草10g，菟丝子15g。肝肾亏虚明显者，加桑寄生、女贞子益肝肾；兼有血瘀者，加侧柏叶、丹参以活血化瘀；失眠多梦者，加合欢皮、酸枣仁，以宁心安神除烦；体质虚者，加薄盖灵芝平调机体阴阳。前期着重滋补肝肾与潜阳息风并重，后期阳潜风息则逐渐加量用黄芪、太子参以益气生发，用何首乌滋肝乌发，使气血俱足，上行颠顶以荣发根。分析其基本方，可以发现，禤教授治疗斑秃，是以六味地黄汤为基础。综观全方，重用熟地黄滋阴补肾，填精益髓，壮水之主为君药；山茱萸之色赤入心，味酸入肝，从左以纳于肾，补养肝肾，并能涩精，取肝肾同源之意；山药之色白入肺，味甘入脾，从右以纳于肾，补益脾阴，亦能固肾，皆为臣药。三药配合，肾、肝、脾并补，是为三补。泽泻利湿而泻肾浊，并能减熟地黄之滋腻，茯苓淡渗脾湿，并助山药之健运，与泽泻共泻肾浊，助真阴得复其位；牡丹皮清泻虚热，并制山茱萸之温涩。三药称为三泻，均为佐药。六味合用，三补三泻，肝、脾、肾并补，以补肾为主。菟丝子、女贞子、墨旱莲、何首乌等为佐，协同六味地黄汤以补肝肾；黄芪补益中气而生发；牡蛎滋阴潜阳，合茯苓、山药健脾胃；薄盖灵芝安神补虚、白蒺藜祛风活血疏肝共为佐；松针、蒲公英皆有促毛发生长之特能，亦为佐药；甘草调和诸药为使。同时，"善补阴者，必于阳中求阴，则阴得阳升，而源泉不竭"。本方在大队滋阴中药中加入菟丝子补肾阳，补而不燥，又有黄芪补气，全方具阳中求阴之妙，用药动静结合，滋补肝肾为主，兼补脾胃，先后天之本同补，切中斑秃发病的中心环节。

由于"发为肾之候""肾……其华在发"，本病常可见肾虚之象，而肝藏血，肝血同源，故补肾之余，当兼顾肝血，但治疗时一要慎温燥，由于血为发之余，血属阴，不论肾虚，还是肝肾两虚，应用补肝肾等法时，应以滋养温润之品为宜，慎用温燥之品如肉桂、附子、大剂量党参等；二要慎消散，由于油风主要是由内风所致，与外感风邪不相干，故不可见风则过用消散祛风之品，以免耗伤阴液。

此外，小儿"脾常不足"，若饮食不节、嗜食肥甘厚味、外感及病后皆可加重脾胃损伤，气血生化乏源，发失所养而脱落。"发为肾之外候"，儿童斑秃患者先天禀赋不足，肾之精气亏虚，无法固养发根，致头发脱落。正如《素问》所论"肾气衰，发坠齿槁"，亦如《金匮要略》所云"失精家，少腹弦急，阴头寒，目眩，发落"。褟老诊治儿童斑秃，既重视望、闻、问、切，也重视辨脾、肾、气血之盈亏，在整体辨证的基础上，抓住脾肾不足这一核心病机，以健脾补肾生发为治疗法则，兼以益气养血。如患儿面色萎黄，头发细少，头皮光亮松软，纳差，舌淡苔白，脉细弱，辨证属脾肾虚、血虚，治疗以健脾补肾为主，辅以养血，酌加当归、黄芪、大枣等补血之品；若患儿头发稀疏细小，或发育迟缓，或遗尿，有斑秃家族史，舌淡苔白腻或少苔，脉沉弱，辨证属肾虚、气虚，治疗以补肾为主，兼补脾肺之气。脾胃为后天之本，调理脾胃贯穿始终，以滋养先天。褟老在辨证基础上，喜加用岭南地方草药治疗本病。布渣叶，性味淡、微酸、平，归脾、胃经，能祛湿热而无苦寒败胃之弊，对于兼杂湿热食滞的儿童，褟老常加之以清热利湿、消食化滞。独脚金，又称"疳积草"，性味甘、淡、凉，归胃经，对于消化不良的婴幼儿，配合使用，效果良好。

（六）零金碎玉

褟国维教授治疗斑秃以调补肝肾、健脾益气、平调阴阳为要，同时可避免因使用糖皮质激素而造成的不良反应和并发症。以下介绍褟教授治疗斑秃的经验特色用药。

1. 松针

松针治疗脱发是褚教授的经验用药。松针用药历史悠久，《千金翼方》卷第三记载："松叶味苦，温。主风湿疮，生毛发，安五脏，守中，不饥延年。"《千金翼方》卷第十三记载："服松叶令人不老，身生毛皆绿色，长一尺，体轻气香，还年变白。饮水服松叶，亦可粥汁服之，初服如恶，久自便。亦可干末，然不及生服。"《本草纲目》记载："松针，气味苦、温、无毒，久服令人不老，轻身益气，主治风湿疮，生毛发，安五脏，守中，不饥延年。"现代研究表明，松针富含丰富的维生素、氨基酸、胡萝卜素，还含有大量的低聚原花青素，具有抗氧化、清除自由基活性、抗高血压、舒张血管、抗动脉粥样硬化、抗血小板凝聚及免疫调节活性等功效，还有抗菌、抗致突变、促毛发生长等作用。Takahashi 等研究发现，原花青素能促进毛发上皮细胞增生，二聚体及三聚体比单聚体作用强，尤以二聚体原花青素 B_2 作用最强。外用 1% 的原花青素液可促进 C3H 鼠休止期毛发的再生。我们的实验研究表明，原花青素可逆转斑秃患者外周血单一核细胞 Th1 型反应，因此原花青素可作用于斑秃发病的多个环节。松针富含原花青素，资源分布广泛，价廉，褚国维教授长期运用松针治疗各种脱发疗效安全可靠，可提高脱发的疗效，造福广大患者。

2. 蒲公英

蒲公英，在民间广泛用于治疗斑秃，是反复验之于临床行之有效的中药。《本草纲目》载蒲公英"掺牙，乌须发，壮筋骨"。李杲曰："蒲公英苦寒，足少阴肾经君药也，《本经》必用之。"其清热解毒祛湿、乌须发、壮筋骨、入肾经的功效是褚教授喜用蒲公英治疗斑秃的原因所在。现代药理研究表明，蒲公英具有广谱抑菌、利胆保肝、抗内毒素、健胃和免疫调节等作用，为蒲公英的临床应用提供了一定依据。

3. 黄芪

凡见到声低懒言，舌淡红、苔薄白，脉细的斑秃患者，褚教授一般会用黄芪，从 15g 开始，逐渐加量至 60g。《本草纲目》载："黄芪，甘温纯阳，其用有五：补诸虚不足，一也；益元气，二也；壮脾胃，三也；去肌热，四也；排脓之痛，活血生血，内托阴疽，说为疮家圣药，五也。"《汤液本草》中指出黄芪"补肾脏元气，为里药"，可见，黄芪亦有补肾之功。黄芪通过补血、补肾，使精足血充，则毛发生长。褚教授在临床上观察黄芪不但能调节斑秃患者异常的免疫功能，且其促进毛发生长的作用明显，常与松针配伍应用以生毛发。现代药理研究表明，其具有明显的增强免疫功能、增强机体耐缺氧及应激能力、调节机体糖代谢、激素样作用等，且体外实验证明黄芪的有效成分具有促毛乳头细胞增生、促毛发生长的功用。这些作用为其在治疗斑秃中的应用提供了依据。

4. 灵芝

灵芝是一种药食两用的中药材，《神农本草经》把灵芝列为上品，谓：紫芝"久服轻身不老延年"；赤芝"久食轻身不老，延年成仙"。褟教授临床中对斑秃的后期治疗喜用薄盖灵芝。薄盖灵芝是灵芝科的一种药用真菌，其粗蛋白、粗脂肪、粗纤维、总糖、还原糖等含量约为灵芝、紫芝子实体含量的 2 倍，其脂肪酸构成以油酸、亚麻酸等不饱和脂肪酸为主，现代中药药理研究表明薄盖灵芝具有双向免疫调节作用，抗肿瘤、抗衰老，能作用于人体各个系统，还有促进毛发生长的功能。

第十二节 雄激素性脱发

（一）疾病认识

雄激素性脱发（AGA），又称早秃、男性型脱发，因往往伴有皮脂溢出，既往曾称之为脂溢性脱发。男女均可发病，以 20~30 岁的男性为多见，表现为头部皮肤油腻、脱屑，可伴瘙痒，额颞区及顶部渐进性脱发，继而形成高额，而枕区较少累及。整个病程比较缓慢，可达数十年。雄激素性脱发是皮肤科临床常见的难治性脱发疾病，其发病率有逐年上升的趋势。本病不仅有碍容颜，影响美观，而且给患者带来的精神压力和心理负担远大于疾病本身，进而影响其生活质量，因此在现代社会越来越受到人们的重视。

中医古籍称本病为"蛀发癣""发蛀脱发"。《外科证治全书》谓："蛀发癣，头上渐升秃斑，久则运开，干枯作痒，由阴虚热盛，剃头时风邪袭于孔隙，搏聚不散，血气不潮而成。"中医学认为脱发多与肝肾、气血有关。"发为肾之候""发为血之余"，肝藏血，肾藏精主骨，为先天之本，其华在发，肝肾精血同源，故肝肾精血相互滋生，共为毛发生长之必需物质。《黄帝内经》云："血气盛则肾气强，肾气强则骨髓充满，故发黑；血气虚则肾气弱，肾气弱则骨髓枯竭，故发白而脱落。"《诸病源候论·毛发病诸侯》："若血盛则荣于头发，故须发美。若血气衰弱，经脉虚竭，不能荣润，故须发脱落。"禀赋不足，思虑过度，劳伤肝肾，精血亏虚，则发失濡养，发枯而脱。

（二）辨证思路

陈达灿教授认为肝肾阴阳平衡失调，尤其是肾阴不足系雄激素性脱发的主要病因。现代社会生活节奏快，多数患者由于学习紧张，工作压力大，经常熬夜、睡眠不足，广东人又习惯于宵夜晚睡，久之肾阴暗耗，致阴阳失衡，阴血不足，则毛发生长无源，毛根空虚而发落。

广东地处岭南，冬短夏长，空气相对潮湿，长年气温偏高，属亚热带海洋性气候。受生活饮食习惯和地域特点的影响，其致病因素亦表现出一定的特异性。清代岭南名医何梦瑶在《医碥》卷六中载："岭南地卑土薄，土薄则阳气易泄，人居其地，腠理汗出，气多上壅。地卑则潮湿特盛，晨夕昏雾，春夏淫雨，人多中湿……"盖因地理环境和气象学特点，岭南地区当以"湿"为六淫之首。

陈教授在多年的临床实践中发现，雄激素性脱发的发生不但与肝肾气血不足等"虚"有关，与湿、热等"实"亦密切相关。《素问·五脏生成》谓："其主脾也，是故……多食甘，则骨痛而发落。"《岳美中医案集》："发秃的形成，多因水气上泛颠顶，侵蚀发根，使发根腐而枯落。"脾主运化，为后天之本，若饮食不节，过食肥甘厚味、辛辣酒类及煎炸之品，每易致脾气受损，脾失健运，水湿内停，郁久化热，则湿热内生；加之岭南地区气候潮湿炎热，湿性黏滞，热性趋上，故内外湿热交织，上蒸颠顶，侵蚀发根，致头发油腻、脱落，且湿性缠绵，难以速愈，此为雄激素性脱发不可忽视的另一重要病因病机。广东人素来喜喝凉茶，长期服用苦寒清泄之品加之夏季贪饮生冷冻物，易损伤脾胃；又因湿为阴邪，易袭阳位，损伤脾阳，耗伤肾阴。因此，陈教授提出本病的病机是湿热熏蒸为其标，肾阴不足、脾胃虚弱为其本。

（三）治疗方案

1. 湿热熏蒸型

症状：患者平素恣食肥甘厚味，头发稀疏脱落，伴头皮光亮潮红，头皮瘙痒，口干口苦，纳差，大便烂。舌质红，苔黄腻，脉弦滑。

辨证：湿热熏蒸，侵蚀发根。

治法：清热祛湿护发。

处方：萆薢渗湿汤加减。

萆薢 15~20g，薏苡仁 20~30g，赤茯苓 15g，滑石 30g，白鲜皮 15g，蒲公英 15~30g，茵陈蒿 15g，泽泻 10g，黄柏 10g，牡丹皮 15g，通草 5g，甘草 5g。

加减：头发潮湿、油腻或皮脂溢出多者，加土茯苓、赤石脂、生山楂、布渣叶、积雪草以除湿祛脂；头汗多者，加五味子、桑叶以疏风清热，收敛止汗。

分析：素体湿热，加之岭南地区气候潮湿炎热，内外湿热交织，上蒸颠顶，侵蚀发根，致头发油腻、脱落，头皮瘙痒；湿热内蕴，故口干口苦，纳差便溏。

方中萆薢、茵陈蒿、蒲公英清热利湿；薏苡仁、赤茯苓、泽泻健脾渗湿泄热；滑石、通草清热利水通淋，使湿热之邪自小便而出；黄柏、白鲜皮清热燥湿止痒；牡丹皮清热凉血、活血化瘀；甘草调和诸药。

2. 肝肾不足型

症状： 患者多有遗传倾向，以体弱或脑力过度者为主，头发稀疏，脱发处头皮光滑或遗留少数稀疏细软短发，伴腰膝酸软，头晕耳鸣，舌质淡红，苔少，脉沉细。偏阴虚者，伴口苦，五心烦热，失眠多梦，舌质红，苔少，脉细数。

辨证： 肝肾不足。

治法： 补益肝肾，养发生发。

处方： 七宝美髯丹加减。

菟丝子15g，枸杞子15g，茯苓15~20g，牛膝15g，补骨脂10g，当归10g，黄精15g，制何首乌15~20g。

加减： 夜尿频多、梦遗滑精者，加桑螵蛸、覆盆子、芡实、益智仁以益肾固精；精神紧张、失眠多梦者，加牡蛎、龙齿（或龙骨）、夜交藤、合欢皮、酸枣仁以安神解郁。偏阴虚者，方用六味地黄丸加二至丸以滋补肝肾、养阴清热；心烦口干、口舌溃疡、舌红少苔、脉细数属阴虚火旺者，可加桑椹子、知母、黄柏、玄参以养阴清热泻火。

分析： 肝藏血，发为血之余，肾藏精，精血同源，若禀赋不足，思虑过度，劳伤肝肾，致精血亏虚，毛发失于濡养而脱落；肾主骨生髓，开窍于耳，肾虚失养，则腰膝酸软，头晕耳鸣。方中何首乌、枸杞、菟丝子补肝肾、益精血、乌须发，当归补血养肝，黄精滋肾阴，牛膝补肝肾、强腰膝、祛瘀血，配补骨脂温补肾阳，以阴中求阳，茯苓淡渗泄浊，有补有泻。

3. 脾虚湿蕴型

症状： 脱发日久，头发稀疏细软，伴面色萎黄，食少便溏，倦怠思睡，四肢乏力。舌质淡（红）或淡胖质嫩，边有齿印，苔白（腻），脉细或濡。

辨证： 脾虚湿蕴。

治法： 健脾祛湿，益气生发。

处方： 参苓白术散加减。

党参15~20g，白术15~20g，茯苓15~20g，薏苡仁20g，山药20~30g，白扁豆15g，莲子15g，桔梗10g，黄芪15~30g，炙甘草5~10g，砂仁（后下）6~10g。

加减： 纳呆呕恶，口淡无味，脘腹胀闷者，加苍术、厚朴、陈皮、白豆蔻以燥湿健脾，行气和中；泄泻日久，遗精尿频者，加芡实、益智仁、补骨脂以加强温脾涩肠止泻、暖肾固精缩尿之功。

分析：脾气虚弱，过食肥甘、辛辣、酒类，致脾胃运化失常，水湿内聚化热，湿热上蒸颠顶，侵蚀发根，头发油腻、脱落；脾失健运，湿浊困阻，则食少便溏，倦怠思睡，四肢乏力。方中以四君子汤平补脾胃之气，配以黄芪补中益气，白扁豆、薏苡仁、山药、莲子以健脾渗湿止泻，砂仁以醒脾和胃、温中止泻，桔梗宣肺利气、载药上行，炙甘草和中调药。

4. 血热风燥型

症状：头发干枯，略有焦黄，均匀而稀疏脱落，搔之有白屑叠叠飞起，落之又生，自觉头部烘热，头皮瘙痒，伴口干咽燥，便干溲黄。舌质红，苔黄（干），脉数。

辨证：血热风燥。

治法：凉血清热，祛风润燥。

处方：凉血消风散加减。

生石膏（先煎）30g，知母10g，生地黄15g，当归10g，荆芥10g，蝉蜕10g，苦参10g，防风15g，刺蒺藜15g，白鲜皮15g，生甘草5g。

加减：血分热甚，烦热口渴，舌红绛者，加赤芍、牡丹皮、紫草以清热凉血；风热偏盛，头皮潮红者，加金银花、杭菊花、桑叶以疏风清热解毒；头皮痒甚者，加侧柏叶、地肤子、白蒺藜以凉血祛风止痒。

分析：素体血热，复感风邪，郁久转而化燥，耗伤阴血，不能上潮颠顶荣养毛发，毛根干涸，故发焦脱落；热性趋上，故头部烘热；热盛伤津，故口干咽燥，便干溲黄；风盛则痒，故觉头皮瘙痒。方中荆芥、防风、蝉蜕、刺蒺藜、白鲜皮疏风清热止痒；苦参清热燥湿；石膏、知母清热泻火；配当归、生地黄以养血活血，滋阴润燥；生甘草清热解毒，调和诸药。

（四）典型案例

邓某，男，33岁，2019年8月23日初诊。

患者脱发伴皮脂溢出较多3年余。患者于3年前无明显诱因开始出现脱发，伴有皮脂分泌过多，未予重视，未行治疗。现头油多，头屑不多，头皮无瘙痒，额顶部头发较稀疏、细软，发质油腻，前发际线后移呈M形，拔发试验（－）。平素喜食甜腻之品，时饮酒，纳眠差，大便不通畅，小便调。其父有早秃病症。舌偏红，边有齿印，苔微黄腻，脉细。

西医诊断：雄激素性脱发。

中医诊断：发蛀脱发。

中医辨证：脾虚湿热。

治法：健脾益肾，清热祛湿。

处方：四君子汤加味。

党参 15g	白术 15g	茯神 15g	山药 20g
蒲公英 30g	桑寄生 15g	鸡内金 10g	麦芽 20g
甘草 5g	牡蛎（先煎）30g		

7 剂，水煎服。

其他治疗：茶菊脂溢性洗液、硫黄脂溢性洗液交替洗头，每日 1 次；祛脂生发酊，外搽，每日 2 次；梅花针叩刺 +TDP 神灯照射脱发区、丹参注射液穴位注射双侧足三里穴，每周 1 次。

二诊（8 月 30 日）：患者脱发和皮脂溢出减少，头发油腻感减轻，纳眠无改善，自觉腹胀。舌稍红，边有齿印，苔微黄，脉细。上方去麦芽，加龙骨（先煎）30g，陈皮 10g，蒲公英减至 15g。14 剂，水煎服。

其他治疗：同前。

三诊（9 月 13 日）：患者脱发及头油减少，纳眠改善，易倦怠，大便烂，偶有遗精。舌稍红，边有齿印，苔薄白，脉细。上方去鸡内金、蒲公英，加莲子15g，芡实 20g。14 剂，水煎服。

其他治疗：祛脂生发酊改为乌发生发酊，外搽，每日 2 次。其余同前。

四诊（9 月 27 日）：患者额顶部脱发区有少许细小毳毛长出，脱发量少，头发干爽，纳眠可，二便调。舌稍红，边有齿印，苔薄白，脉细。上方去茯神、龙骨，加茯苓 15g。14 剂，水煎服。

其他治疗：同前。

五诊（10 月 11 日）：额顶部脱发区可见新生细软毛发，脱发量少，头发干爽，纳眠可，二便调，舌淡红，边有齿印。舌红苔薄白，脉细。继续服前方巩固调治。

案例分析：本案患者由于饮食不节，过食肥甘、酒类，致脾气受损，脾失健运，水湿内停，郁久化热，则湿热内生；加之广州地处岭南，气候多潮湿炎热，湿性黏滞，热性趋上，湿热交织，上蒸颠顶，侵蚀发根，致头发油腻、脱落。

本例在四君子汤基础上加山药、桑寄生补益肝脾肾；鸡内金、麦芽健脾（胃）消食，促进脾胃运化功能；蒲公英清利湿热；牡蛎平肝潜阳、收敛固涩，《本草纲目》中记载牡蛎既可"清热除湿"，又可"潜阳安神"；甘草补脾益气，调和诸药。患者用药后脱发减少，头皮油腻感减轻，舌苔由微黄腻转微黄至薄白，湿热之象渐去，但纳眠及大便未见明显改善，时腹胀、遗精，故将蒲公英减量至渐停，以免苦寒太过损伤脾胃；加龙齿味涩质重，其镇心安神作用较龙骨和牡蛎更强，《药性论》谓其可"镇心，安魂魄"，现代药理研究发现，龙齿可降低小鼠体内单胺类神经递质及其代谢产物，具有安神、抗惊厥作用；陈皮理气和中；莲子、芡实补脾止泻、固肾涩精、养心安神。诸药合用，健脾益气培补后天，辅以清热祛湿，使气血之源充足，毛发方能得以濡养生长。

茶菊脂溢性洗液和硫黄脂溢性洗液交替洗头，祛脂生发酊、乌发生发酊外搽有祛脂止痒、乌发生发之效，同时配合梅花针叩刺和TDP神灯照射疗法可疏通经络，运行气血，改善脱发区血液循环，并能刺激毛囊，兴奋毛发生长点，有促进生发之效。足三里为足阳明胃经的合穴，丹参具有清热活血化瘀的功效，穴注足三里不仅可健运脾胃，益气血生化之源，使气血充盛，经络通畅，毛发得以濡养，而且更增清胃理肠、清热凉血、通络化瘀之力，调节内分泌及胃肠消化功能，从而达到抑制皮脂腺分泌、改善大便的目的。

（五）临证经验

雄激素性脱发目前尚无法治愈，但如果不治疗，患者的发量将以平均每年7%的速度递减。因此，治疗的目的是防止脱发进一步发展，尽可能将部分微小化的毛囊逆转。陈达灿教授在临证中运用内服加外用综合疗法治疗早中期、轻中度脱发已取得了较好的疗效。

在治疗手段上，陈教授主张采用内外合治、综合治疗的方法。他认为内治法能发挥中医整体观念、辨证论治的特色，从整体上调节机体内分泌功能以治本；而外治法直接针对患病部位用药，可提高局部药物浓度，使药效直达病所以治标。两法配合应用治疗脱发能起到相辅相成、标本兼治的协同作用。临床上陈达灿教授多从肝肾、脾、湿热三方面论治雄激素性脱发，治法上强调以平补肝肾、益气健脾为主，力求滋水益精以涵木，健脾益气以生血，培补后天以促先天，兼顾清热祛湿，虚实并治，并在辨证基础上结合现代药理学研究指导治疗。

外用药方面，以头皮瘙痒、头屑多为主者，陈教授常选用止痒生发酊（内含鱼腥草、白芷、冰片、大风子、白鲜皮、甘草、薄荷等）外搽、茶菊脂溢性洗液（由茶籽、杭菊、徐长卿、侧柏叶、白芷、薄荷等组成）洗头以去屑止痒生发；以皮脂溢出明显、头发油腻为主者，则用祛脂生发酊（内含仙鹤草、藿香、侧柏叶、苦参、金粟兰、白鲜皮、花椒等）外搽患处、硫黄脂溢性洗液（主要成分有升华硫、大黄、薄荷脑等）外洗以祛脂生发。同时配合梅花针叩刺、TDP神灯照射脱发区以及丹参注射液穴位注射双侧足三里穴，其效颇为显著。梅花针叩刺和TDP神灯照射疗法可疏通经络，运行气血，改善脱发区血液循环，并能刺激毛囊，兴奋毛发生长点，有促进生发之效；双侧足三里穴位注射疗法可健运脾胃，益气血生化之源，使气血充盛，经络通畅，毛发得以濡养。

雄激素性脱发病程缓慢，而且受头发的生长特点（休止期约为3个月）和个体因素的影响，药物治疗所需时间往往较长，患者常因此感到焦躁或忧心忡忡。陈教授认为应当重视与患者的沟通，让其了解并正确认识本病，治疗上先抑制毛发过多地脱落，改善瘙痒、油腻等症状，给予患者信心，鼓励其配合医生坚持治疗，再通过进一步治疗使其慢慢长出新发。他强调用药时须配合适当的心理治疗，耐心做好解释工作，消除患者精神方面的诱因，并合理调整其饮食结构，纠正不良生活习惯，三管齐下方能提高疗效、缩短疗程。

（六）零金碎玉

1. 女贞子、墨旱莲

（1）单味功用　女贞子，味甘、苦，性平，入肝、肾经，能滋养肝肾、强健筋骨、乌须黑发；现代实验研究显示，女贞子及其主要有效成分齐墩果酸可促进体外培养的毛囊对肝细胞生长因子（HGF）和血管内皮细胞生长因子（VEGF）的表达，对小鼠触须毛囊有明显的促生长作用。墨旱莲，味甘、酸，性寒，入肝、肾经，能养肝益肾、凉血止血、乌须黑发。

（2）伍用经验　《本草备要》谓女贞子能"补肝肾，安五脏，强腰膝，明耳目，乌须发"，《本草纲目》谓其能"乌髭发，益肾阴"；《本草从新》谓墨旱莲"汁黑补肾，黑发乌须"。女贞子冬至之日采，墨旱莲夏至之日收，有交通季节、顺应阴阳之妙用。二药均入肝、肾经，合为二至丸，相须为用，使补肝肾、强筋骨、清虚热、乌须发之力增强。

2. 生地黄、熟地黄

（1）单味功用　生地黄，味甘、苦，性凉，入心、肝、肾经，本品味厚气薄，功专滋阴清热、养血润燥、凉血止血、生津止渴。熟地黄味厚气薄，补血生精、滋阴补肾。

（2）伍用经验　生地黄性凉而不寒，善于滋阴凉血、养阴生津、生血脉、益精髓；熟地黄补血生津、滋肾养肝。生地黄以养阴为主，熟地黄以滋阴为要；生地黄以凉血止血为主，熟地黄以补血为要，《本草纲目》记载其能"生精血……黑须发"，二药伍用，相得益彰。

3. 黄芪、党参

（1）单味功用　党参，味甘，性平，入脾、肺经，既能补中益气、生津止渴，又能补气养血。黄芪，味甘，性微温，入脾、肺经，本品质轻、皮黄、肉白，质轻升浮，入表实卫，既能升阳举陷、托毒生肌、利水消肿，又能温分肉、实腠理、补肺气、泻阴火；现代药理学研究发现，黄芪不仅具有双向免疫调解作用，而且可以扩张血管，改善血液循环，有利于毛发生长发育，其主要成分毛蕊异黄酮也有雄激素拮抗作用。

（2）伍用经验　党参甘温补中，和脾胃、保健运、益气生血；黄芪甘温，补气升阳、益卫固表、紧束发根。党参补中气，长于止泻；黄芪固卫气，善于敛汗。党参偏于阴而补中；黄芪偏于阳而实表，尤其脱发在脾肾不足、气血两虚证型的治疗中，二药相合，一里一表，一阴一阳，相互为用，其功益彰，共奏扶正补气、生血固发之功。

4. 何首乌、菟丝子

（1）单味功用　何首乌，味苦、甘、涩，性微温，归肝、肾经，补肝肾、益精血、乌须发，制用补益效更佳。菟丝子，味辛、甘，性平，平补肝肾。现代药理学研究发现菟丝子的黄酮类提取物具有雌激素样活性；何首乌不仅富含铁、锌、锰等头发生长所必需的微量元素，还含有卵磷脂，能促进细胞的新生和发育，对毛发生长有利。

（2）伍用经验　《开宝本草》谓何首乌"益血气，黑髭鬓，悦颜色"，《本草纲目》谓之"……能养血益肝，固精益肾，健筋骨，乌髭发，为滋补良药"；菟丝子禀气中和，补阳益阴。二药均有补而不腻、温而不燥、作用温和的特点，均为平补肝肾之良药和长期缓补之佳品，尤宜于虚不受补之人。

5. 枸杞子、桑椹子

（1）单味功用　枸杞子，味甘，性平，归肝、肾经，平补肝肾，现代药理学研究发现枸杞的水提物有雌激素样作用。桑椹子，性甘，味寒，入心、肝、肾经，滋阴补血。

（2）伍用经验　《滇南本草》中记载桑椹："益肾脏而固精，久服黑发明目。"《本草纲目》中记载："枸杞子甘平而润，性滋而补……能补肾、润肺、生精、益气，此乃平补之药。"二药质地柔润，药性平和，均为平补肝肾阴血、滋阴养血荣发之品，常伍用治疗须发早白。

6. 丹参、蒲公英

（1）单味功用　蒲公英，味苦、甘，性寒，归肝、胃经，清热解毒、利湿通淋，《本草纲目》谓蒲公英有"乌须发，壮筋骨"之效；现代药理学亦证明其内含肌醇，确有促进毛发生长的作用。丹参，味苦，性微寒，归心、肝经，清心凉血、活血祛瘀；现代实验研究表明，丹参能扩张皮下毛细血管，改善微循环，加强毛囊营养，促进毛发生长，其脂溶性有效成分丹参酮具有缓和的雌激素样活性，有抗雄性激素、调节免疫功能及抗菌祛脂的作用。

（2）伍用经验　陈教授在多年的临床观察中发现蒲公英有较好的祛脂作用，可减少油脂的分泌，有助于本病症状的改善，大量使用（用量为30g）效果颇佳。治疗脱发时，丹参常用至20~30g，煎煮时宜后下，以免其有效成分丹参酮在高温久煎后失效。二药相配，共奏清湿热、祛油脂、凉血活血之功效，尤适于湿热为标的虚实夹杂之证，使湿热之邪从小便而出，亦可防因补益药过于温燥而闭门留寇、反伤阴津之虞。

第十三节　白癜风

（一）疾病认识

白癜风是一种后天性局限性色素脱失的皮肤黏膜疾病。临床上较常见，以皮肤颜色减退、变白、境界鲜明、无自觉症状为特征。本病可发生于任何年龄，尤其好发于青年人，有统计显示近一半患者是在20岁以前发病。白癜风不仅仅影响患者的容貌，也危害其身心健康，甚至对患者的学习、工作、生活、交际均可造成不可低估的负面影响。白癜风患者可并发甲状腺疾患、恶性贫血、糖尿病、支气管哮喘、特应性皮炎及斑秃等疾患，临床需注意。

中医古代文献对此记载较早，在《诸病源候论》中就有"白癜者，面及项颈身体皮肉色变白，与肉色不同，亦不痛痒"的记载。中医认为该病一是风邪为患，具有发无定处、无明显痛苦、病程较长等性质，如《证治准绳》指出"白驳"是"肺风流注皮肤之间，久而不去所致"，《医学入门》认为"赤白癜风乃肝风搏于肌肤，血气不和所致也"。二是认为与气血有关，《外科正宗》认为白斑可因气滞血瘀而产生："紫白癜风乃是一体而分二种也。紫因血滞、白因气滞，总因热体风湿所受，凝滞毛孔，气血不行所致。"清代医家王清任《医林改错》则明确提出"白癜风，血瘀于皮里"，主张用活血祛瘀法治疗，为后世研究本病开拓了新途径。白癜风是一种顽固难治的局部色素脱失的皮肤疾患，其易诊难治，迄今为主仍没有特效的疗法。古代医家对白癜风的病因、病机、证候鉴别、辨证论治等都有论述，在治疗白癜风方面积累了丰富的诊治经验，对临床具有重要的指导价值。

（二）辨证思路

根据白癜风的病因病机，岭南医家对本病的总法则是扶正祛邪。白斑发展迅速以祛邪为主，白斑静止不变以扶正为主。在治疗方法上应内治和外治相结合，内外合治，标本兼顾，才能达到较好的治疗效果。中医治疗白癜风的方法众多，临床需根据白斑变化，结合患者体质、伴随症状及舌脉，选用适宜的治疗方法。

禤老在多年的临床中发现并总结归纳，白癜风的病机有三：一是因风湿之邪搏于肌肤，气血失畅，血不荣肌所致，如《医宗金鉴·白驳风》所云："由风邪搏于皮肤，致令气血失和。"二是因情志损伤、情志抑郁、肝失调畅，气血失和，肌肤失养所致。三是因本病持续时间长，久病伤损，肝肾亏虚所致。

单一的西医治疗，其手段和方法相对比较先进，也可取得疗效，但由于药物的毒副作用或限于某些条件的短缺，治疗过程实施中客观上存在一定的困难。以禤国维教授为代表的岭南皮科流派传人采用中西医结合疗法治疗本病，在内服中药的同时，外搽药物加光化疗法，为治疗白癜风的治疗开辟了一条新的途径。根据白癜风发病时间的长短、皮疹形态等表现的不同，一般可分为气血不和、肝郁气滞、脾胃虚弱、经络瘀阻、肝肾不足5个证型进行治疗。同时对白癜风患者采取个体化治疗方案，为患者选择治疗措施时要充分考虑到患者的病期、皮损面积、型别、部位、年龄、病程等诸多因素，使患者解除顾虑，树立信心，坚持治疗。这样的中西医结合疗法可显著提高治愈率和缓解率，明显减少由激素治疗引起的不良反应和并发症，比用单纯西药或单纯中药治疗有明显的优越性。

（三）治疗方案

1. 内治法

辨证要点可从皮损特点、颜色、范围、部位、新久、自觉症状、发病季节、舌象脉象等方面加以分析，详见辨证思路。

（1）气血不和型

症状：皮肤白斑呈乳白或粉红色，境界欠清，多见于面部及暴露部位，发病急、发展较快，或伴有瘙痒或灼热或疼痛。舌淡红，苔白或薄黄，脉弦或浮数。

辨证：风邪外袭，气血不和。

治法：疏风通络，调和气血。

处方：白蒺藜 15g，浮萍 15g，赤芍 15g，生地黄 15g，当归 15g，甘草 10g，白芷 9g，苍耳子 9g，川芎 6g。

加减：气血亏虚者，症见自汗、乏力、面色㿠白、少言懒语加黄芪、党参、白术、阿胶以补气益血。

分析：此型多见于急性期或复发活动期。风邪外袭故见皮损发病急、发展较快，脉浮；气血不和故见白斑色乳白或粉红，或伴皮损瘙痒、灼热、疼痛感。方中《神农本草经》云（浮萍）下水气，止消渴，以其能开发腠理，通行经脉；生地、赤芍清热凉血滋阴；当归、川芎养血活血并和营；苍耳子、白芷祛风胜湿行于表；白蒺藜疏风透疹而止痒；甘草调和诸药。

（2）肝郁气滞型

症状：皮肤白斑大小，常随情绪的波动而加重，或伴有情志抑郁、喜叹息或心烦易怒，胸胁或少腹胀闷窜痛，妇女或有乳房胀痛、痛经、月经不调。舌淡红，苔薄白，脉弦。

辨证：肝郁气滞，气血不调。

治法：疏肝解郁，行气活血。

处方：柴胡 9g，郁金 12g，当归 9g，川芎 9g，陈皮 15g，枳壳 10g，白蒺藜 12g。

加减：心烦易怒者，加牡丹皮、栀子；月经不调者，加益母草；发于头面者，加蔓荆子、菊花；发于下肢者，加木瓜、牛膝；泛发伴瘙痒者，加蝉蜕。

分析：此型多见于急性期或复发活动期。肝郁气滞故见白斑大小随情绪的波动而加重，伴有情志抑郁、善叹息，或有乳房胀痛，胸胁或少腹胀闷窜痛。气血不调见妇女月经不调。方中柴胡功善疏肝解郁；郁金理气疏肝而止痛；川芎、当归活血行气以止痛；陈皮、枳壳理气行滞；芍药、甘草养血柔肝，缓急止痛；甘草调和诸药。

（3）湿热内蕴型

症状：皮肤白斑呈淡粉红色，或有淡红色丘疹，发于颜面七窍或颈部，夏秋季节发展，冬春季节不扩展，常感皮肤微痒，日晒后加重。可兼见肢体困倦，头重，纳呆。舌苔腻，脉濡或滑。

辨证：气血不和，湿热内蕴。

治法：调和气血，清热除湿。

处方：草薢 15g，赤芍 10g，白芍 10g，薏苡仁 30g，牡丹皮 15g，当归 10g，苍术 10g，川芎 10g，茯苓 30g，秦艽 15g，防风 10g。

加减：大便溏加车前子、白术；白斑痒痛加白鲜皮、夜交藤、鸡血藤、苦参、威灵仙。

分析：此型多见于急性期或复发活动期。气血不和故见白斑呈淡粉红色。湿热内蕴故见白斑呈淡红色丘疹，常伴有皮肤痒感，兼见肢体困倦，头重，纳呆等湿邪内阻之象。方中用萆薢利水祛湿，分清化浊；薏苡仁利水渗湿，茯苓分利湿热；牡丹皮清热凉血，活血化瘀，清膀胱湿热，泻肾经相火，共同辅助萆薢使下焦湿热从小便排出；防风疏风透疹而止痒；川芎、当归活血行气；芍药疏肝清热，调理冲任；苍术、秦艽祛风胜湿。

（4）经络瘀阻型

症状：皮肤白斑边界清楚，常有白斑边缘色素加深，部位固定。或伴有面色发暗，唇甲青紫。舌质紫暗或有瘀斑，舌下静脉迂曲，苔薄，脉弦涩或细涩。

辨证：气滞血瘀，经络瘀阻。

治法：理气活血，祛风通络。

处方：麝香（兑服）0.15g，桃仁9g，红花9g，赤芍10g，川芎10g，老葱根3根，大枣7枚。

加减：跌打损伤后而发者，加乳香、没药；局部有刺痛者，加制穿山甲、白芷；发于下肢者，加牛膝、木瓜；久病者，加苏木、蒺藜、补骨脂。

分析：此型多见于慢性期或疾病静止期。气滞血瘀故见面色发暗，唇甲青紫，舌质紫暗或有瘀斑，或舌下静脉迂曲，脉涩。经络瘀阻故见白斑边缘色素加深，部位固定。方中用桃仁、红花活血祛瘀；麝香芳香走上，开窍醒神；赤芍、川芎行气活血；葱白行气通阳利窍；大枣缓和芳香辛散药物之性。

（5）肝肾不足型

症状：皮肤白斑日久，色瓷白或乳白，形状不规则，边界清楚，白斑内毛发多有变白。或伴有失眠多梦，头晕目眩、腰膝酸软。舌质红，少苔，脉细或沉细数。

辨证：气血不和，肝肾不足。

治法：滋补肝肾，养血活血。

处方：墨旱莲15g，女贞子15g，白芍15g，乌梅15g，山茱萸12g，熟地黄12g，牡丹皮12g，山药12g，泽泻12g，茯苓12g，甘草10g。

加减：神疲乏力者，加党参、白术；真阴亏损者，加阿胶。

分析：此型多见于慢性期或疾病静止期。气血不和故见皮肤白斑日久，白斑内毛发多有变白，或伴有失眠多梦。肝肾不足可见头晕目眩、腰膝酸软，舌红，少苔，脉细或沉细数。方用熟地滋肾益精，以填真阴，辅以山茱萸养肝涩精，山药补脾固精，此为三补。泽泻清泻肾火，防熟地黄滋腻；茯苓淡渗泻脾，助山药健运；丹皮清泻肝火，制山萸之温，此为三泻。女贞子滋补肝肾，墨旱莲滋肾益精，补而不滞。白芍、乌梅为褟老黑白配对治疗白癜风的常用药。甘草调和诸药。

2. 外治法

（1）外用药

①用复方卡力孜然酊外搽皮损，每天 3 次，每次涂药后要求继续揉搓至白斑发红为止，擦药 30 分钟后可行局部日光照射 5~20 分钟。

②用白灵酊外搽皮损，每天 3 次，3 个月为 1 个疗程，同时服用百灵片。

③用 30% 补骨脂酊外搽皮损，同时可配合日光照射 5~10 分钟，或紫外线照射，每日或隔日 1 次。

④密陀僧散干扑于患处，或用醋调成糊状外搽。

（2）梅花针疗法　常规皮肤消毒后用一次性梅花针在白斑处叩刺，以皮肤微渗血为度，隔天 1 次，10 次为 1 个疗程。

（3）火针疗法　先常规皮肤消毒，点燃酒精灯，左手持酒精灯，右手持 1 寸毫针，酒精灯加热针体，直至针尖烧至红白，迅速浅刺、轻刺白斑区，密度 0.2~0.3cm，直至白斑区布满刺点，刺后 24 小时不沾水，以碘伏消毒，每周 1 次，10 次为 1 个疗程。

（4）艾灸疗法　将艾条点燃后对准白斑处，艾条与病灶之间保持一定距离，温度以患者能忍耐为宜，每天 1 次，10 次为 1 个疗程。

（5）耳穴压豆法　主穴选取肺、肾、内分泌、肾上腺，每次选 2~3 个穴位，将中药王不留行置于小块胶布中央，然后贴在穴位上，嘱患者每天按压穴位数次，每次压 10 分钟，10 日为 1 个疗程。

（6）吹烘疗法　将白蚀散调成 20% 霜剂，涂于患处，用电吹风筒之热风吹烘，每周 2 次，每次 5 分钟。

（四）典型案例

蒋某，男，14 岁，2009 年 6 月 6 日初诊。

患者 2 年前发现眶周、颈部有大小不等、边界清楚的白斑，无瘙痒、脱屑等不适，1 年前曾治疗，未予巩固，近期复发。诊查：眶周、颈部多处大小不等的白斑，边界清楚，部分见皮岛，无瘙痒，口干，纳可，眠一般，二便调。舌红，苔少，脉弦细。

西医诊断：白癜风。

中医诊断：白驳风。

中医辨证：肝肾不足，气血不和。

治法：滋补肝肾，调和气血。

处方：菟丝子15g   白蒺藜15g   玄参15g   白芍15g

       牡丹皮15g   乌梅15g   白鲜皮15g   牡蛎（先煎）30g

       乌豆衣15g   羌活10g   白芷10g   甘草10g

14剂，水煎服，每日1剂，煎至200ml温服。

同时嘱患儿调摄精神，稳定情绪，调整饮食，多食坚果（白果、核桃、花生、葵瓜子、栗子、莲子、南瓜子、松子、西瓜子、杏仁）、豆类和豆制品、黑芝麻、动物肝脏等，禁食鱼虾海味、禁饮酒，不吃或少吃富含维生素C的食物如西红柿、苹果、橘子等，不可过食辛辣刺激性食物，避免皮肤外伤。

二诊：上方14剂后，皮损症状基本同前，口干症状明显缓解。辨证仍属肝肾不足，气血不和。中药加强补益肾阳之品，遂在内服原方基础上，加补骨脂15g。

三诊：调治一个月后，诊查白斑可见少许皮岛，其余症状基本同前。证属肝肾不足，气血不和。考虑久病伤阴，遂在前方基础上去补骨脂，加浮萍15g，女贞子15g，墨旱莲15g。

四诊：继续调治一个半月后，自觉症状减轻，诊查见患者原皮损处皮岛增多，其余症状基本同前。证属肝肾不足，气血不和。治宜滋补肝肾，调和气血。效不更方，继续上方巩固疗效。

守上方随症加减治疗5个月后，白斑基本痊愈。

案例分析：本患儿发病日久，有家族史，皮损部位固定、大小不等、边界清楚。症见皮损乳白色，局限于面部，病情发展缓慢，皮肤干燥，舌质红，苔少，脉弦细为肝肾不足之象。证属肝肾不足，气血不和。治宜补益肝肾，辅以活血、潜镇息风。方拟白癜风汤加减。故方中用女贞子、墨旱莲、菟丝子、牡蛎以补肝肾之虚，白蒺藜、羌活、浮萍祛风，以药对丹皮、白芍，乌梅、白芷，玄参、白鲜皮配乌豆衣以养血祛风、黑白配对，有平衡阴阳之妙。因本病的本质为肝郁气滞、气血不和日久而致肝肾不足，所以在调和气血，平衡阴阳之剂中又可随证加入温补肾阳之品。

初诊治疗后，体内浮热已去，口干症状消失，考虑久病及肝肾，故二诊在原方中加入补骨脂补益肝肾，同时希望通过补骨脂的致光敏和增加皮肤色素的作用使黑素细胞增殖、黏附、迁移，合成黑色素。三诊时诊查患者原皮损处可见少许皮岛，考虑补骨脂致光敏作用有效，为了更好地调控治疗过程，且患者无明显肾阳不足症状，遂在原方基础上，去补骨脂，加入补益肝肾之阴的女贞子、墨旱莲之品，以及疏风的浮萍之品，共奏调和气血之效。

（五）临证经验

禤国维教授总结白癜风的病机有三：其一，如《医宗金鉴·白驳风》所云："由风邪搏于皮肤，致令气血失和"，风湿之邪搏于肌肤，气血失畅，血不荣肌所致。其二，对于因情志损伤或因白癜风而致情志抑郁，肝失调畅，气血失和，肌肤失养者，常用鸡血藤、丹参、红花、赤芍、川芎等。其三，由于本病持续时间长，久病伤损，致肝肾亏虚者，常用女贞子、墨旱莲、首乌、补骨脂补肾壮阳、蒺藜平肝潜阳、疏肝解郁等。此外，禤国维教授认为治病之宗在于平调阴阳平衡，因此在上述病机的认识上选用黑白配对的方药进行治疗，因此在上述病机的认识上，选用黑白配对的方药进行治疗，黑色药物多为滋补肝肾、调和气血之品，而白色药物则是重于祛风、除湿、疏肝之品。其常用药有：菟丝子、白蒺藜、墨旱莲、白芍、玄参、白芷、浮萍、乌豆衣、生牡蛎、女贞子、补骨脂、牡丹皮、白术、白鲜皮等，以黑白配对之意达到阴阳平衡的目的，意在取其祛风疏风除湿、理血和血、调补肝肾之疗效，此思想对临床具有指导意义。

（六）零金碎玉

禤国维教授治疗本病，常用以下药物，现作简要介绍。

1. 丝瓜络

丝瓜络，味甘，性凉，入肺、胃、肝三经，具有通经活络、清热解毒、利尿消肿、止血的功效。主治胸胁胀痛，风湿痹痛，筋脉拘挛，女子经闭，乳汁不通，痰热咳嗽，热毒痈肿，痔漏，水肿，小便不利，便血，崩漏等疾病。禤老认为丝瓜络具有通经活络的作用，因此常常将丝瓜络用于白癜风的治疗。禤国维教授在其多年诊治白癜风的经验中，归纳总结白癜风的发病机制为虚、瘀、风、湿互结，久病入络，因此对于白斑固定的白癜风常常加入丝瓜络以通经络改善皮肤症状。

2. 乌豆衣

乌豆衣，无毒，味甘，性平，入肝、肾两经，具有养血补肾、养血祛风的功效。主治肾虚血虚之头痛、眩晕，肾阴亏虚所致耳鸣、阴虚盗汗等症，以及血虚所致的肌肤不荣、四肢痹痛等症。禤老认为乌豆衣色黑，入肾经，具有补肾的功效，且禤老治疗白癜风常常用黑白药对配对的方法，以达到阴阳平衡的目的，同时促进改善皮肤白斑症状。

3. 香薷

香薷，无毒，味辛，性微温，入肺、胃两经，具有发汗解表、化湿和中的功效。主治暑湿感冒所见恶寒发热、头痛无汗、腹痛吐泻、小便不利等症。褶老在治疗之余，常常阅读最新的西医书籍，以增进知识面，提高自己的医术，从而更好地诊治患者，改善患者的症状。他发现香薷中具有铜离子，而黑色素中的酪氨酸酶是以铜离子作为辅基的，其细胞活性与铜离子密切相连，白癜风患者中血液和皮肤中含的铜离子或铜蓝蛋白质皆低于正常人，因此褶老常常在治疗白癜风的中药汤剂中加入香薷这味药物。

4. 玄参

玄参，味甘、苦、咸，性微寒，入肺、胃、肾经三经，具有凉血滋阴、泻火解毒的功效。主治热病伤阴所致的舌绛烦渴、温毒发斑、津伤便秘、骨蒸劳嗽、目赤、咽痛、瘰疬、白喉、痈肿疮毒等病症。褶老认为玄参色黑，运用中医取类比象的思想，认为玄参对于促进黑色素分泌有一定的作用，同时玄参色黑，也符合褶老治疗白癜风"黑白配对，阴阳平衡"的思想，所以对于白癜风合并阴伤证型表现者，褶老常常加入玄参以改善皮损。

第十四节　生殖器疱疹

（一）疾病认识

生殖器疱疹是一种由单纯疱疹病毒（HSV）引起的常见的、难治愈、易复发的病毒性传播疾病。临床上以外阴生殖器部位出现水疱、溃疡为特征，易反复发作。

中医古籍称本病为"阴疮""阴疳""瘙疳"等。中医学认为，该病发于外阴，病在下焦，与肝、脾、肾关系最密切。本病多因房事不洁，从外感受湿热淫毒，困阻外阴皮肤黏膜和下焦经络，导致外阴生殖器出现水疱、糜烂、灼热刺痛。反复发作者，耗气伤阴，导致肝肾阴虚，脾虚湿困，正虚邪恋，遇劳遇热则发。

本病是指以外阴皮肤黏膜糜烂、溃疡、灼热疼痛为主症的一种疾病，亦有医籍将阴疮称之为阴疳，认为是由肝经湿热或男女不洁性交染毒所致，如《外科启玄》曰："妇人阴户内有疮名阴疳，是肝经湿热所生，久而有虫作痛，腥臊臭。或因男子交女太过之，此外肝经湿热，乃感疮毒之气。"亦有医籍把阴疮之浅轻者称之为瘙疳，如《医宗金鉴·外科心法要诀》云：妇人阴疮"痛而多痒，溃而不深，形如剥皮烂李者，名瘙疳"。

总之，该病是从外受之，湿、热、毒三邪合而致病，病在下焦，与肝、脾、肾三脏关系最为密切，初起多为实证、热证，反复发作者多为正虚邪恋，虚实夹杂。

（二）辨证思路

生殖器疱疹发于外阴，病属下焦，因房事不洁，外感湿热淫毒，加之机体本身素有湿毒蕴结下焦，淫毒和湿毒之邪搏结于外阴，郁而化热化火，以致出现水疱、糜烂和灼热疼痛。由于湿热淫毒为阴邪，其性黏滞固着，易困结于下焦，形成伏邪，难以清解。每遇过劳、饮食不节、房事过度而致湿热淫毒循经走窜，流于肌肤。邪毒久伏，反复发作易伤精耗气，引起肝肾阴虚，脾失健运，正虚邪恋。治疗上，疱疹发作期应以清热解毒、利湿祛邪为主，非发作期应以益气养阴、健脾利湿扶正为主。

岭南皮科流派医家采用中西医结合疗法治疗本病，疗效显著。生殖器疱疹临床分为原发性和复发性两种。复发性生殖器疱疹又分为发作期和非发作期两个阶段。所以治疗应按不同的临床表现和阶段进行辨证论治，分型治疗：①原发性生殖器疱疹应及时积极治疗，防止复发，治宜清热利湿、解毒。②复发性生殖器疱疹发作期应以清热利湿、解毒祛邪为主，佐以扶正；非发作期应以滋补肝肾、益气健脾、扶正为主，佐以利湿解毒祛邪，或扶正祛邪并重。③对于复发次数频繁，症状较重的患者可中西医结合进行治疗。④生殖器疱疹发作有皮损时，可内治和外治相结合，加速皮疹愈合。这样的中西医结合疗法可显著减轻症状，缩短病程、防止并发症，而且还可以促进皮肤损害的愈合，减少HSV，预防HSV潜伏感染和生殖器疱疹的复发，并促进HSV潜伏感染的清除，比用单纯西药或单纯中药治疗有明显的优势。

（三）治疗方案

1. 内治法

（1）肝经湿热型

症状：外阴群集小水疱，基底周边潮红，或水疱溃破形成糜烂面。自觉局部灼热疼痛或会阴、大腿内侧引痛不适。口干口苦，大便干结，小便短赤不畅。舌红苔黄腻，脉弦数或滑数。

辨证：肝胆湿热，淫毒蕴结。

治法：清肝利湿解毒。

处方：龙胆泻肝汤加减。

龙胆草 12g，生地黄 15g，柴胡 15g，车前草 15g，泽泻 15g，虎杖 15g，紫草 15g，板蓝根 15g，苍术 12g，茵陈蒿 20g，蒲公英 15g，甘草 5g。

加减：大便秘结明显者，去苍术加大黄（后下）10g 以通腑泄热；疼痛明显者，加郁金 15g，香附 15g，三七末 3g 冲服以化瘀行气止痛。

分析：此型多见于原发性生殖器疱疹或复发性生殖器疱疹发作期。湿热淫毒，困阻外阴皮肤黏膜和下焦经络，外阴生殖器出现小水疱、糜烂，伴灼热刺痛等不适；肝经湿热熏蒸，则口干口苦；湿热伤津，则大便干结，小便短赤不畅；舌红苔黄腻，脉弦数或滑数均为肝经湿热的表现。方中龙胆草、车前草、泽泻、茵陈利肝胆湿热，生地黄、紫草凉血解毒，虎杖、板蓝根、蒲公英清热解毒，苍术燥湿，甘草清热解毒并能调和诸药。

（2）正虚邪恋型

症状：外阴水疱反复发作或发作的间歇期，腰膝酸软，手足心热，口干心烦，失眠多梦。或抑郁焦虑，忧心忡忡，食少困倦，大便溏烂。舌红少苔或舌淡苔白，脉细数或细弱。

辨证：正虚邪恋，邪毒久伏，气阴两伤。

治法：滋补肝肾，益气健脾利湿，扶正祛邪。

处方：知柏八味丸加减。

知母 12g，黄柏 12g，山药 20g，茯苓 15g，泽泻 12g，熟地黄 20g，山茱萸 15g，虎杖 15g，黄芪 20g，白术 12g，淫羊藿 12g，甘草 5g。

加减：失眠口干明显者，去黄芪、白术，加炒酸枣仁 15g，麦冬 15g 养阴安神；忧虑肝郁症状明显者，去知母、黄柏，加柴胡 12g，合欢皮 20g 疏肝行气解郁；阳痿早泄，肾虚症状明显者，去黄芪、白术，加巴戟天 15g 补肾壮阳。

分析：此型多见于复发性生殖器疱疹的非发作期和生殖器疱疹反复发作，体弱症轻者。因邪毒久伏，反复发作易伤精耗气，引起肝肾阴虚，脾失健运。肝肾亏虚则腰膝酸软，阴虚内热故手足心热、口干；心阳浮越则有心烦、失眠多梦；心失所养出现抑郁焦虑，忧心忡忡；脾失健运可见食少困倦，大便溏烂。方中知母、黄柏、泽泻泻火养阴；山药、茯苓、黄芪、白术益气健脾；熟地黄、山茱萸、淫羊藿补益肝肾；虎杖解毒利湿化瘀；甘草调和诸药，并能健脾。

2. 外治法

（1）外用药

①紫草 30g，虎杖 30g，大黄 30g，甘草 15g，水煎成 500ml 放凉后外洗患处，适用于疱疹发作期间的治疗。

②用青黛散适量加麻油调匀后外涂患处。

③疱疹溃破后的糜烂面用中成药喉风散外喷或用紫草油外搽。

（2）针刺疗法

①生殖器疱疹发作期可选用长强、会阴、曲骨等穴位针刺治疗，用泻法。

②生殖器疱疹非发作期可选用足三里、三阴交、肾俞、脾俞等穴位针刺治疗，用补法。亦可选用上述穴位用艾灸法治疗。

（四）典型案例

蒋某，男，44岁，2018年11月15日初诊。

患者因反复外阴起水疱、溃疡3年来诊。缘3年前阴茎出现数个绿豆大小簇状水疱，自觉刺痛，水疱可自破，形成溃疡，然后愈合。初起未曾注意，后每逢劳累或饮食辛辣均易发作。曾于当地医院皮肤科就诊，查HSV-2 IgM（＋）、IgG（＋），并行局部皮损HSV-2 DNA检测（＋），诊断为生殖器疱疹。患者先后注射干扰素、胸腺肽及口服阿昔洛韦，但病情仍反复，每月发作1次。为求进一步中医诊治，遂于2018年11月转诊至我院门诊。刻下症：精神抑郁，比较焦虑，面色萎黄，纳眠可，易汗出，小便调，大便偏硬。舌淡，苔微黄腻，脉弦数。

西医诊断：生殖器疱疹（复发性）。

中医诊断：阴疮。

中医辨证：湿热下注，气阴亏虚。

治法：清肝胆湿热，益气健脾养阴。

处方：

牛蒡子15g	红条紫草10g	薏苡仁30g	鸡内金10g
白芍15g	诃子10g	蒲公英20g	北芪10g
七叶一枝花10g	甘草10g	白花蛇舌草15g	淫羊藿15g
薄盖灵芝15g	珍珠母（先煎）30g		

14剂，水煎服，每日1剂。

同时予虎芪抗病毒胶囊（广东省中医院院内制剂）口服，每日3次，每次5粒。配合疣毒净外洗液（广东省中医院院内制剂）稀释后外洗外阴，每周3次，每次15分钟。

二诊：服药2周后患者复诊，面有微笑，期间有一次复发，纳眠可，二便调，舌淡，苔微黄腻，脉弦数。证属湿热下注，气阴亏虚。中药加强清热解毒之品，上方去七叶一枝花，加板蓝根15g，鱼腥草15g，太子参15g。虎芪抗病毒胶囊及疣毒净外洗液用法如前。

三诊：调治 1 月余，患者精神明显转佳，较前开朗。期间暂无新发皮疹，舌红，苔薄白，脉细。证属同前，然疾病后期注意酌减清热解毒之品，以防长时间服用伤正，并增强益气养阴之功以扶正祛邪。处方：

牛蒡子 15g	薏苡仁 30g	鸡内金 10g	白芍 15g
蒲公英 20g	板蓝根 15g	甘草 10g	淫羊藿 15g
薄盖灵芝 15g	北芪 20g	诃子 10g	鱼腥草 15g
徐长卿 15g	珍珠母（先煎）30g		

虎芪抗病毒胶囊及疣毒净外洗液用法如前。嘱患者加强体育锻炼以增强体质。

服药 2 个月后疾病未见复发，患者诉接受治疗以来，未见外阴疱疹复发，后间断服用虎芪胶囊及用疣毒净外洗液外洗，未再使用其他治疗药物。

案例分析：患者疾病反复发作，外阴起水疱、溃疡 3 年余，每逢劳累或饮食辛辣均易发作，证属湿热下注，气阴亏虚。法当清肝胆湿热，佐以益气健脾养阴。故方中诃子、牛蒡子、薏苡仁、板蓝根、白花蛇舌草、红条紫草、七叶一枝花、鱼腥草共奏清湿祛湿解毒之功效，在大量清热利湿解毒类药中加入鸡内金以防伤脾胃，加入淫羊藿以防过于寒凉。同时加入北芪、薄盖灵芝、太子参、甘草等共奏益气健脾之功。在该病治疗中，禤老尤其重视灵芝、黄芪的使用。黄芪具有补中益气、扶正固本的功效，内含黄芪多糖、生物碱等多种成分，研究证实黄芪不仅可以直接抑制病毒的增殖，还可以提高感染后的免疫功能。三诊后禤老调整处方，酌减清热解毒之品以防长时间服用而伤正，加用太子参以加强益气养阴之功。

（五）临证经验

生殖器疱疹主要是由单纯疱疹病毒–Ⅱ（HSV-Ⅱ）感染生殖器部位皮肤黏膜所引起的炎症、水疱、溃疡性疾病，是最常见的性传播疾病之一。生殖器疱疹在由病毒引起的性传播疾病中，发病率是最高的，患者终身有泌尿生殖道单纯疱疹病毒的间歇性活动。

目前，中西医药物治疗的效果只是起到减轻发作症状、缩短疾病病程的作用，很难达到根治效果。而复发性生殖器疱疹不仅给患者带来了沉重的心理和精神负担，而且严重影响了夫妻感情及家庭幸福。因此，控制疾病的复发是治疗本病的难点和重点。

国医大师禤国维教授认为，本病由于机体内蕴湿热，因不洁性交而染毒邪，湿热毒邪相结于肝胆二经，下注二阴而生疱疹，反复发作者则由于热邪伤阴，肝、脾、肾受损，而致湿热内困。针对本病病机及发病的不同阶段（发作期、非发作期），结合患者的体质进行中医辨证施治，可达到减少发作频率、减轻发作症状的目的。

褟老认为临床上原发性生殖器疱疹和复发性生殖器疱疹发作期多表现为下焦肝经湿热证，复发性生殖器疱疹非发作期多表现为湿毒内困，正虚邪恋证。治疗上，疱疹发作期应以清热解毒、利湿祛邪为主，以龙胆泻肝汤或中药自拟方加减；非发作期应以益气养阴、健脾利湿扶正为主，以知柏八味丸加减。

生殖器疱疹的发病是由于HSV感染所致，因而要注意防止致病因素对身体的侵袭。同时更要重视饮食调理，加强身体抗病能力，避免反复发作，为此应注意以下几点：

（1）注意饮食调理。

①忌饮酒和少吃辛辣煎炸刺激的食物。

②适当增加具有滋肾健脾养阴的食物：a.山药30g，玉竹30g，薏苡仁50g，煲汤。b.新鲜土茯苓30g，水鱼1只，煲汤。c.北黄芪30g，枸杞子20g，煲汤。

（2）加强体育锻炼，增强体质，提高机体的抗病能力。

（3）注意劳逸结合，避免过于紧张和过于疲劳，保证充足睡眠。

（4）性生活调理：注意控制性行为，避免不洁性交，同时避免生殖器疱疹活动期的性接触；必要时配偶或性伴侣亦要进行检查。

（5）正确对待本病，解除不必要的精神心理负担，参加一些有益身心健康的娱乐活动。

（六）零金碎玉

褟国维教授对于生殖器疱疹的研究比较深入，临床经验丰富，探索出中医药有效改善症状及控制疾病复发的治疗方法：在发作期以清热利湿、解毒祛邪为主，佐以扶正；非发作期以滋补肝肾、益气健脾、扶正为主，佐以利湿解毒祛邪或扶正祛邪并重。对于疾病分期辨证论治，在祛邪解毒的同时注重扶正固本，对于皮损可内治结合外治，临床每可收获良效，解决缠绕患者长期的疾苦。这里介绍褟老治疗本病时的中药经验方及常用药物的临床经验和特色。

褟老根据自己的临床经验，在辨证的基础上，结合现代中药药理理论，制定出治疗生殖器疱疹的基本方：诃子、牛蒡子、薏苡仁、板蓝根、红条紫草、七叶一枝花、鸡内金、淫羊藿等。现代药理研究证实，诃子中的没食子酸及其衍生物，以及牛蒡子、薏苡仁、板蓝根、紫草、七叶一枝花均具有抗病毒的作用。

对该病的治疗，褟老尤其重视灵芝的使用。《神农本草经》把灵芝列为上品，谓紫芝"主耳聋，利关节，保神益精，坚筋骨，好颜色，久服轻身不老延年"，谓赤芝"主胸中结，益心气，补中增智慧不忘，久食轻身不老，延年成仙"。现代药理显示灵芝具有滋补强壮，延缓衰老，改善代谢水平，增强机体抗应激能力，增强肾上腺皮质功能，调节内分泌和免疫的功能。褟老在治疗本病时亦常用黄芪、太子参、五指毛桃等药物，不仅可以抑制病毒的增殖，还可以提高机体的免疫功能，可有效控制病情，减少疾病复发。

褟老认为中西医结合治疗是目前防治生殖器疱疹的有效方法。分发作期和非发作期进行治疗。发作期中西药并用，中医治则：清热利湿解毒。方药：诃子 10g，牛蒡子 15g，薏苡仁 30g，板蓝根 15g，红条紫草 15g，七叶一枝花 15g，鸡内金 10g，淫羊藿 15g，蒲公英 20g，薄盖灵芝 15g，黄芪 20g，甘草 5g，每天 1 剂，水煎服。西药治疗：阿昔洛韦片每次 200mg，每天 5 次，连服 5 天〔或用万乃洛韦（丽珠威）每次 0.3g，每天 2 次，连服 5 天〕。5 天后停用西药，继续用前述中药内服，共治疗 10 天。10 天后非发作期改用益气健脾利湿的中药内服，方药：黄芪 30g，白术 15g，山药 20g，板蓝根 20g，紫草 15g，虎杖 15g，薏苡仁 30g，白芍 15g，茵陈蒿 15g，甘草 3g，每天 1 剂，水煎服，连服 2~3 个月。期间配合每周 1 次用西洋参 10g，另煎口服。

褟国维教授提出，在治疗生殖器疱疹的同时，应该积极配合心理和精神治疗。生殖器疱疹是一种目前尚没有理想根治方法的性传播疾病，该病的反复发作，常给患者心理和精神带来很大的压力和创伤，对一些未生育的年轻患者的心理和精神压力更大。患者常常会寻找有关书籍阅读，尤其是一些不正确的虚假性病广告，反而会增加患者的精神负担。所以对生殖器疱疹患者的治疗不仅是药物治疗，还应进行心理和精神上的治疗，要向患者正确介绍本病的危害和预后，要引导患者树立治疗信心和正确对待本病，解除不必要的精神负担，强调心理和精神因素对减少和防止生殖器疱疹复发具有非常重要的作用。

褟老强调对一些尚未生育的年轻患者，要告诉其在本病尚没有得到很好控制之前不要生育，何时能够生育要视具体情况而定。若经过一段时间正规的中西医结合治疗，停药后半年或者 1 年无复发，可考虑生育，但在妊娠期间（尤其前三个月）要密切注意是否有生殖器疱疹复发。

第十五节　尖锐湿疣

（一）疾病认识

尖锐湿疣又名生殖器疣，系人类乳头瘤病毒（HPV）感染所致的生殖器、会阴和肛门等部位的表皮瘤样增生，属性传播疾病。用现代分子生物学技术已能把 HPV 鉴别出 70 多种亚型，目前已发现与尖锐湿疣有关的亚型达 34 个，据其致毒力大小分为低危型和高危型，低危型导致生殖道、肛门、皮肤和阴道下部的外生殖器湿疣类病变和低度宫颈上皮内瘤样病变，主要有 HPV6、HPV11、HPV39；而高危型导致子宫颈癌的发生，主要有 HPV16、HPV18。

中医多称尖锐湿疣为"臊疣"和"臊瘊"。中医认为尖锐湿疣发生的主要病因病机是由于房事不洁或间接接触污秽物品，湿热淫毒从外侵入外阴皮肤黏膜，导致肝经郁热，气血不和，湿热毒邪搏结而成臊疣。由于湿毒为阴邪，其性黏滞，缠绵难去，容易耗伤正气，正虚邪恋，以致尖锐湿疣容易复发，难以根治。

（二）辨证思路

中医学将本病分为湿毒聚结和脾虚毒蕴、正虚邪恋两型。湿毒聚结型以燥湿清热，解毒驱邪为主；脾虚毒蕴以健脾益气，利湿解毒，扶正祛邪为主。

治疗本病以解毒散结除湿、化瘀祛疣为总则，外治多选用杀虫除湿、解毒清热、活血化瘀、腐蚀赘疣的中药浸洗或点涂腐疣，具有副作用小、复发率低等优点，但收效相对较慢。因而临床多采用中西医结合的方法，具有取效快、治愈率高、复发率低等优点。

（三）治疗方案

1. 内治法

（1）湿毒聚结型

症状：外阴、肛门皮肤黏膜柔软赘生物呈菜花状或鸡冠状，表面灰白湿润或粉红滑润，或伴有瘙痒不适。女性白带增多、色黄。口干口苦，大便干结或稀烂不畅，尿黄。舌红苔黄或黄腻，脉滑或濡细。

辨证：湿毒聚结。

治法：燥湿清热，解毒散结。

处方：板蓝根 20g，土贝母 12g，虎杖 15g，紫草 15g，土茯苓 20g，玄参

15g，茵陈蒿 20g，莪术 15g，赤芍 12g，龙胆草 10g，薏苡仁 20g，甘草 5g。

加减：外阴瘙痒明显者，去薏苡仁、玄参，加白鲜皮 12g，地肤子 12g 利湿解毒止痒；女性患者白带色黄而多者，去玄参，加苍术 12g，黄柏 12g 以燥湿止带。

分析：土茯苓、茵陈蒿、龙胆草、虎杖，清热利湿；板蓝根、土贝母、紫草、玄参，解毒散结；莪术、赤芍，行气活血散结。

（2）脾虚毒蕴型

症状：外阴肛门尖锐湿疣反复发作，屡治不愈，体弱肢倦，声低食少，大便溏烂，小便清长或女性白带多而清稀。舌质淡胖，苔白，脉细弱。

辨证：脾虚毒蕴。

治法：益气健脾，化湿解毒。

处方：黄芪 20g，党参 15g，白术 15g，薏苡仁 20g，茯苓 12g，板蓝根 15g，虎杖 15g，紫草 12g，刘寄奴 15g，白花蛇舌草 20g，莪术 12g，甘草 5g。

加减：大便溏烂明显者，去虎杖、紫草，加山药 20g，炒扁豆 20g 以加强健脾化湿之功效。

分析：党参、黄芪、白术、茯苓、甘草、薏苡仁，益气健脾利湿以扶正；板蓝根、虎杖、紫草、刘寄奴、白花蛇舌草、莪术，解毒散结以祛邪。

2. 外治法

尖锐湿疣的治疗临床上一般以外治法为主。外治的目的主要有两个：一是去除肉眼可见的增生性疣体，二是从外清除残留和潜伏的湿热毒邪。对于反复发作的尖锐湿疣，治疗又当内外合治，从内扶正祛邪，防止尖锐湿疣复发。

（1）鸦胆子制剂　常用单味鸦胆子或鸦胆子的复方制成油剂、糊剂、软膏直接点涂疣体使之枯萎脱落。本品有一定的刺激性，要注意掌握鸦胆子的使用量和使用方法。

（2）水晶膏　石灰水、糯米各适量。将糯米放于石灰水中浸泡 24~36 小时，取糯米捣烂成膏备用，使用时将膏直接涂在疣体上，每天 1 次，直至疣体脱落。使用时要注意保护好周围正常皮肤。

（3）火针疗法　局麻下用火针从疣体顶部直刺至疣体基底部，视疣体大小，每个疣体刺 1~3 次直至脱落。

（4）疣体注射　用中药莪术注射液或消痔灵注射液直接注射于疣体，使疣体枯萎坏死脱落。

（5）湿疣外洗方　虎杖 30g，龙胆草 30g，大黄 30g，赤芍 20g，石榴皮 30g，枯矾 20g，莪术 30g，紫草 30g，水煎成 2000ml，待微温，擦洗疣体 15~20

分钟，每天 1~2 次。

（6）灸法　局麻后，将艾炷放在疣体上点燃任其烧尽，视疣体大小每次灸 1~3 炷，每天 1 次，至疣体脱落。

（7）其他疗法　常用的包括二氧化碳激光、微波、电灼、冷冻、刮除、手术切除等。其中二氧化碳激光、手术切除可用于一些巨大型的尖锐湿疣。这些治疗方法的优点是可以较快去除外生性疣体，缺点是需要一定的设备，需麻醉，有明显的创伤，创面易继发感染，不能解决尖锐湿疣的亚临床感染和潜伏感染，复发率高。

（四）典型案例

王某某，男，36 岁，2015 年 7 月 12 日初诊。

患者因冠状沟反复出现赘生物半年余就诊。患者诉发病前半年曾有不洁性接触史，2015 年 2 月发现冠状沟出现淡红色丘疹赘生物，部分呈鸡冠状，曾到当地医院就诊，查 HPV15、HPV32 阳性，梅毒 2 项、HIV 抗体阴性，并先后行二氧化碳激光、光动力，肌内注射胸腺五肽，口服伐昔洛韦。但 1 个月后又在原部位出现类似赘生物，并伴局部潮湿瘙痒感，偶有异味。

现症见：冠状沟、包皮散在分布淡红色赘生物，部分呈菜花样，皮疹异味感，表面少许分泌物。患者口干苦，纳眠欠佳，大便黏滞。舌红，苔黄腻，脉滑。

西医诊断：尖锐湿疣。

中医诊断：臊疣。

中医辨证：湿热淫毒聚结。

治法：清热利湿，解毒散结。

处方：

土茯苓 30g	薏苡仁 20g	茵陈 20g	虎杖 15g
板蓝根 15g	土贝母 15g	紫草 15g	玄参 15g
莪术 10g	赤芍 15g	川厚朴 15g	蜂房 10g

每日 1 剂，煎至 200ml 温服，每日 2 次。

其他疗法：二氧化碳激光清除可见皮疹。

中药溶液泡洗，处方：

枯矾 10g	黄柏 20g	苦参 20g	野菊花 20g
木贼 30g	香附 30g	虎杖 30g	紫草 30g。

煎水 2000ml，待常温后坐浴，温洗半小时，每日 2 次。

二诊：用上药 7 天后，大部分术口结痂，无渗液，大便调。舌红，苔薄黄，脉弦细。上方去虎杖，水煎内服；疣毒净胶囊，每次 5 片，每天 3 次，口服；外洗同前。

三诊：用上药 7 天后，术口愈合，术口周围干爽，无新起皮疹，胃纳可，大便偏烂，舌淡红，苔薄白，脉细。中药方去玄参、茵陈，改用炒苡仁 20g，黄芪 15g，灵芝 20g。煎水温服。疣毒净胶囊同前，外洗方同前。

四诊：用药 2 周，无新发皮疹，原皮疹处局部干爽，无分泌物。患者精神可，二便调，眠可。处方：疣毒净胶囊口服，每周服 5 天；中药煎药外洗同前，隔日 1 次。

五诊：1 个月后复诊，无复发，患者精神状态可。

随诊 3 个月未见复发。

案例分析：在激光术后早期采用清热燥湿散结的方案攻邪，后期配合益气药扶助正气，并配合中药外洗直接作用于病灶。而紫草、板蓝根、薏苡仁对病毒有抑制作用，黄芪、灵芝有扶助正气，提高机体免疫力的作用。从内外两方面结合进行治疗，能取得更好的疗效。

（五）临证经验

临床上，巨大型尖锐湿疣多是由于患者免疫力低下，或因失治、误治发展而成，治疗上有一定难度。一般情况下，巨大型尖锐湿疣的基底部均会较狭窄或形成蒂状，所以治疗前一定要弄清疣体基底部的位置和大小。在治疗方法上，本流派主张在局麻下先把外生性的巨大疣体用手术方法切除掉，然后在基底部用二氧化碳激光治疗，去除残留的疣体和受感染皮损。如果基底部手术创面较大，可考虑清理修整创面后缝合伤口，或配合使用抗生素，防止继发细菌感染。伴有免疫力低下的患者需要配合整体或局部的免疫调节治疗。

发生在肛门、尿道口、宫颈口这些管道部位的尖锐湿疣极易复发，且易形成管道口的粘连和狭窄而影响正常生理功能。所以对这些部位尖锐湿疣的治疗常十分棘手，若治疗不彻底，残留的病损常在短时间里复发；若点药或冷冻、二氧化碳激光治疗过度，又常会引起局部粘连和狭窄。临床实践中，应根据具体情况采取相应方法，达到既彻底清除疣体，又不形成粘连和狭窄的目的。肛门的尖锐湿疣可借助肛窥镜查看并清除肛管直肠部位疣体；尿道口的尖锐湿疣可借助小儿鼻窥镜或尿道镜查看并清除尿道前端的疣体；宫颈口的尖锐湿疣可借助于阴道镜进行检查。在治疗方法上，肛门、尿道口和宫颈口的尖锐湿疣可用二氧化碳激光治疗或用点涂剂治疗；尿道口的尖锐湿疣在用二氧化碳激光治疗时应注意不要损伤尿道口括约肌和防止术后尿道口粘连狭窄。术后可用中药如紫草、大黄、地榆、野菊花、百部、黄精、五倍子煎水外洗或浸泡。肛管内和尿道内较深的尖锐湿疣可采用钬激光或 YAG 激光进行治疗。近年应用光动力方法治疗肛门、尿道口、宫颈口尖锐湿疣，疗效肯定，且复发率较低，在 5%~20% 之间。

目前临床上尖锐湿疣的治疗，亦即去除肉眼可见的外生性疣体并不困难，困难的是如何防止治疗后尖锐湿疣复发。目前认为，HPV 的亚临床感染和潜伏感染是尖锐湿疣复发的主要原因。

临床上不管采取何种方法去除疣体，要求一定要细心认真，把肉眼可见到的外生性疣体彻底清除，不留残体。一般要求二氧化碳激光术、微波、冷冻、点涂药物的治疗范围要超出疣体外缘 0.5cm 以上，而且要根据疣体大小和所在部位的不同而达到不同的深度（至少要到基底层）。发生在过长包皮上的疣体，最好行包皮环切术，将疣体和过长包皮一起去除。

去除疣体后一定要辅以局部和全身的治疗：外生性的疣体经过物理和化学方法去除后，不排除附近的细胞组织里还潜伏着引起尖锐湿疣的 HPV。清除潜伏的 HPV 可通过局部用药和全身用药，所用的药物包括抗病毒药和提高增强免疫力的药。治疗的时间一般要求在 1 个月以上。

许多尖锐湿疣患者治疗后再次发生尖锐湿疣是由于再次感染 HPV 所引起的，这不属于复发的范畴，而是再次感染发病。为了避免再感染，要求治疗后忌婚外的性生活，配偶一定要做相关的检查排除 HPV 感染。治疗后 3 个月内夫妻间的性生活最好使用安全套。

（六）零金碎玉

1. 威灵仙

为毛茛科植物威灵仙的干燥根及根茎。性辛咸，温，有毒，具有祛风除湿、通络止痛的功效。用于风湿痹痛，肢体麻木，筋脉拘挛，屈伸不利，骨鲠咽喉等疾病。时珍曰：威，言其性猛也；灵仙，言其功神也。常用于外阴瘙痒性皮肤病，如外阴、肛周湿疹，神经性皮炎等。常以苦参、蛇床子、威灵仙等煎水熏洗，止痒效果很好。《本草经疏》谓：威灵仙，主诸风，而为风药之宣导善走者也。病毒性疣：常合以大黄、芒硝、枯矾、乌梅等软坚散结药物，水煎，泡洗患处。《本草正义》谓：威灵仙，以走窜消克为能事，积湿停痰，血凝气滞，诸实宜之。注意：本品辛散走窜，久服易伤正气，气血虚弱，无风寒湿邪者慎服。亦有小毒，外用量大可致接触性皮炎。

2. 土茯苓

土茯苓为百合科多年生常绿攀缘状灌木，入药部分只选择其干燥后的根茎。常于夏、秋二季采挖，除去须根，洗净后干燥、入药；或趁鲜切成薄片后干燥，入药。味甘淡，性平。归肝、胃、脾经。具有解毒，除湿，利关节的作用。临床可以内服或外用治疗尖锐湿疣。

3. 白鲜皮

白鲜皮别名八股牛、山牡丹、羊鲜草，为芸香科多年生草本植物白鲜和狭叶白鲜的根皮。春、秋二季采挖根部，剥取根皮，切片，干燥。生用。味苦，性咸寒。入脾、肺、小肠、胃、膀胱经。具有清热燥湿，祛风解毒之功效。《药性论》谓其："治一切热毒风，恶风，风疮，疥癣赤烂，眉发脱脆，皮肌急，壮热恶寒；主解热黄、酒黄、急黄、谷黄、劳黄。"临床常外用治疗尖锐湿疣。《本草原始》谓：白鲜皮，入肺经，故能去风；入小肠经，故能去湿。夫风湿既除，则血气自活而热亦去。治一切疥癞、恶风、疥癣、杨梅诸疮热毒。

4. 土贝母

土贝母别名土贝、大贝母、地苦胆、草贝。味苦，性微寒。能够解毒、散结消肿，用于乳痈、瘰疬、痰核。现代药理研究显示，其含有的土贝母皂苷具有抗病毒作用，土贝母煎剂具有抗肿瘤作用。本流派常将其用于尖锐湿疣的治疗。